당뇨병 치료를 위한
당질제한식
퍼펙트 가이드

당뇨병 치료를 위한
당질제한식
퍼펙트 가이드

초판 1쇄 발행 2022년 01월 11일

지 은 이　에베 코지
번　　역　방민우·이혜영
발 행 인　권선복
편　　집　오동희
디 자 인　최새롬
전 자 책　오지영
발 행 처　도서출판 행복에너지
출판등록　제315-2011-000035호
주　　소　(157-010) 서울특별시 강서구 화곡로 232
전　　화　0505-613-6133
팩　　스　0303-0799-1560
홈페이지　www.happybook.or.kr
이 메 일　ksbdata@daum.net

값 25,000원
ISBN 979-11-5602-931-1 93510

도서출판 행복에너지는 독자 여러분의 아이디어와 원고 투고를 기다립니다. 책으로 만들
기를 원하는 콘텐츠가 있으신 분은 이메일이나 홈페이지를 통해 간단한 기획서와 기획의
도, 연락처 등을 보내주십시오. 행복에너지의 문은 언제나 활짝 열려 있습니다.

당질제한식의 가능성,
그리고 편견과 진실은 무엇인가?

당뇨병 치료를 위한
당질제한식
퍼펙트 가이드

에베 코지 지음 | **방민우 · 이혜영** 번역

도서
출판 **행복에너지**

당질제한식이란

미국당뇨병학회American Diabetes Association : ADA에 따르면, 음식이 섭취되어 소화/흡수된 후, 당질은 100% 혈당으로 변하지만, 단백질과 지방은 혈당으로 변하지 않습니다. 또한 당질은 섭취 직후부터 급격하게 혈당치를 상승시켜서 2시간 이내에 대부분 흡수됩니다. 이것은 음식의 에너지(칼로리)와는 무관한 3대 영양소의 생리학적 특질입니다.

식사로 당질을 섭취했을 때에만 혈당치가 급상승하게 되어 인슐린이 대량으로 추가 분비됩니다. 지방을 섭취해도 인슐린의 추가분비는 생기지 않으며, 단백질을 섭취했을 때에는 극히 소량의 추가분비가 있을 뿐입니다.

현재, 당뇨병 치료에서 식후의 급격한 고혈당, 다시 말해 '글루코스 스파이크'가 크게 주목 받고 있습니다. 식후 고혈당이 심근경색이나 뇌경색 등의 합병증 위험인자로 인식되기 시작했기 때문입니다.

식후 고혈당을 일으키는 것은 3대 영양소 중에서 당질뿐입니다.

1g의 당질 섭취로 인해 체중 64kg인 2형 당뇨병 환자의 혈당치는 3mg/dL 상승합니다. 밥 한 공기에 해당하는 150g(252kcal)의 백미밥에는

55.2g의 당질이 들어 있으므로 이것을 섭취하면 166mg/dL의 혈당 상승을 초래하게 됩니다.

하지만 등심 스테이크 200g(약 1000kcal)을 먹어도 당질 함유량은 1g 미만으로 식후 혈당치를 거의 높이지 않습니다.

또한 1형 당뇨병의 경우, 1g의 당질 섭취는 체중 64kg인 사람의 혈당치를 5mg/dL 상승시키는 것으로 알려져 있습니다.

당질제한식의 기본적인 사고방식은 앞서 말한 바와 같은 생리학적 사실을 기반으로 하여 가능한 한 당질섭취를 억제해서 식후 고혈당을 막는 것입니다. 쌀밥, 면류, 빵 등의 곡류나 근채류 등 당질이 많은 식품을 되도록 피하는 식사입니다. 아울러, 칼로리 계산은 원칙적으로 필요 없지만 섭취 칼로리가 무제한이라는 것은 아닙니다. 일본 당뇨병 학회가 권장하는 것과 같은 엄격한 칼로리 제한은 필요하지 않지만, 신체 활동 레벨이 낮은 경우에는 후생노동성이 말하는 표준적인 범위에서 에너지 섭취를 하고, 신체활동 레벨이 낮은 남성의 경우는 1,850~2,250kcal, 여성은 1,450~1,700kcal를 기준으로 합니다.

제가 근무하고 있는 타카오 병원에서 지도하고 있는 당질제한식의 경우, 하루 식사 전체에서 당질을 제한하면 총 칼로리 중 3대 영양소의 비율은 당질 12%, 단백질 32%, 지방 56% 정도가 되는데, 약에 의존하지 않고 신속한 혈당치 개선효과가 일어나며, 원활한 혈당 조절이 가능합니다.

그러나 종래의 당뇨병 식사의 경우, 당질 60%, 단백질 20%, 지방 20%의 비율인 고당질식이기 때문에 하루 섭취 칼로리를 1200kcal로 제한해도 식후 고혈당이 반드시 일어나게 됩니다. 흰쌀밥과 등심 스테이크의 비교로 분명해진 바와 같이, 고당질식으로 식후 고혈당을 막는 것은 이론적으로 불가능합니다.

3대 영양소의 생리학적 사실에 비추어 볼 때, 혈당조절 측면에서 종래의 고당질 치료식보다도 당질제한식이 유리합니다.

아울러 체중 감소, 체지방 개선에도 효과가 있다는 것은 매우 에비던스 레벨이 높은 여러 연구에서 증명된 바 있습니다.

근래에 크게 주목받고 있는 식후 고혈당 방지, 혈당 변동폭 축소, 저혈당 예방에 있어서도 당질제한식은 발군의 효과가 있으며, 점점 더 높은 평가를 받고 있습니다. 실제로 구미歐美에서는 다수의 에비던스가 있으며, 이미 당질제한식의 유효성과 안전성에 대해서 인정하고 당질제한식이 공식적인 치료식의 하나가 되었습니다. 앞으로의 당뇨병 치료에 있어 일본에서도 당질제한식이 중요한 선택지가 될 것입니다.

하지만, 우리들이 당질제한식이라고 부르는 것은 하루 당질섭취량 130g 이하의 식사요법을 말하는 것으로 이것을 초과하는 양의 당질을 섭취하는 식사요법을 당질제한식이라고 할 수는 없다고 생각합니다. 아직까지 당질제한식에 대한 공식적인 정의가 존재하지 않는 상황이지만, 미국 당뇨병학회나 당질제한식의 선구자 중 한 분인 번스타인Richard K. Bernstein 의사도 '당질제한식이란 하루 당질섭취량 130g 이하인 식사요법'이라고 인식하였으며, 현시점에서는 이것이 당질제한식에 대한 정의라고 판단해야 할 것입니다. 따라서 제가 주장하는 당질제한식의 특질이나 장점은 원칙적으로 '하루 당질량 130g 이하'의 식사에만 해당하는 것이며, 130g을 초과하는 당질을 섭취하는 식사에 대한 것이 아니므로 주의하시기 바랍니다.

이 책은 당뇨병 및 당질제한식에 관한 주된 연구나 지식을 모아놓은 것입니다. 또한 타카오 병원에서 당질제한식을 10년여에 걸쳐 지도해온 경험이나 데이터도 소개하고 있습니다. 의료 관계자 여러분을 비롯하여 당질제한식에 대하여 보다 상세하게 알고자 하시는 분들께 참고가 되기를 바랍니다.

또한 이 책의 내용은 저의 블로그 '닥터 에베의 당뇨병 일기'를 중심으로 지금까지 해 왔던 강연회 내용이나 데이터를 가미하는 형식으로 구성하였습니다. 블로그도 5년 이상 경과하여 내용이 방대해졌습니다만, 이 책은 그 내용을 체계화한 것으로 블로그를 보실 때도 도움이 되리라 생각합니다.

당질제한식에 대해 자세한 정보를 얻고, 보다 효과적이고 안전하게 실시하기 위한 지침서로 꼭 활용하셨으면 합니다.

2013년 8월

에베 코지

2013년 10월, 미국 당뇨병학회가 5년 만에 성인당뇨병 환자의 식사 요법에 관한 성명을 개정했습니다.Diabetes Care(2013년 10월 9일 온라인판) 이 성명에는 환자별로 다양한 패턴(지중해식, 베지테리언식, 당질제한식, 저지방식, DASH식)을 허용했으며, 당질제한식도 정식으로 인정되었습니다. 또한 2014년에는 닛케이 메디컬 Online의 의사 회원을 대상으로 온라인 앙케이트가 실시되었습니다. 기간은 6월 16일~23일이었으며, 유효 응답수는 2,263명입니다. 58.3%의 의사가 '당질제한'을 지지했으며, 3명 중 1명은 스스로 실행, 4명 중 1명은 '환자에게 권한다'고 대답했습니다. 예외 없이 의학계에 확실하게 당질제한식이 침투하고 있습니다. 일본 당뇨병학회도 칼로리 제한식이라는 '유일무이한 식사패턴'을 당뇨환자에게 고집하는 것을 다시 생각해 볼 시기가 온 것은 아닐까요?

※ 주의

당질제한식은 개시 직후부터 효과가 있기 때문에 경구 혈당강하제를 복용하거나 인슐린 주사를 맞는 환자는 저혈당 발작을 일으킬 가능성이 있습니다. 이런 경우, 반드시 의사와 상담하셔야 합니다. 또한 혈당 검사에서 혈청 크레아티닌 수치가 높고 신장 장애가 있는 경우나, 활동성 췌장염이 있는 경우, 간경변이 있는 경우, 그리고 장쇄지방산 대사이상증이 있는 경우는 당질제한식을 적용할 수 없으므로 주의하시기 바랍니다.

감수 및 옮긴이의 글

당질은 체내에 들어오면 흡수되어 혈액 속의 포도당이 됩니다. 이 수치를 혈당치라고 하는데 3대 영양소 중에 혈당치를 직접 올리는 것은 유일하게 당질뿐입니다. 현대인의 대부분은 매일 끼니마다 주식으로 빵과 밥, 그리고 면을 섭취하고 있습니다. 현대인의 식생활은 당질과다가 되기 쉽고 이것이 다양한 질병을 일으키는 원인이 되기도 합니다.

일본의 '당질제한식'의 선구자라 할 수 있는 에베 코지 박사는 수많은 저서와 강연을 통해 일본에 당질제한식을 널리 알렸고, 실제 임상에서 진료와 접목하여 다양한 케이스의 증상을 개선시켜 왔습니다. 제가 '당질조절식'을 연구하여 책을 집필하고, 한의학 진료에 당질조절식을 접목하여 비만, 당뇨, 고지혈증 등 다양한 대사증후군 환자를 치료하게 된 계기도 에베 코지 박사의 영향이 큽니다.

그는 매 끼니마다 주식을 포함한 당질이 많은 식품은 피하고, 한 끼당 당질량 20g 이내를 기준으로 하는 '슈퍼 당질제한식'과 조식 또는 중식 중 하루 1식만 가볍게 주식을 섭취하는 '스텐더드 당질제한식'을 고안하여 본인의 병원 환자에게 직접 제공하며 새로운 환자 관리 식사법을 확립하였습니다. 이는 의사가 치료의 영역에서 환자가 아파서 오길 기다리기보다, 병에 걸리기 전에 예방하는 영역으로 한 발짝 다가선 좋은 사례이며 한의학 개념인 '미병未病' 관리와도 일맥상통합니다.

미병未病 : 현재는 병이 오기 전의 상태지만, 앞으로는 병이 나타날 수 있는 상태를 말함.

저는 에베 코지 박사의 환자 관리 식사법에서 착안하여 '다이트 당질 조절식'을 개발하여, 신체중 및 건강 상태에 따라 4g/6g/8g/10g/12g/15g 으로 세밀하게 나누어 환자 맞춤형 섭취 당질량을 설정한 결과 체중 감량 및 다양한 신체의 불편 증상이 개선되고, 당뇨환자가 경구 복용 당뇨약과 인슐린 주사를 끊는 케이스 등 놀라운 임상 경험을 할 수 있었습니다. 현대인들이 착각하고 있는 것과 다르게 '건강을 위해 무엇을 더 챙겨 먹을까?'가 아닌 '건강을 위해 무엇을 덜 먹을까?'라는 사고의 전환만으로도 우리 사회가 크게 떠안고 있는 만성질환 환자의 증가에 대항할 수 있으며 당질제한식은 이에 걸맞는 가장 현명한 대처 방법이라 할 수 있습니다.

당질조절식의 이점 중 하나인 '혈당 조절'에 있어서는 UKPDSUnited Kingdom Prospective Diabetes Study가 중요한데 이는 당뇨병 치료를 크게 바꾼 분기점이 된 연구로 평가받고 있습니다. 이 연구로 밝혀진 것은 식후 고혈당의 위험성으로 그 결과는 종래의 당뇨병 치료의 상식을 뒤집는 내용이었습니다. 연구의 결론을 요약하면 다음 3가지입니다.

첫째, 2형 당뇨병은 공복 시 혈당치의 엄격한 조절을 통해 당뇨병성 세소혈관細小血管장애의 위험이 감소한다.

둘째, 공복 시 혈당치의 엄격한 조절로 인한, 2형 당뇨병 환자의 대혈관 합병증과 사망률에 대한 통계적으로 유의미한 차이는 인정되지 않았다.

셋째, 어떤 치료를 하더라도 10년간 당화혈색소HbA1c 수치는 서서히 악화되었다.

이는 공복 시 혈당 조절이 당뇨병 치료의 상식이었는데 그것만으로는 대혈관합병증 예방에 한계가 있다는 것을 의미하고 이후 식후 혈당치 조절의 중요성에 대해 인식하게 된 계기가 된 것입니다. 이를 기반으로 저탄수화물식, 당질제한식, 당질조절식과 같은 식후 고혈당을 예방하기 위한 다양한 시도가 이루어지고 있습니다.

당질조절식에 대한 연구는 한국, 일본뿐 아니라 전 세계에서 활발하게 이루어지고 있으며, 그로 인한 질병 예방 및 치료 효과에 대한 결과가 축적되며 발전하고 있습니다. 한국에 소개된 그의 책『탄수화물이 독이다』, 『당뇨병엔 밥 먹지 마라』, 『당뇨병 전문의가 알려주는 한눈에 보는 당질 제한』이 '당질제한식'이 아직 한국에 널리 알려지지 않았을 때 새로운 지식과 개념을 우리에게 전달해 주었던 것처럼 이 책 역시 비만 및 당뇨 등 대사증후군에 고통받는 사람과 이를 연구하는 사람에게 큰 도움이 될 것이라 믿습니다.

방민우

Contents

제1장

당질제한식에 관한 에비던스

종래의 당뇨병 치료의
한계를 증명하는 연구

제5장

생리학으로 본 당질제한식의 안전성

제6장

영양학적 사실

당질제한식의 실제

제8장

당질제한식의 가능성

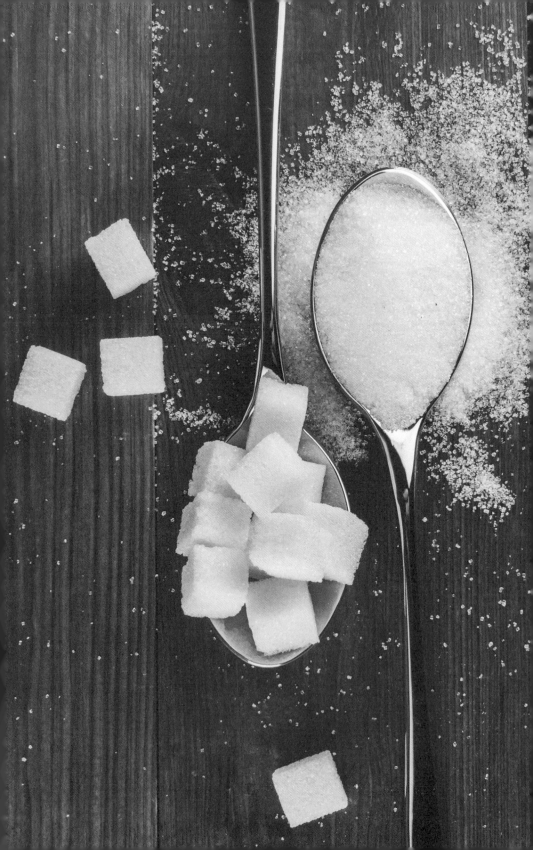

제1장

당질제한식에
관한
에비던스

당질제한식의 유효성은 에비던스에 의한 것이다

당질제한식은 혈당조절과 비만해소에 효과적이며 많은 연구에 의한 에비던스가 있습니다.

당질제한식에 대한 에비던스를 정리하고 검토해 보도록 하겠습니다.

음식 중 당질만이 혈당으로 변한다

당질제한식의 유효성을 이해하기에 앞서서, 대전제가 되는 생리학적인 사실은 음식에 들어 있는 3대 영양소 중 당질만이 혈당치를 상승시킨다는 점입니다.

미국 당뇨병학회American Diabetes Association : ADA에 따르면 음식이 소화/흡수된 후, 당질은 100% 혈당으로 바뀌지만 단백질과 지방은 혈당으로 변하지 않습니다. 이것은 음식의 칼로리와는 관계없는 3대 영양소의 생리학적 특질입니다(표1).

현재 일본에는 단백질이나 지방도 혈당으로 변한다는 인식을 가지고 계신 분이 많습니다. 실제로 영양학 관련 서적 중에는 아직도 그러한 지식이 기재된 경우가 있어, 잘못된 인식이 정착되어 있습니다. 이러한 인식이 널리 퍼진 이유는 1997년에 미국 당뇨병학회가 발표한 낡은 견해가 아직까지도 수정되지 않은 채 채택되고 있는 것이 원인으로 보입니다.

표1 음식 속의 영양소가 혈당에 끼치는 영향(미국 당뇨병학회 2004년)

음식 그룹	영양소	혈당에 끼치는 영향	혈당에 끼치는 영향의 속도
전분	탄수화물 단백질	크다	빠르다
과일	탄수화물	크다	빠르다
우유 (단맛을 가미한 것 포함)	탄수화물 단백질 지방	크다	빠르다 (저지방 우유와 전유(全乳)는 다소 느림)
야채	탄수화물 단백질	작다	빠르다
육류	단백질 지방	없음	없음
지방	지방	없음	없음

㈜
1997년 판 [Life With Diabetes]에서는 '단백질은 약 절반이 혈당으로 변하며, 지방은 10% 미만이 혈당으로 변한다'는 기재가 있었지만, 2004년판에서는 삭제되었다. 그리고, 2004년판에는 음식이 소화/흡수된 후, 단백질, 지방은 혈당으로 변하지 않는다고 기재되어 있다.

(문헌1 인용, 저자 번역)

'단백질은 약 절반이 혈당으로 변하며, 지방은 10% 미만이 혈당으로 변한다'라는 내용이 1997년판 [Life With Diabetes] (미국 당뇨병학회)에 기재되어 있습니다.

그러나 2001년에 검증된 결과, 음식의 단백질과 지방은 혈당으로 변하지 않는다는 것이 확인되었습니다. 이에 따라 미국 당뇨병학회는 2004년부터 견해를 변경하였고 이는 현재까지도 적용되고 있습니다. 그 요지는 다음과 같습니다.

혈당과 당질/단백질/지방(미국 당뇨병 학회)[1]
— 혈당을 상승시키는 것은 당질뿐이다.
— 당질은 신속하게 흡수되고 120분 만에 100% 혈당으로 변한다.
— 단백질은 혈당치를 상승시키지 않는다.
— 지방은 혈당치를 상승시키지 않는다.
— 1997년판에는 단백질 50%, 지방 10% 미만이 혈당으로 변한다고 기재되어 있었지만, 2004년판부터 삭제.

이와 같이, 최신의 인식에 따르면 음식으로 섭취된 3대 영양소 중 당질만이 혈당치를 상승시킨다고 되어 있습니다. 당질제한식을 이해하는 데 있어서 반드시 기억해 두어야 할 생리학적 사실입니다.

˙˙ 미국 당뇨병학회가 영양권고에서 당질제한식을 권장

미국 당뇨병학회는 2008년부터 저탄수화물식, 다시 말해 당질제한식을 긍정하고 있습니다. 사실 2007년까지는 영양권고에서 '탄수화물을 130g 이하로 제한하는 것은 권장하지 않는다'고 명기하였으며, 당질제한식에 대하여 부정적인 태도를 명확히 했습니다. 그러나 2008년판 영양권고부터는 명백하게 태도전환을 하여 다음과 같은 기재를 하게 되었습니다.

2008년판 미국 당뇨병학회 영양권고에서 발췌[2]
 ─ 탄수화물을 모니터링하는 것은 탄수화물량 계산(카보카운트)이건, 탄수화물 교환이건, 경험을 바탕으로 한 평가이건, 혈당 조절의 중요한 전략이다.
 ─ 탄수화물을 일상적, 계속적으로 점검할 것을 강하게 권장한다. (A)
 ─ 감량이 필요한 당뇨병 환자에게는 저칼로리식 또는 저탄수화물식에 의한 다이어트를 권장한다. (A)

탄수화물을 모니터링하는 것은 감시한다는 의미입니다. 혈당치를 상승시키는 것은 당질뿐이라는 기본 인식을 바탕으로, 혈당 조절을 위해 당질을 감시하는 것은 중요 전략이라고 위치매김하고 있습니다. 그리고, 감량효과에 대해서는 저칼로리식과 마찬가지로 저탄수화물식(당질제한식)을 '강하게 권장한다'고 하였으며, 에비던스 레벨을 최고인 A로 설정하였습니다. 다시 말해, 2007년까지의 태도를 완전히 바꾼 것인데, 이 것은 당질제한식의 효과를 증명하는 에비던스가 많이 축적된 결과라고 생각됩니다.

미국 당뇨병학회의 당질제한식에 대한 평가는 더욱 높아졌으며, 2008년판에서는 유익성의 보증기간을 1년간으로 하였지만, 2011년부터 는 2년간으로 연장하였습니다.

아울러, 2012년 2월의 [Diabetes Care]에 게재된 미국 당뇨병학회의 리뷰 논문에는 혈당 조절에 관해서도 다음과 같은 긍정적인 기재가 있 었습니다[3].

'저당질식으로 혈당관리와 인슐린 감수성 개선 및 HDL 콜레스테롤의 유의미한 개선'
'감량이 필요한 당뇨병 환자'라는 한정 문구가 삭제됨.

다시 말해, 당질제한식의 유효성이 체중감소뿐만 아니라, 혈당 조절 이나 HDL 콜레스테롤 등에 대해서도 인정된 것입니다. 아울러, 종래의 당뇨병 치료식에서 상식처럼 여겨져 온 지방 제한에 대해서는 다음과 같은 문구로 부정적인 견해를 나타내고 있습니다.

'저지방식은 일반적으로 혈당관리나 심혈관 질환 위험을 개선하지 못했다'

이 리뷰는 차기 영양권고를 위한 것이므로, 미국 당뇨병학회가 다음 권고에서 당질제한식에 대한 평가를 더욱 높게 위치매김할 것은 확실해 보입니다.

미국 당뇨병학회의 영양권고는 에비던스를 바탕으로 한 것입니다. 당질제한에 관한 연구가 급속하게 진전되고, 새로운 에비던스가 축적된 결과, 미국 당뇨병학회는 당질제한식에 대한 평가를 더욱 높이고 있습니다.

'식사 내용 중, 혈당치를 높이는 것은 당질뿐'. 이 생리학적인 사실과 더불어, 당질제한식의 유효성에 대한 수많은 에비던스의 뒷받침이 축적된 결과, 미국에서는 당질제한식이 정착되어 가고 있는 것입니다.

유럽에서도 마찬가지로 당질제한식은 효과적인 치료식으로 인식되고 있습니다.

예를 들면, 스웨덴에서는 2008년 1월, 당뇨병이나 비만 치료에 있어서 당질제한식을 사회보험청이 공식적으로 인정했습니다. 2004년에 1형 당뇨병 환자인 안니카 돌크비스트Annika Dahlqvist 의사가 몸소 실천하고 있는 당질제한식을 다른 환자들에게 지도한 결과, 이단시된 사태가 있었지만, 이 나라의 당뇨병 권위자인 크리스챤 바네 교수의 조사보고에서 과학적인 견해를 바탕으로 한 실적이 증명된 요법이라고 결론지어졌기 때문에 사회보험청이 인정하기 이르렀습니다.

2013년 현재, 스웨덴에서는 돌크비스트Annika Dahlqvist 의사가 지도한 LCHFLow Carb High Fat로 불리는 당질제한식이 널리 퍼져 있으며, 4명 중

1명이 실천하고 있다고 합니다.

또한 2011년, 영국 당뇨병학회Diabetes UK는 식사요법 가이드라인 개정으로 당질제한식을 선택지 중 하나로서 인정한다고 과학잡지에 기재하였습니다.

이와 같이, 구미歐美의 의학계에서는 당질제한식의 유효성이 공식적으로 인정되었으며, 보급이 진행되고 있는 상황입니다. 일본에서도 스웨덴과 마찬가지로 중립적인 입장의 연구자에 의한 과학적인 조사가 실시되어, 당질제한식이 공적기관에서 인정되고 보급될 날이 오기를 기대합니다.

˙˙ 당질제한식의 체중감소효과를 증명한 [A to Z 스터디]

당질제한식의 비만해소 효과에 대한 에비던스로는 2007년 3월의 [JAMAThe Journal of the American Medical Association](미국의사회 잡지)에 발표된 가드너Gardner 등의 연구가 있습니다.[4] 이 연구는 'A to Z 스터디'라고 불리며, 전 세계 의사로부터 높은 평가를 받은 유명한 것입니다.

참고로, [JAMA]는 에비던스 레벨의 지표가 되는 임팩트 팩터에 있어서 세계 2위의 잡지이며, 매우 신뢰성이 높은 미디어입니다.

이 연구는 311명의 여성을 식사 내용에 따라 4개의 그룹으로 나눈 후, 체중감소에 어떠한 효과가 있었는가를 1년간 추적한 무작위 비교시험RCT입니다.

4가지 식사내용은 다음과 같습니다.

1. Atkins : 저당질 다이어트, 1회 당질량 20g 이하의 당질제한식

2. Zone : 단백질, 탄수화물, 지방의 비율을 30:40:30으로 한 것.

3. LEARN : 고탄수화물, 저지방식 다이어트. 종래의 당뇨병 치료식에 가깝다.

4. Ornish : 채식주의에 가까운 다이어트. 단백질, 탄수화물, 지방의 비율이
   20:70:10으로 고기와 생선은 금지. 일부 유제품과 달걀흰자는 OK. 정제된 당
   질은 제한하고 현미나 전립분 밀가루로 만든 빵을 주식으로 하며, 야채나 과일
   이 중심. 일본의 현미야채식에 가까운 식사.

1년 후의 체중감소 효과가 큰 순서는 다음과 같습니다(그림1 참조).

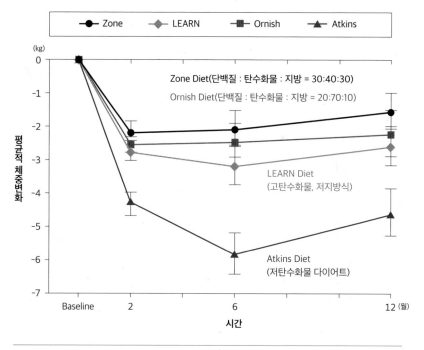

그림1 4가지 다이어트의 체중감소 추이 (문헌4에서 인용)

1위는 Atkins, 평균 4.7kg 감소

2위는 LEARN, 평균 2.6kg 감소

3위는 Ornish, 평균 2.2kg 감소

4위는 Zone, 1.6kg 감소

또한 Atkins가 가장 많이 HDL 콜레스테롤을 증가시켰습니다.

다시 말해, 당질제한식인 Atkins가 체중감소에 관해서 가장 효과가 높았다는 결론이며, 지방 상황에 있어서도 개선효과가 있다는 것을 시사하고 있습니다.

˙˙ 유효성을 결정적으로 증명한 다이렉트(DIRECT) 시험

당질제한식의 유효성을 혈당 조절, 체중감소의 두 가지 측면에서 증명하고, 지방 상황의 안전성에 대해서도 시사한 유명한 연구가 있습니다. 2008년 [뉴잉글랜드 저널 오브 메디슨The New England Journal of Medicine]에 발표된 '다이렉트Dietary Intervention Randomized controlled Trial : DIRECT 시험'이라고 불리는 연구입니다. [5]

이스라엘에서 실시되어 322명의 피실험자를 무작위로 3가지 식사법 그룹으로 나눈 후, 체중변화와 지방상황을 2년간에 걸쳐 추적 조사한 것입니다. 피실험자가 된 것은 BMI 27 이상의 비만이 있는 사람, 2형 당뇨병 질환자, 관상동맥 질환자로서, 남성의 비율이 86%, 36명이 당뇨병 환자입니다.

무작위 비교연구randomized controlled trial _ RCT에 의한 식사요법 연구는 장기간의 추적이 매우 어렵기 때문에 2년간 실시한 점은 커다란 의미가 있습니다. 실제로 식사요법의 효과를 RCT로 확인한 연구는 적으며, 이 이스라엘에서의 연구는 매우 귀중한 것입니다. 이것은 당질제한식에 대한 연구로서는 세계적으로 가장 중시되고 있는 것 중 하나로서 에비던스 레벨이 매우 높으며, 당뇨병 치료식에 대한 사고방식을 결정적으로 전환시킨 것입니다.

3가지 식사법은 다음과 같습니다.

1. 저지방식 : 남성은 1800kcal, 여성은 1500kcal로 칼로리 제한이 있음.

2. 지중해식 : 올리브오일, 견과류, 생선, 과일을 중심으로 한 식사로 저지방식과 마찬가지로 칼로리 제한이 있음.

3. 저탄수화물식(당질제한식) : 개시 후 2개월간은 1일 당질량을 20g까지, 그 이후 는 서서히 늘려서 1일 당질량 120g까지. 칼로리 제한은 없음. 지방 중 포화지 방산과 트랜스 지방산은 피함.

2년 후의 결과를 정리하였습니다(그림2).

체중감소 : 1은 2.9kg 감소, 2는 4.4kg 감소, 3은 4.7kg 감소.

HDL 콜레스테롤 : 3의 저탄수화물식이 가장 증가.

당뇨병 환자 중 저탄수화물식을 한 그룹만이 글리코 헤모글로빈(당화

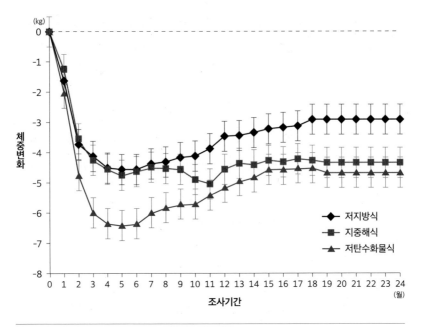

그림2 각 식사 그룹별 2년간의 체중변화 (문헌5에서 인용)

혈색소)을 유의미하게 개선.

저탄수화물식은 칼로리 제한이 없는 핸디캡이 있었지만 결과적으로 다른 두 가지 식사와 마찬가지의 섭취 칼로리를 보였고, 체중감소 측면에서 가장 효과가 컸으며, 그다음이 지중해식, 저지방식은 최하위였습니다. 3가지 식사는 모두 체중을 유의미하게 감소시켰지만, 가장 큰 감소폭을 보인 것은 저탄수화물식이었습니다.

혈당 조절 측면에서는 당화혈색소HbA1c 수치로 비교했을 때, 가장 크게 감소한 것은 저탄수화물식이고, 그다음이 지중해식, 최하위는 역시 저지방식이었습니다. 당화혈색소HbA1c를 유의미하게 감소시킨 것은 저탄수화물식뿐이었으며, 지중해식과 저지방식은 유의미한 감소가 없었습니다. 지질 상황은 저탄수화물식이 가장 많이 HDL 콜레스테롤을 증가시켰으며, 가장 많이 중성지방을 감소시켰습니다.

아울러, 다이렉트 시험에 대해서는 그 후 후속 연구가 실시되었으며, 아디포넥틴adiponectin이나 CRP 등 최신의 동맥경화 마커에 대해서도 저탄수화물식이 가장 좋은 결과를 나타낸 것으로 밝혀졌습니다.

이와 같이, 다이렉트 시험으로 당질제한식이 혈당조절과 체중감소 양면에서 효과적이라는 것이 증명된 것입니다. 또한 동맥경화 위험도 낮다는 것이 시사되었습니다.

또한, 당질제한식 그룹에서 3개월째부터는 120g/일까지 당질 섭취량 증가를 목표로 했지만, 2년 후의 결과는 40% 정도의 당질 섭취비율을 보였습니다. 다시 말해, 1800kcal/일로 해도, 180g/일의 당질을 섭취한 것이 됩니다. 그리고 최초의 반년간은 현저한 체중감소를 보인 후, 서서히 요요현상을 보인 이유를 알 수 있습니다. 슈퍼 당질제한식 레벨을 계속했다면, 체중의 요요현상은 없었을 것으로 생각됩니다.

˙˙국제 비만연구연합 공식 저널에 발표된 메타 해석

2000년 1월부터 2007년 3월까지 발표된 저탄수화물식과 저지방식에 관한 13건의 RCT 연구논문 데이터를 메타분석한 결과가, 국제 비만연

구연합의 공식 저널에 발표되었습니다.[6]

그 결과는 체중 감소, 중성지방 감소, HDL 콜레스테롤 증가 모두에 걸쳐서 저탄수화물식이 저지방/저칼로리식보다 효과적이었습니다.

원래 RCT는 에비던스 레벨이 높은 디자인의 연구이며, 복수의 연구 데이터를 종합적으로 분석하는 메타분석은 극히 신뢰성이 높은 것으로 여겨집니다. 따라서, 이 메타분석은 에비던스로서 매우 높은 가치를 인정받고 있습니다.

** EBM과 에비던스 레벨

현재 의학계에서는 EBMevidence based medicine, 다시 말해 '과학적인 증거(에비던스)를 바탕으로 한 의학'이 중시되고 있습니다. EBM에만 편중하면 현실 질환에 대한 판단이 경직되어서 유연한 태도가 상실될 가능성도 있지만, 한편으로 EBM을 중시하지 않는 의료에도 한계가 있는 것은 명백합니다. 에비던스 편중에 빠지지 않으면서 적절한 판단재료로 삼기 위해서 의학적 에비던스에 대해 다시 한번 정리해 보겠습니다.

알려진 바와 같이, 의학계에서 에비던스가 되는 것은 기본적으로 의학 잡지에 게재된 논문입니다. 아울러 [뉴잉글랜드 저널The New England Journal of Medicine], [란셋The Lancet], [JAMAThe Journal of the American Medical Association] 등, 신뢰성이 높다고 평가되고 있는 잡지에 게재된 논문이라는 조건도 에비던스 레벨을 판단하는 중요한 요소입니다.

의학잡지의 신뢰성을 평가하는 기준으로는 임팩트 팩터가 있습니다. 단적으로 말하면, 각 의학잡지에 게재된 하나의 논문당 인용된 횟수를 나타내는 수치입니다. 보다 신뢰성이 높은 잡지일수록 인용이 빈번하게 이루어지므로 임팩트 팩터가 높아지며, 보다 영향력이 높은 논문을 수록한 권위 있는 잡지가 되는 것입니다. 참고로 1위는 임팩트 팩터 50.0인 [뉴잉글랜드 저널The New England Journal of Medicine]이며, 2위는 31.2인 [JAMAThe Journal of the American Medical Association]입니다. (2011년 당시)

또한 연구 디자인에 관해서도 신뢰성에 관한 위치 매김이 달라집니다. 연구 디자인에 관한 신뢰성을 높은 순으로 정리하면 다음과 같습니다.

① 무작위화 비교시험RCT

② 전향적 코호트 연구

③ 코호트 내 증례대조 연구

④ 후향적 코호트 연구

⑤ 증례대조 연구

⑥ 지역상관 연구

⑦ 시계열 연구

⑧ 증례보고

⑨ 실증적 연구를 바탕으로 하지 않는 권위자의 의견

이것을 연구 디자인의 히에라르키Hierarchy라고 부릅니다.

증례보고 등도 소중한 의학연구이지만, 일반적으로 에비던스 레벨이 높다고 여겨지는 것은 ①과 ②를 근거로 한 연구논문입니다.

일찍이 의학계에서는 권위자의 의견이 커다란 영향력을 지니고 있었지만, EBM이 중시되는 현대 의학계에서는 가장 에비던스 레벨이 낮은 것은 ⑨입니다. 가이드라인 책정 등에서 권위자들의 회의만으로 결정될 경우 컨센서스consensus에 의한 결정이 됩니다. 이 경우 컨센서스란 에비던스 레벨에 있어서는 최하위이며, 실질적으로 '에비던스가 없다'는 의미이기도 합니다. 권위자의 의견이나 컨센서스를 바탕으로 한 견해에 의지하는 것은 비과학적이라는 비판이 전 세계 의학계에서 속출했기 때문에 EBM이 등장한 것입니다.

일본 당뇨병학회가 2010년에 출간한 [과학적 근거를 바탕으로 한 당뇨병 진료 가이드라인]의 31페이지에 있는 [섭취 에너지량의 결정] 항목은 표준 체중을 바탕으로 한 칼로리 설정을 하여 상당한 칼로리 제한을 하는 식사와 탄수화물 섭취 비율을 지시 에너지량의 50~60%로 하는 것을 그레이드A로 권장하고 있지만, 과학적 근거는 컨센서스consensus로 되어 있습니다. 다시 말해, 칼로리 제한과 고당질 식사를 권장할 에비던스가 없다고 명시된 셈입니다.

사실 당뇨병 치료식에 관한 한, 칼로리 제한을 하는 고당질인 종래의 당뇨병 치료식이나 당질제한식 모두 장기적인 유효성과 안전성을 RCT 또는 전향적 코호트 연구로 증명한 에비던스는 존재하지 않습니다. 다만, 당질제한식은 1~2년간의 중기적인 유효성과 안전성을 증명한 에비던스가 여러 개 있습니다. 미국 당뇨병학회가 당질제한식을 칼로리 제한식과 더불어 체중감소효과 측면에서 2년간이라는 단기간에 대해서 권장하고 있으며, 에비던스 레벨을 최고수준인 A로 설정하였습니다. 또한 2년간의 혈당조절에 관해서는 이미 보신 바와 같이 다이렉트 시험을 비롯한 여러 개의 에비던스 레벨이 높은 연구에 의해 당질제한식의 유효성이 증명되었습니다.

한편, 종래의 칼로리 제한 고당질 당뇨병 치료식의 경우, 단기적으로 봐도 안전성에 의문이 남습니다. 고당질 식사를 하면 식후 고혈당을 반드시 일으킵니다. 설령 SUsulfonylurea제나 인슐린 제제 등의 약으로 고당질 섭취로 인한 식후 고혈당을 억제한다고 해도 약으로 인슐린 작용을 적정한 범위로 유지하는 것은 어려우며, 저혈당 위험이 증가합니다. 따라서, 하루 평균 혈당변동폭을 증가시키게 되며, 산화 스트레스가 높아지므로 동맥경화의 커다란 위험을 내재한 식사요법이라고 할 수 있습니다.

혈당 콜레스테롤에 관해서 단기적으로 문제가 있는 식사요법을 장기적으로 계속하면 치료 효과뿐만 아니라, 합병증 예방 측면에서도 부정적일 것으로 추측됩니다.

이와 같이, 에비던스로 보는 한, 종래의 치료식과 비교했을 때, 당질제한식의 이점은 명백합니다. 장기간 실시에 있어서도 종래 치료식을 지지하고 당질제한식을 거부할 근거가 있다고는 생각되지 않습니다.

이 장에서는 에비던스가 되는 연구를 검토해 보았습니다. 또한 생리학적인 사실로 보아도, 식후 고혈당에 대해서 당질제한의 유효성은 합리적으로 증명할 수 있으며, 단순한 역학적인 증명에 머무르는 것은 아닙니다. 당질제한식을 당뇨병 치료에 도입하는 의미는 크다고 할 수 있습니다.

인슐린 작용부족과 당뇨병

당뇨병은 혈당을 낮추는 인슐린이라는 호르몬의 작용부족으로 인해 초래되는 질병입니다. 인슐린 분비저하와 인슐린 저항성이라는 두 가지 요인이 합쳐져서 결과적으로 인슐린 작용부족이 되어 당뇨병이 발병합니다. 인슐린은 췌장의 β세포에서 만들어지며, 24시간 지속적으로 소량씩 분비되는 기초 분비 인슐린과 식후 혈당치가 상승했을 때에 분비되는 추가분비 인슐린이 있습니다.

추가분비 인슐린에는 혈당치 상승 후 즉시 분비되는 제1상(β세포 내에 저장된)과 다소 느리게 분비되는 제2상이 있습니다.

일반적으로는 기초분비 인슐린이 저하되면 조기 공복 시 혈당치가 상승하지만, 가장 많은 경우는 식후 고혈당이 수년간 지속된 후에 이 상태가 되는 패턴입니다.

따라서, 공복 시 혈당에 의한 건강진단은 식후 고혈당을 간과하게 되어 당뇨병의 조기발견에는 바람직하지 않습니다.

2형 당뇨병 환자의 비당뇨병 근친자를 조사하면, 추가분비 인슐린의 제1상이 결여되어 있는 사람이 종종 있습니다. 다시 말해, 선천적으로 췌장의 β세포의 기능이 나빠서 당뇨병에 걸리기 쉬운 사람이 존재하는 것입니다.

비만 호르몬 인슐린

비만의 원흉은 인슐린으로 인한 지방축적이며, 인슐린의 혈중 농도와 총량이 관여합니다. 그리고 인슐린을 대량으로 분비하게 만드는 것은 탄수화물뿐입니다. 하버드 대학 의학부의 교수로 재직했던 조지 케힐George Chahill은 "지방을 다루는 인슐린을 탄수화물이 다룬다"라고 말한 바 있습니다.

인슐린은 지방세포 주위의 모세혈관벽에 있는 리포단백 리파제 LPL를 활성화시키므로 지방세포 내에 중성지방을 축적하는 방향으로 작용합니다. 이에 대하여 호르몬 감수성 리파제HSL는 지방세포 내에 있으며, 중성지방을 유리지방산과 글리세롤로 분해하여 혈중에 방출하는 작용을 합니다.

다시 말해, 지방세포의 LPL은 내부에 중성지방을 축적하여 살을 찌게 하는 작용을 하며, HSL은 반대로 내부의 중성지방을 분해하여 살이 빠지게 하는 작용을 합니다. 인슐린은 지방세포의 LPL을 활성화시키고 HSL을 억제하므로 인슐린이 분비되면 살이 찌기 쉬워집니다. 또한 인슐린은 잉여 혈당을 지방세포 내에 흡수시켜서 중성지방을 축적해버립니다.

하지만 에스트로겐은 LPL의 작용을 억제하는 작용이 있습니다. 에스트로겐이 없으면 지방세포 주위의 모세혈관벽에 있는 LPL이 활발해져서 혈중 중성지방을 유리지방산과 글리세롤로 분해하고 유리지방산을 지방세포 내에 흡수하여 중성지방으로 합성하여 축적하므로 살이 찌게 됩니다. 폐경 후나 난소 적출 후의 여성이 살찌기 쉬운 것도 이 원리입니다. 그러므로, 인슐린은 지방세포의 LPL을 활성화시키고 HSL을 억제하며, 잉여 혈당을 지방세포에 흡수하여 중성지방으로 합성하여 축적하는, 말하자면 '3중 비만 호르몬'인 것입니다. 그리고 인슐린을 대량으로 분비시키는 것은 탄수화물, 지방, 단백질 중 탄수화물뿐입니다. 케힐의 '지방을 다루는 인슐린을 탄수화물이 다룬다'는, 이 점을 꿰뚫은 혜안입니다.

[참고문헌]

1) Martha Funnell, Marilyn Arnold, Patricia Barr, et al: Life with Diabetes: A Series of Teaching Outlines by the Michigan Diabetes Research and Training Center. 3rd ed, American Diabetes Association. 2004.

2) American Diabetes Association: Nutrition Recommendations and Interventions for Diabetes: A position statement of the American Diabetes Association. Diabetes Care, 31: 61-78, 2008.

3) Esposito K, Giugliano D: Comment on: Wheeler et al. macronutrients, food groups, and eating patterns in the management of diabetes: a systematic review of the literature, 2010. Diabetes Care, 35: 434-445, 2012.

4) Gardner CD. Kiazand A. Alhassan S, et al: Comparison of the Atkins, Zone, Ornish, and LEARN diets for change in weight and related risk factors among overweight premenopausal women: the A TO Z Weight Loss Study: a randomized trial. JAMA. 297: 969-977, 2007.

5) Shai I, Schwarzfuchs D. Henkin Y, et al: Weight loss with a low-carbohydrate,

Mediterranean, or low-fat diet. N Engl J Med, 359: 229-241, 2008.

6) Hession M. Rolland C. Kulkarni U. et al: Systematic review of randomized controlled trials of low-carbohydrate vs. low-fat/low-calorie diets in the management of obesity and its comorbidities. Obes Rev, 10:36-50, 2009.

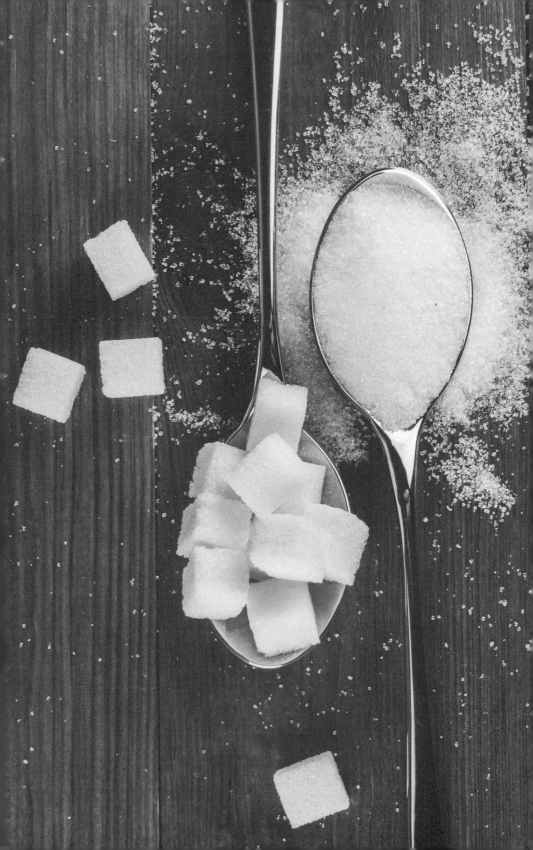

종래의
당뇨병 치료의
한계를
증명하는 연구

식후 고혈당의 위험을 일깨워 준 UKPDS

당뇨병에 관해서는 최근 십수 년간 중요한 연구가 차례로 실시되어 급속하게 새로운 지식이 축적되어 왔습니다.

혈당 조절에 있어서는 1998년에 발표된 UKPDSUnited Kingdom Prospective Diabetes Study가 특히 중요한데, 그 후의 당뇨병 치료를 크게 바꾼 분기점이 된 연구입니다. 이 연구로 밝혀진 것은 식후 고혈당의 위험성입니다.

UKPDS는 영국에서 실시된 4,209사례의 2형 당뇨병 환자에 대한 조사로서, 1970년에 준비를 시작하여 1977년에 개시, 1998년에 결과가 보고되었습니다.[1]

피실험자를 인슐린 주사나 SUsulfonylurea약인 클로르프로파미드chlorpropamide와 글리벤클라미드Glibenclamide 내복에 의한 강화요법을 실시하여 공복 시 혈당치를 108mg/dL 이하로 엄격하게 조절한 그룹과 엄격한 조절을 하지 않은 비교대조 그룹으로 나눈 후, 평균 10년간의 경과를 추적한 연구입니다. 당뇨병에 관한 한, 과거 세계 최대규모의 연구이며, 실시 당시부터 그 결과가 전 세계 당뇨병 연구자의 주목을 받았는데, 발표된 결과는 종래의 당뇨병 치료의 상식을 뒤집는 놀랄만한 것이었습니다.

결론을 요약하자면 다음 3가지입니다.

1. 2형 당뇨병은 공복 시 혈당치의 엄격한 조절로 당뇨병성 세소혈관細小血管장애의 위험이 감소한다.
2. 공복 시 혈당치의 엄격한 조절로 인한, 2형 당뇨병 환자의 대혈관 합병증과 사망률에 대한 통계적으로 유의미한 차이는 인정되지 않았다.
3. 어떤 치료를 하더라도 10년간 당화혈색소HbA1c는 서서히 악화되었다.

다시 말해, 공복 시 혈당치를 낮게 조절함으로써 당뇨병성 신증이나 망막병증, 신경장애는 감소했지만, 뇌경색이나 심근경색 등의 대혈관 합병증을 일으키는 비율이나 그로 인해 사망하는 비율은 감소하지 않았다는 것입니다.

이것은 당시의 당뇨병 치료의 상식을 근본적으로 뒤집는 것이었습니다. 공복 시 혈당치 조절은 당시의 당뇨병 치료의 상식이었는데, 그것으로는 대혈관 합병증 예방에 한계가 있다는 것을 명확하게 시사했기 때문입니다.

UKPDSUnited Kingdom Prospective Diabetes Study는 당뇨병 치료를 크게 바꾸었습니다. 당뇨병 합병증으로 인한 사망을 막기 위해서는 공복 시 혈당치 조절만으로는 충분치 않으며, 식후 혈당치 조절이 중요하다는 인식으로 바뀌게 된 것입니다. 다시 말해, 당뇨병 합병증 예방에 있어서 식후 혈당치를 억제할 필요가 있다는 현재의 상식은 UKPDSUnited Kingdom Prospective Diabetes Study로부터 시작된 것입니다.

또한, 식사로 당질을 섭취하는 한, 어떤 약물 치료를 해도 혈당 조절은 악화된다는 사실을 증명하는 것이기도 했습니다. 약물로 조절하려고 해도 당화혈색소HbA1c가 악화된 이유는 식사로 당질을 섭취함으로써 식후 고혈당이 발생하고, β세포의 손상/아포토시스apoptosis를 초래했기 때문으로 생각됩니다.

다시 말해, UKPDS는 당질을 식사로 섭취하면서 약물로 조절하는 이전 방식 치료의 한계를 시사하는 것이었습니다.

참고로, 그 후 UKPDS는 10년간 후속 연구가 실시되었으며, 새로운 지견이 얻어졌습니다. 그 기간 동안, 혈당 조절 목표와 약물 사용은 주치의와 환자의 판단에 맡겨져 있었으며, 두 개의 환자 그룹의 당화혈색소HbA1c의 차이는 1년 후에 사라졌으며, 사용 약물에 대해서는 5년 후에 차이가 소실되었습니다.

2008년 10월에 [뉴잉글랜드 저널The New England Journal of Medicine 전자판]에 보고된 결과에서는 당뇨병 관련 질환, 당뇨병 관련 사망, 심근경색, 세소혈관장애 모든 요소에 있어서 엄격 조절 그룹이 수치가 유의미하게 감소하였습니다.[2]

다시 말해, UKPDS 개시로부터 약 20년 후에 마침내 엄격 조절의 효과가 나타난 것입니다.

이것은 당뇨병 초기의 혈당조절의 중요성을 증명한 것이며, 약물을 사용하여 혈당치를 낮게 억제하는 것도 의미가 있다는 것을 나타내고 있습니다. 후속 기간에서의 사용 약물이나 혈당 조절 목표가 두 그룹 모두 동등했기 때문에, 당뇨병 초기의 조절의 차이가 20년 후의 차이를 가져온 것으로 생각할 수 있기 때문입니다.

이 결과를 UKPDS 연구자는 '유산효과'legacy effect라고 부릅니다.

공복 시뿐만 아니라, 식후 혈당치를 낮게 억제하는 것의 중요성을 나타낸 UKPDS는 후속 연구에서 당뇨병 초기의 혈당 조절의 중요성도 증명하였으며, 당뇨병 치료에 관한 연구로서 매우 중요한 것으로 전 세계 의사들에게 인정받았습니다.

˙˙ 혈당 관리식의 유효성을 증명한 DCCT

미국에서 실시되어 1993년에 [뉴잉글랜드 저널The New England Journal of Medicine]에 발표된 DCCTDiabetes Control and Complications Trial도, 당뇨병 연구로서 매우 중요한 것입니다. [3]

이 연구에서는 1형 당뇨병 환자를 종래의 통상요법 그룹과 보다 엄격하게 혈당관리를 한 강화요법 그룹으로 나누어 평균 6.5년간 추적했습니다. 그 결과, 종래의 통상요법 그룹에 비해 강화요법 그룹이 당화혈색소HbA1c 수치는 1.9% 낮았으며, 합병증 위험도 큰 폭으로 감소하였습니다. DCCT에 있어서 당질관리식(카보카운트)이 성공했기 때문에 구미歐美

에서 확산되었습니다. 또한 1999년도 미스 아메리카인 니콜 존슨Nicole Johnson 씨(1형 당뇨병)의 식사요법이 당질관리식이었는데, 이에 대한 책을 발표한 것도 구미에서의 보급에 일조했습니다.

당질관리식은 세 끼 모두 당질을 섭취하지만 당질량을 계측합니다. 섭취한 당질량에서 식후 혈당치의 상승폭을 예측하고, 그에 맞춰서 인슐린 주사의 양을 조절합니다.

그때, 식사 중 당질량이 적을수록 인슐린 주사로 인한 혈당 조절이 쉬워집니다. 커다란 혈당치 상승을 커다란 혈당강하작용으로 억제하는 것보다 작은 혈당치 상승을 작은 혈당강하작용으로 억제하는 것이 실제 효과 대비 오차가 적기 때문입니다. 그렇기 때문에 당질관리식에서도 당질섭취량을 적게 하는 편이 보다 쉽게 조절할 수 있습니다.

자신이 1형 당뇨병 환자이자, 아침 6g, 점심 12g, 저녁 12g의 당질제한식을 제창하고 실천 중인 미국의 번스타인Richard K. Bernstein 의사도 '식사 중 당질량이 적을수록 필요한 인슐린 단위가 적어지고, 혈당 조절이 쉬워진다'고 지적한 바 있습니다. 그는 미국의 당질제한식 선구자입니다.

다시 말해, 식사로 섭취하는 당질이 식후 혈당치를 높인다는 사실을 바탕으로 한 식사요법(당질관리식)의 유효성이 대규모 임상시험으로 처음 증명된 것입니다.

DCCT 발표 이래, 구미에서는 당질관리식이 상식으로 자리 잡기 시작했으며, 현재 1형 당뇨병에서는 극히 일반적인 치료식으로 자리 잡고 있습니다.

아울러, DCCT는 당뇨병 치료에서 식사로 섭취하는 당질의 영향을 지적한 연구라는, 매우 중요한 의미를 지니고 있습니다. 섭취하는 당질량과 미리 주사하는 인슐린양의 매칭이 좋으면 식후 혈당치 조절이 양호해지기 때문입니다.

당질관리식과 당질제한식은 당질의 양에 주목한다는 점에서 공통점이 있습니다.

당질관리식은 당질만을 그램 단위로 계산하는 심플한 방법입니다. 종래의 칼로리 제한을 우선하는 당뇨병 치료식에 비하여 칼로리 계산이나 식품 교환표 등이 불필요해졌으며, 쉽게 실천할 수 있다는 점도 당질제한식과 마찬가지입니다. '당질섭취 → 혈당치 상승'이라는 심플한 사실에 착안한 당뇨병 식사요법이라는 의미에서는 당질관리식과 당질제한식은 같으며, 당질관리식이라는 사고방식을 더욱 발전시켜서 세끼 모두 주식을 먹지 않아도 좋다는 철저한 개념으로 발전한 것이 당질제한식이라는 견해도 가능합니다.

다시 말해, DCCT에 의해 식사로 섭취하는 당질이 식후 혈당치를 높인다는 사실을 바탕으로 한 식사요법의 유효성이 처음으로 대규모로 검증되었기 때문에 당질제한식의 유효성에 대해서도 주목하게 된 계기가 되었습니다.

`··`**고혈당의 기억**

당질량에 주목하는 것의 유효성을 증명한 DCCT는 그 후로도 계속적
인 추적이 진행되었습니다.[4]

통상요법 그룹에 대해서도 강화요법을 실시하고, 양 그룹을 평균하
여 11년간 추적한 것입니다. 다시 말해 '계속적인 강화요법 그룹'과 '통
상요법 그룹 → 강화요법 그룹'의 두 그룹을 비교하는 연구가 DCCT 종
료 후 11년간 실시된 것입니다. 이 후속 시험은 EDICEpidemiology of Diabetes
Intervations and Complications — DCCT로 불리며 더욱 새로운 지견이 밝혀졌
습니다.

통상요법 그룹을 강화요법 그룹으로 전환하여 3~4년 경과한 시점에
서, 두 그룹의 평균 당화혈색소HbA1c가 거의 같아졌음에도 불구하고,
11년간의 심근경색, 뇌경색, 심혈관 질환으로 인한 사망 위험에는 차
이가 나타났습니다. 처음부터 강화요법을 한 그룹이 상대적 위험도가
57% 낮았던 것입니다.

다시 말해, 당뇨병인 사람은 일정기간 혈당조절이 불량하면 그 후에
조절이 개선되어도 불량기간의 악영향이 남는다는 것을 시사한 것입
니다.

이 악영향은 '고혈당의 기억'이라고 불립니다.

왜 고혈당의 기억이 인체에 남는지에 대해서는 아직 명확하지 않지
만, 그 정체는 조직 침착 최종당화산물AGE이 아닐까라는 가설이 있습니

다. 고혈당 시기에 산생된 AGE가 조직에 침착하여 혈관을 지속적으로 손상시키고, 동맥경화의 원흉이 된다는 것이 고혈당의 기억을 가장 잘 설명하는 이론으로 여겨지고 있습니다.

어쨌건, 당뇨병으로 혈당조절이 잘 안 되는 기간이 생기면 그것은 나중에도 고혈당의 기억으로 남으므로, 당뇨병 혈당조절은 빠른 단계에서 시작할수록 합병증 위험을 줄일 수 있게 되는 것입니다.

** 국제 당뇨병 연합 [식후 고혈당 관리에 관한 가이드라인]

수많은 에비던스의 축적으로 식후 고혈당 위험은 전 세계 당뇨병 전문의들에게 상식이 되었으며, 국제 당뇨병 연합International DIabetes Federation : IDF은 2007년에 [식후 혈당치 관리에 관한 가이드라인]을 발표했습니다. 다음은 그 내용 중에서 발췌한 것입니다.

- 식후 및 부하 후 고혈당은 대혈관질환의 독립적인 위험인자이다.

- 글리세믹 로드Glycemic load : GL가 낮은 식사는 식후 혈당치 조절에 유리하다.

- 식후 혈당치를 조절하기 위해서는 식사요법 및 약물요법을 고려해야 한다.

- 식후 고혈당은 산화 스트레스를 발생시키고, 혈관내피를 손상시킨다.

- 식후 고혈당은 인지장애와도 관계가 있다.

- 식후 고혈당은 암 발병 위험의 상승과 관계가 있다.

- 식후 혈당과 공복 시 혈당 모두 타깃으로 삼는 것은 혈당 조절을 달성하기 위한

최선의 전략이다.

- 당화혈색소HbA1c는 6.5% 미만을 목표로 한다.

- 식후 2시간 혈당치는 140mg/dL을 넘지 않도록 한다.

이 가이드라인은 2011년에 개정되어, 다음 사항이 추가되었습니다.

- 혈당 자기측정Self-Monitoring of Blood Glucose :SMBG을 권장.

- 식후 혈당치는 식후 1~2시간 안에 측정해야 하며, 160mg/dL 미만을 목표로
  한다.

- 식후 고혈당은 심근의 혈액량과 혈류를 감소시킨다.

- 지속 당측정Continuous Glucose Monitoring : CGM의 보급으로 약, 식사, 스트레스, 운
  동 등 여러 가지 요소가 혈당에 영향을 끼치는 것을 체크할 수 있다.

GL이란 글리세믹 인덱스Glycemic Index : GI 수치(제6장 참조)를 100으로
나눈 후, 그 식품 한 끼분에 함유된 당질의 그램수를 곱한 수치입니다.
GL이 낮은 식사를 권장한다는 것은 국제 당뇨병연합에서는 식사의 당
질을 낮게 억제하는 것이 유익하다고 인정하고 있는 셈이 됩니다.

이와 같이 식후 고혈당의 위험과 식사 중 당질을 억제하는 것의 유익
함은 전 세계 당뇨병 전문의 사이에서 인정받고 있습니다.

˙˙ ACCORD, 약에 의한 엄격한 혈당 컨트롤의 위험

　2008년 2월 미국 당뇨병학회ADA에서 미국 국립 심폐혈액연구소National Heart, Lung, and Blood Institute : NHLBI에 의한 ACCORDAction to Control Cardiovascular Risk in Diabetes가 보고되어 전 세계의 당뇨병과 관련된 의료 관계자들에게 충격을 주었습니다.

　ACCORD는 미국과 캐나다의 77개 시설에서 10,251개 사례의 2형 당뇨병 환자를 대상으로 한 대규모 임상시험입니다. 인슐린 주사 및 내복약에 의한 강화요법을 실시한 엄격 혈당관리 그룹과 표준요법에 의한 통상혈당관리 그룹에 대한 개입 연구입니다. 식사에 대한 개입은 없이 통상적으로 당질을 섭취했습니다. 엄격 혈당관리 그룹의 목표 당화혈색소HbA1c는 6.0%NGSP(이 항의 이하 같음)로 하였으며, 5년간을 예정한 연구였습니다. 하지만 기간 만료를 기다리지 않고 평균 추적기간 3~4년 만에 중지되었습니다.

　중지한 이유는 엄격 혈당관리 그룹의 총 사망률 및 심혈관 사망률이 통상 혈관관리 그룹을 유의미하게 상회한다는 것이 확인되었기 때문입니다.

　중지 시점에서의 평균 당화혈색소HbA1c는 엄격 혈당관리 그룹이 6.4%, 통상 혈당관리 그룹이 7.5%였는데, 총 사망률 위험비는 엄격 혈당관리 그룹이 1.22배 높고, 심혈관 질환에 의한 사망 위험은 1.35배 높아서, 양쪽 모두 통계적으로 유의미한 차이가 있었습니다.

다시 말해, 엄격치료를 도입하여 개입한 그룹 쪽이 통상치료 그룹보다도 사망률이 높다는 것이 확인되었기 때문에, 연구를 계속하면 피실험자의 사망 위험을 높이게 된다고 판단하여 연구 중지가 결정된 것입니다. 이 보고에 대해서는 2008년에 [뉴잉글랜드 저널The New England Journal of Medicine]에 상세한 논문으로 발표되었습니다. [5]

미국의 ACCORD 시험을 뒤쫓아 영국의 코호트 연구 결과가 [란셋The Lancet]에 발표되었습니다. [6]

'2형 당뇨병 환자의 사망률은 당화혈색소HbA1c 7.5% 전후가 가장 낮다'

[란셋The Lancet]에 따르면, 영국의 프라이머리 케어 진료 기록을 모은 일반 개업의사 연구 데이터베이스General Practice Research Database : GPRD에 1986년 11월부터 2008년 11월에 등록된 환자 중, 50세 이상인 2형 당뇨병 환자를 선출하여 2개의 코호트를 작성하였습니다.

코호트1은 경구 혈당강하제의 단일 투여를 받은 후, SUsulfonylurea약과 메트포르민Metformin 병용으로 전환한 환자 27,965명이며, 코호트2는 경구 혈당강하제에서 인슐린 단일 투여, 또는 인슐린과 다른 경구제의 병용으로 전환한 환자 20,005명으로 작성하였습니다. 그 결과, 코호트1, 코호트2 모두 치료 중인 2형 당뇨병 환자 전사인 사망 및 대혈관 질환 위험이 당화혈색소HbA1C 수치 7.5%에서 가장 낮았습니다. (그림1)

이것은 종래의 상식에 비추어 볼 때 예상 밖의 결론이었습니다. 당화혈색소HbA1c가 9%나 10%인 그룹이 7.5%인 그룹보다도 사망률이 높다

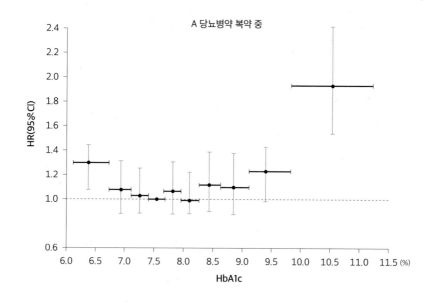

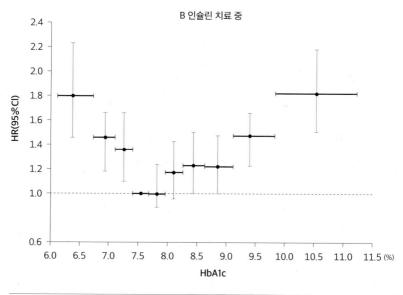

그림1 J 커브를 그리는 HbA1c와 총사망률 (문헌6에서 인용)

는 것은 당연하다고 하더라도, 당화혈색소HbA1c 6.5%인 그룹이 7.5%인 그룹보다도 사망률이 높다는 것은 당화혈색소HbA1C가 낮을수록 합병증 위험이 낮고 사망률도 낮다는 당뇨병 치료의 상식을 뒤집는 것이자, 중지된 ACCORD의 결론과 일치되는 것이었습니다.

ACCORD에서는 엄격 혈당관리 그룹의 당화혈색소HbA1C 평균은 6.4%, 통상 혈당관리 그룹의 당화혈색소HbA1C는 통상 혈당조절을 한 사람들보다도 낮지 않았지만, 사망률은 오히려 높아졌던 것입니다.

다시 말해, 약제를 사용하여 당화혈색소HbA1C를 지나치게 낮추면 오히려 사망 위험이 증가한다는 아이러니한 결론이 나온 것입니다.

아울러, ACCORD의 사망 위험과 혈당치의 관련에 대해서 피실험자에 의한 SMBGself monitoring of blood glucose 데이터를 이용한 하위 해석이 이루어졌으며, 그 결과가 2011년 6월에 개최된 미국 당뇨병학회에서 보고되었습니다.

평균 혈당치는 강화요법 그룹에서는 126mg/dL, 표준요법 그룹에서는 157mg/dL로 통계적으로 유의미하게 낮았으며, 당화혈색소HbA1C의 경우도 전자 6.7%, 후자 7.7%로 유의미하게 낮은 수치였습니다. 하루 혈당치 변동을 보면 변동 사이클은 양쪽 모두 같았지만, 하루 중 어느 측정 포인트에서도 강화요법 그룹이 유의미하게 낮은 수치였습니다. 또한 적어도 1회는 혈당치 70mg/dL 이하의 저혈당을 경험한 집단에서는 야간에서 조간에 걸쳐 저하폭이 컸으며, 사망 사례에서는 더욱 급격한 변화가 있었습니다. 저혈당의 빈도는 강화요법 그룹이 표준요법 그룹에 비해 약 3배였습니다. 사망 위험은 강화요법 그룹에서는 저혈당을 경험한 집단에서 높아졌습니다.

보고자는 '혈당치나 당화혈색소HbA1C 수치가 목표치에서 현저하게 저하된 경우에는 치료 강도를 낮추고, 저혈당이 되지 않도록 하는 것이 중요하다'고 말했습니다.

다시 말해, 저혈당을 막는 것이 사망 위험을 감소시키는 데에 중요하다는 결론이며, 약물에 의한 강화요법은 저혈당 위험이 있어서 사망 위험을 상승시킨다는 것을 인정하고 있는 것입니다. '당질이 많은 식사는 식후 고혈당이 일어나서 합병증 위험이 있지만, 약물로 식후 고혈당을 낮추려고 하면, 공복 시 저혈당 위험이 생겨서 사망 위험을 상승시켜 버린다'고 결론지은 것입니다.

결국, ACCORD에 의해 고당질식과 약물요법에는 위와 같은 모순이 생겨서 명백한 한계가 있다는 것이 증명되었다고 할 수 있습니다. 당질 제한식의 경우, 약물에 의존하지 않고도 당화혈색소HbA1C를 낮출 수 있지만, 당질을 많이 먹는 식사요법으로는 당화혈색소HbA1C를 크게 낮추려면 약물을 쓰는 방법밖엔 없습니다.

앞으로 당질을 많이 먹는 식사요법을 선택할 경우, 당화혈색소HbA1C가 다소 높아도 약물로 엄격하게 조절하는 것은 피할 수밖에 없을 것입니다. 당화혈색소HbA1C가 높다는 것은 어느 정도 고혈당 상태를 불가피한 것으로 만들게 되므로 합병증 위험을 각오해야 합니다. 하지만 엄격하게 혈당조절을 하면 사망률은 더욱 높아져버리므로 참을 수밖에 없는 것입니다. 실제로 2013년 5월 일본 당뇨병학회의 '쿠마모토熊本 선언'에서는 치료 강화가 곤란할 때의 당화혈색소HbA1C 목표는 8.0% 미만으로 설정하여, 사실상의 패배 선언을 하였습니다(부기3).

ACCORD의 결론에 의해 고당질식의 단점을 약물 사용 강화로 커버하는 치료법의 한계가 명확해졌다고 할 수 있습니다.

‥ 유럽 당뇨병학회에서도 J 커브 현상을 보고

ACCORD에서 보고된 당화혈색소HbA1C 수치가 일정치보다 높거나 낮으면 사망률 또는 사망 위험이 상승하는 현상은 세로축을 위험, 가로축을 HbA1c로 한 그래프로 그리면 알파벳의 J 모양이 그려지기 때문에 'J 커브 현상'이라고 불립니다. J 커브 현상은 유럽 당뇨병학회European Association for the Study of Diabetes : EASD에서도 보고되었습니다.

2011년 9월에 개최된 유럽 당뇨병학회 보고를 요약하겠습니다.

스웨덴의 프라이머리 케어 시설에서 1999년부터 2008년 사이에 2형 당뇨병으로 진단되거나 혈당강하 치료를 받은 환자 중, 35세가 넘는 32,871건의 사례를 4년간 추적한 결과, 심혈관 복합 질환이 718사례 발증했습니다.

당화혈색소HbA1C 수치와 수치와 심혈관 복합 질환이 발생하는 사건을 보면 경구 혈당강하제 그룹, 인슐린 그룹 모두 발증률이 당화혈색소 HbA1C 수치의 저하와 함께 일단 낮아지지만, 수치가 지나치게 저하되면 발증률이 상승하는 J 커브 현상을 나타내었습니다. 가장 위험이 낮아진 것은 경구 혈당강하제 그룹에서는 HbA1c 6.5%NGSP(이 항 이하 같음), 인슐린 그룹에서는 HbA1c 7.0%이며, 이들 수치보다 낮아지면 위험이 상승했습니다. 이 결과는 2008년 ACCORD의 'HbA1c 수치 6.0%를 목표로 엄격한 혈당조절을 하면 전체 사망 위험이 상승했다'는 결론과 거의 일치합니다.

또한 영국의 의학잡지 [란셋The Lancet]에 2010년에 게재된 논문인 '2형 당뇨병 사망률은 HbA1c 7.5% 전후가 가장 낮다'는 보고와도 거의 일치합니다(55페이지 그림1 참조). 이 보고 역시 논문화되어 의학잡지에 게재된다면 에비던스의 일환이 됩니다.

2008년 ACCORD 시험, 2010년 [란셋] 게재 논문, 그리고 2011년 유럽 당뇨병학회에서의 스웨덴 보고와 3개의 대규모 역학연구에서 J 커브 현상이 확인된 사실의 의미는 크다고 생각합니다.

또한 스웨덴의 보고에서는 다음 결과도 보고되었습니다.

[교육 수준과 당화혈색소HbA1c 수치, 심혈관 복합 질환의 관련성을 조사한 결과, 초등교육 그룹에서는 명확한 J 커브를 나타냈지만, 교육수준이 높아질수록 HbA1c 수치가 낮을 때의 심혈관 복합 질환 발생 위험 상승이 억제되었으며, 고등교육 그룹에서는 HbA1c 수치가 낮아도 위험 상승은 보이지 않았다]

교육수준이 높은 경우, 혈당관리가 양호하기 때문에 저혈당 위험을 회피할 수 있었을 가능성이 있습니다. 다시 말해, J 커브 현상은 엄격조절에 의한 저혈당에 의한 것이므로 혈당관리를 잘해서 저혈당을 회피할 수 있다면 위험은 높아지지 않을 가능성을 시사하고 있다고 생각됩니다.

인슐린 주사나 경구혈당강하제를 복용하여 엄격한 혈당조절을 할 경우, 식사에 함유된 당질량과 약물량의 매칭이 잘 이루어지지 않으면 식전 저혈당과 식후 고혈당을 초래하기 쉬우며, 혈당치의 1일 변동폭이 커집니다. 당질제한식을 하면 약물에 의존하지 않아도 혈당조절을 개선할 수 있기 때문에 저혈당 위험이나 식후 고혈당 위험 없이 혈당치 변동폭을 작게 유지할 수 있습니다. J 커브 현상이 확인된 지금, 당질제한식 도입은 그 필요성이 더욱 커졌다고 할 수 있습니다.

·· 혈당변동의 반복은 지속적인 고혈당보다도 위험

'지속적인 고혈당 상태보다 혈당변동을 반복하는 것이 혈관내피 손상 위험이 크며, 산화 스트레스를 증가시킨다'는 에비던스가 있습니다.

2008년에 [다이아비츠Diabetes]에 게재된 연구에서는 6개월 이내에 2형 당뇨병으로 진단되어 식사요법만을 실시하고 있는 15사례를 대상으로 혈당에 대한 3가지 상황을 의도적으로 만들어서 혈관내피 기능의 지표인 FMDflow mediated dilation와 니트로티로신을 조사하였습니다.[7]

3가지 상황이란 다음과 같습니다.

6시간마다 혈당을 변동시켜서 혈당치 270mg/dL과 정상치를 반복한다.
270mg/dL의 고혈당을 지속시킨다.

180mg/dL의 고혈당을 지속시킨다.

위의 3가지 상황은 다음과 같은 결과를 도출해 냈습니다.

1은 링거 주사로 포도당을 투여하여 혈당치를 270mg/dL로 만든 후 포도당 투여를 멈추고 정상수치로 되돌리기를 반복.

2와 3은 링거 주사로 포도당 투여를 지속하여 24시간 동안 각각 270mg/dL 및 180mg/dL을 유지.

15사례의 2형 당뇨병 환자에 대하여 이상의 3가지 상황을 무작위로 실시, 혈당, FMD, 니트로티로신nitrotyrosine에 끼치는 영향을 검토했습니다. 그 결과, 혈당변동 그룹의 고혈당기는 지속적인 고혈당 그룹에 비해 FMD가 같거나 유의미한 저하, 니트로티로신은 같은 정도 또는 유의미한 증가가 보였습니다. 다시 말해, 이 연구에서는 혈당변동을 반복하는 것이 지속적인 고혈당보다도 혈관내피 기능과 산화 스트레스의 위험을 높인다는 것이 밝혀진 것입니다.

이 결론은 ACCORD 등에서 확인된 J 커브 현상을 뒷받침하고 있는 것입니다. 당질 섭취로 인한 혈당치 상승을 약물로 억제하려고 하면 당화혈색소HbA1c는 개선되지만, 혈당치 변동폭이 커져서 산화 스트레스가 늘어나고, 동맥경화를 초래하게 되기 때문에 사망률이 높아진다고 생각할 수 있는 것입니다. 역시 처음부터 식후 고혈당을 초래하지 않고 혈당 변동폭이 작은 당질제한식의 장점이 크다고 할 수 있습니다.

쌀밥 섭취량이 많을수록 2형 당뇨병 발병 위험이 높아진다

2012년 3월 [브리티쉬 메디컬 저널British Medical Journal]에 하버드 대학의 연구가 발표되었습니다. 이 연구에서는 일본, 중국, 미국, 호주에서 과거에 실시된 4개의 조사를 메타 해석했습니다.[8]

분석 결과, 일본과 중국에서 실시된 조사에서는 1인당 1일 평균 3~4공기의 쌀밥을 먹었지만, 백미 섭취가 가장 많은 그룹에서는 2형 당뇨병의 발병 위험이 55% 높았습니다.

같은 결론을 낸 연구는 일본에도 있습니다.

2010년에 [미국임상영양학회지The American Journal of Clinical Nutrition]에 게재된 일본의 국립 암센터와 암 예방/검진 연구센터 연구부에 의한 다목적 코호트 연구입니다.[9]

연구 개시부터 5년 후에 실시된 앙케이트 조사의 결과를 가지고 쌀밥의 섭취량에 따라 4개의 그룹으로 분류하고, 그 후 5년간 약 6만 명 중 남성 625명, 여성 478명이 당뇨병으로 진단되었다고 대답했으며, 당뇨병 발병과의 관련을 조사했습니다.

이 연구에서는 다음과 같은 결과가 나왔습니다.

밥 한 공기를 140g으로 하여, 하루에 420g의 쌀밥을 섭취하는 여성은 당뇨병 발병이 유의미하게 많았다. 아울러, 하루에 560g 이상의 쌀밥을 섭취하는 여성은 더욱 당뇨병 발병이 많았다.

남성 전체 데이터에서는 쌀밥 섭취량에 따른 당뇨병 발병의 차이는 명확하게 인정되지 않았다.

하루 1시간 미만의 육체노동이나 격렬한 스포츠를 하는 남성은 쌀밥 섭취가 많으면 당뇨병이 유의미하게 증가했다.

남녀 모두, 하루 1시간 이상의 육체노동이나 격렬한 스포츠를 하는 사람은 쌀밥 섭취량의 증가로 인한 당뇨병 발병의 증가는 없었다.

다시 말해, 운동을 별로 하지 않는 사람은 쌀밥 섭취량이 많을수록 당뇨병 발병률이 높았던 것입니다.

이상의 연구로부터 식생활에서의 쌀밥 섭취량과 당뇨병 발병 위험과의 관련은 어느 정도 에비던스가 있다고 할 수 있습니다. 총칼로리의 50~60%를 당질이 차지하는 종래의 식사는 쌀밥 섭취량이 많아지는데, 이 연구에서는 그러한 식사에는 당뇨병 발병 위험을 높이는 측면이 있다는 것을 나타내고 있으며, 종래의 당뇨병 치료식에 대한 사고방식의 전환을 요구하고 있습니다.

˙˙ 히사야마쬬 연구로 밝혀진 고당질식의 한계

당뇨병의 발병과 현대의 당질이 많은 식생활과의 관련은 인간영양학 지식이 보급된 구미歐美에서는 이해받고 있지만, 일본에서는 아직 당질 섭취를 상식으로 여기는 선입견이 강한 듯합니다.

그러나 일본에도 고당질식과 당뇨병 발병과의 관련을 시사하는 연구는 존재합니다. 후쿠오카현福岡県 히사야마쬬久山町에서 큐슈대학九州大學 의학부 그룹이 종래의 당뇨병 치료식과 운동요법을 지도한 결과, 당뇨병 증가를 멈출 수 없었다는 사실이 있습니다.

히사야마쬬는 인구가 약 8,000명으로 5년에 한 번 있는 건강진단 수진율이 약 80%로 높으며, 사후 해부검사도 82%라는 높은 비율로 실시되고 있어서 매우 높은 정확도의 연구가 가능합니다. 큐슈대학에서는 1961년 당시 사회문제가 되었던 높은 뇌졸중 사망률에 대하여 히사야마쬬의 연구로 고혈압이 뇌졸중의 가장 큰 원인이라는 것을 밝혀냈습니다. 아울러 전 주민을 대상으로 식사 중 소금 섭취를 줄이는 지도나, 강압약 복용으로 인한 혈압 조절을 하여 1970년대에는 뇌졸중을 1/3로 격감시켰습니다.

그 후, 당뇨병을 최우선 테마로 연구한 결과, 당뇨병이 심근경색, 뇌경색, 악성종양, 알츠하이머병 등의 발병요인이라는 것을 밝혀냈습니다. 그리고 1988년부터 '당질 60%, 지방 20%, 단백질 20%'라는 에너지 비율의 당뇨병 치료식과 운동요법을 지도하여 당뇨병 예방을 꾀하였습니다.

하지만, 2002년 조사에서는 1988년에 비해 당뇨병이 급증해 버린 것입니다.

남성은 15.0% → 23.6%, 여성은 9.9% → 13.4%라는 큰 폭의 증가였습니다.

아울러, 내당능이상인 당뇨병 예비군을 합하면, 남성은 59.9%, 여성은 41.3%에 달하여 당뇨병 예방은 완전히 실패했습니다. 2002년 히사야마쬬 검진에서 당뇨병과 예비군 급증의 데이터가 나온 후, 2007년 7월 27일의 마이니치 신문 조간 인터뷰에 응답한 큐슈대학 의학부의 키요하라 유타카 교수는 "1988년 이후 운동이나 식사 지도 등의 노력을 했지만 당뇨병은 늘기만 했습니다. 어떻게 줄일 수 있을지 원점부터 다시 검토하고자 합니다"라고 말했습니다.

운동요법에 당뇨병을 촉진하는 폐해가 있다고는 생각할 수 없으므로, 당뇨병 증가는 고당질식사에 의한 것으로 판단할 수밖에 없습니다.

이것은 같은 시기에 실시된 야마가타현山形県 후나가타마치舟形町에서의 조사와 비교하면 알기 쉽습니다.

후쿠오카현 히사야마쬬의 연구와 마찬가지로 야마가타현 후나가타마치의 연구에서도 2형 당뇨병의 유병률을 조사했는데, 75g OGTT(경구 포도당 부하시험)을 실시하여, WHO 기준(1985년)을 적용한 신뢰도 높은 연구입니다.

다만, 히사야마쬬와의 차이는 식사 지도를 하지 않은 점입니다. 후나가타마치의 주민 대상으로 1990~1992년, 2000~2002년의 두 번 조사를 실시했으며, 2형 당뇨병의 유병률을 비교한 결과 남성은 유병률이 8.0% → 11.8%로 1.5배 가까이 증가하였으며, 여성은 9.3% → 10.4%로 약간 증가한 정도였습니다. 식사요법, 운동요법을 엄격하게 지도한 히사야마쬬 주민은 1988년부터 2002년까지 남녀 모두 현저하게 증가한 것과 커다란 차이를 나타내고 있습니다.

남성의 경우, 특히 식사 지도를 하지 않은 후나가타마치의 2002년의 남성 당뇨병 유병률이 11.8%인 것에 비해, 엄격하게 식사 지도를 한 2002년의 히사야마쬬의 23.6%는 정확히 2배의 유병률입니다. 여성의 경우에도 후나가타마치가 1.12배 증가로 10.4%인 것에 비해, 히사야마쬬는 1.35배의 증가로 13.4%입니다.

히사야마쬬와 후나가타마치의 2002년 당뇨병 유병률을 비교해 보면, 특히 남성의 경우 2배라는 두드러진 유병률을 보입니다.

후생노동성의 국민/건강영양 조사에 따르면 2002년의 40세 이상 일본 남성 중 15.6%가 당뇨병이었으며 2002년의 40세 이상의 일본 여성의 8.1%가 당뇨병이었습니다.

후생노동성의 조사에서 당뇨병이 강하게 의심되는 사람의 정의는 당화혈색소HbA1c 6.1% 이상, 또는 질문표에서 '현재 당뇨병 치료를 받고 있다'고 대답한 사람이며, 75g OGTT를 한 것은 아니므로 완전히 같은 비교를 할 수 없지만, 히사야마쬬의 당뇨병 증가는 매우 두드러진 것입니다. 2002년의 당뇨병 유병률을 표로 비교해 보았습니다(표1).

3자를 비교 검토해 보면, 히사야마쬬 남성의 당뇨병 유병률이 단연 높다는 것을 알 수 있습니다. 다만 흥미로운 것은 종래의 고당질 식사

표1 히사야마쬬와 후나가타마치의 당뇨병 유병률(2002년)

	남성	여성
히사야마쬬	23.6%	13.4%
후나가타마치	11.8%	10.4%
일본전체(40세 이상)	15.6%	8.1%

요법을 주민에게 개입 지도하기 전의 히사야마쪼의 남성당뇨병 유병률 (1988년)은 15.0%로, 2002년의 일본 전체 데이터와 거의 차이가 없다는 것입니다. 다시 말해, 고당질식을 시작한 이후 전국 평균보다도 유병률이 높아진 것입니다.

운동요법이 당뇨병 발병 위험이 될 가능성은 없으므로, 히사야마쪼 주민에 대한 일본 당뇨병학회 권장 당뇨병 치료식(칼로리 제한/고당질/저지방식)의 개입이 당뇨병 예방은커녕 당뇨병 발병을 증가시켰을 가능성이 매우 높다고 할 수 있습니다.

종래의 고당질 당뇨병 치료식의 한계를 히사야마쪼 연구는 증명했다고 할 수 있습니다.

Columm

75g 경구 포도당 부하시험에 대하여

경구 포도당 부하시험OGTT은 75g의 부하로 실시하는 것이 주류입니다. 75g OGTT는 당뇨병인지 여부가 확실치 않은 단계의 사람에게 실시하며, 당뇨병이 이미 확정된 사람에게는 고혈당을 일으킬 우려 때문에 기본적으로 실시하지 않습니다.

[당뇨병 치료 가이드 2010]에 따르면 75g OGTT 검사 순서는 다음과 같습니다.

① 아침까지 10시간 이상 절식 후에 검사 개시, 오전 9시경이 바람직하다.

② 공복 상태로 채혈하여 혈당치를 측정한다.

③ 포도당을 음용한다.

④ 포도당 부하 후 30분, 1시간, 2시간에 채혈하여 혈당치를 측정한다.

⑤ 공복 시 혈당치와 75g OGTT에 따른 판정 기준에 따라, 당뇨병형, 정상형, 경계형 중 어느 하나로 판정한다.

A) 75g OGTT는 당뇨병 진단에 필수사항은 아니다. 자각 증상 등으로 분명한 고혈당이 의심될 때는 먼저 공복 시 혈당치 또는 수시 혈당치를 측정해야 한다. 고혈당 상태로 75g OGTT를 실시하면 추가적인 고혈당을 일으키므로 유해하다.

B) 75g OGTT로 공복 시와 30분 후의 인슐린 수치를 측정하면 인슐린 분비능력 지표인 인슐린 분비지수를 계산할 수 있다.

C) 75g OGTT로 30분 후와 1시간 후의 혈당치는 당뇨병 진단에는 반드시 필요하지는 않지만 당뇨병 고위험군을 검출하는 데에 도움이 된다.

(아울러, [개정 제4판 당뇨병 전문의 연수 가이드북]에는 OGTT 실시 전, 3일간은 150g 이상의 당질을 섭취하도록 하는 기재가 있습니다)

정상형, 경계형, 당뇨병형의 판정기준은 다음과 같습니다.

정상형 : 공복 시 혈당치가 110mg/dL 미만이고 2시간 후 혈당치가 140mg/

dL 미만.

경계형 : 정상형에도 당뇨병형에도 속하지 않는 사람.

당뇨병형 : 공복 시 혈당치가 126mg/dL 이상 또는 2시간 후 혈당치가 200mg/dL 이상.

또한, ④에 대해서는 75g OGTT로 1시간 후 혈당치가 180mg/dL을 초과하면 2시간 후 혈당치 140mg/dL 미만의 정상형으로 진단될 경우에도 당뇨병형이 되기 쉽다고 알려져 있습니다.

아울러, 2012년 1월에 실시된 일본 역학회 학술총회에서 히사야마쬬 연구에 관한 새로운 결과가 발표되었으며, 대두제품, 녹황색 야채, 담색야채, 해조, 유제품 섭취량이 많고 쌀 섭취량이 적은 식사 패턴은 치매 발병 위험을 유의미하게 저하시켰다고 발표되었습니다. 당뇨병이 아닌 치매에 관한 결론이기는 하지만, 이러한 식사 패턴은 당질제한식과 마찬가지로 저당질 경향을 나타내고 있다는 점에서 매우 흥미롭습니다.

히사야마쬬 연구는 매우 정확도가 높은 것으로 귀중한 정보를 제공해 주고 있습니다. 당뇨병 전문의는 히사야마쬬 연구의 의의를 과학적이고 편견 없는 눈으로 평가해야 할 것입니다.

˚˚ 일본 당뇨병 학회의 제언

2007년 및 2011년에 발표된 국제 당뇨병연합의 [식후 혈당치 관리에 관한 가이드라인]에는 식후 고혈당이 당뇨병 합병증, 암, 동맥경화를 비롯한 여러 질환의 위험요인이라는 것을 명시하였습니다.

또한, CGM의 보급으로 산화 스트레스 위험이 되는 것은 평균혈당 변동폭 증대, 식후 고혈당, 공복 시 고혈당의 순이라는 것이 명확해졌습니다. 산화 스트레스는 당뇨병성 신증, 당뇨병성 망막병증, 당뇨병성 신경장애 등의 당뇨병 만성 합병증에 관여할 뿐만 아니라, 동맥경화나 노화, 암, 파킨슨병, 알츠하이머병이나 치매에도 깊이 관여하며, 당뇨병이 있으면 심근경색, 뇌경색, 암, 알츠하이머병, 치매가 증가한다는 에비던스가 있습니다.

산화 스트레스 위험을 피하기 위해서는 평균 혈당 변동폭을 작게 하고, 식후 고혈당을 낮게 억제할 필요가 있는데, 종래의 식사요법을 계속하는 한 실현이 곤란합니다. 약물을 사용해도 효과는 한정적인 것이 현실이며, DPP-4 억제약이나 GLP-1 아날로그 제제를 사용해도 식후 혈당치 평균이 300mg/dL에서 260mg/dL로 내려가는 정도의 효과입니다. 통계적으로 유의미한 차이가 인정되는 효과이기는 하지만, 임상적으로는 200mg/dL이 넘는 식후 고혈당을 피할 수 없어서 산화 스트레스가 발생하게 됩니다.

하지만, 1회 식사에 함유된 당질량이 20g 정도의 당질제한식을 할 경우, 많은 증례에서 식후 혈당치가 200mg/dL을 넘는 경우가 대부분 없어지며 산화 스트레스를 명백하게 개선할 수 있습니다.

적어도 당뇨병 전문의라면 이러한 사실을 이해할 의무가 있지 않을까요?

근래에 급속하게 당뇨병 연구가 진전되어 새로운 지견이 얻어진 이상, 현재의 당뇨병 전문의는 다음 사항을 정확히 환자에게 설명할 의무가 있다고 생각합니다.

1. 칼로리 제한식은 1969년의 [식품교환표(개정 제2판)] 이후, 일본에서 당뇨병 환자에게 권장되어 온 유일한 식사요법으로 오랜 임상경험이 있다. 그러나 장기적 안전성이나 유효성에 대한 에비던스가 없다. 더구나 단기적으로는 평균 혈당 변동폭 증대와 식후 고혈당을 일으킬 가능성이 매우 높다.

2. 당질제한식은 1999년 이후에 나온 새로운 식사요법이며 임상경험은 짧다. 당질제한식에도 장기적인 안전성이나 유효성에 대한 에비던스는 없다. 다만, 단기적으로는 평균 혈당 변동폭을 크게 축소시키며 식후 고혈당을 일으키지 않는 유일한 식사요법이다.

3. 평균 혈당 변동폭 증대와 식후 고혈당이 산화 스트레스 위험이 된다는 에비던스가 있다.

4. 산화 스트레스는 동맥경화나 노화, 암, 파킨슨병, 알츠하이머병, 치매에도 깊이 관여한다.

앞으로 당뇨병 치료에 관여하는 의사는 이 네 가지 사실을 환자에게 분명히 설명하고, 식사요법을 환자 자신이 선택할 수 있도록 하는 자세가 필요할 것입니다. 적어도 설명이나 선택지 제공도 하지도 않고 의사가 일방적으로 칼로리 제한식을 환자에게 강요하는 것은 윤리적으로 문제가 있습니다. 합병증이 발병하여 실명이나 투석과 같은 사태가 생긴

후에는 이미 늦으며, 칼로리 제한식을 강요한 의사는 환자에 대한 책임을 질 수도 없기 때문입니다.

새로운 지식을 이해하고 환자에게 설명하는 것은 전문가로서의 최소한의 의무라고 믿습니다.

부기1

당뇨병의 분류

원인에 따른 분류

① 1형 당뇨병 (종래의 IDDM과 거의 일치)

1형 당뇨병은 췌장 β세포가 파괴되어 인슐린 분비가 고갈되면 발병합니다. 소아기에 발병하는 경우가 많기 때문에 소아 당뇨병이라고도 불립니다. 근래에 1형 당뇨병 중 상당수는 자가면역 이상(면역의 오작동)으로 인해 수개월~수년간에 걸쳐 β세포가 파괴되어 발병한다는 것이 밝혀졌습니다(자가면역성 1형 당뇨병).

그러므로 1형 당뇨병은 생활습관 질환이나 선천성 질환이 아닙니다. 과거 모종의 바이러스 감염 등이 면역 오작동의 계기가 된 경우가 많은데, 바이러스 감염이 치료된 후의 발병이기 때문에 1형 당뇨병이 감염되는 경우는 없습니다.

2형 당뇨병만큼 강한 유전성을 띄지는 않지만 모종의 바이러스에 감염되기 쉽거나 감염 후에 면역 오작동을 일으키기 쉬운 유전적 체질이 있는 듯합니다. 구미歐美의 데이터에 따르면, 1형 당뇨병으로 진단된 소아 중 10~12%에만 1형 당뇨병을 지닌 직계 혈연이 있다고 알려져 있으며, 일란성 쌍둥이의 1형 당뇨병 동시 발병률은 50% 이하입니다.

　1형 당뇨병의 빈도는 일본인의 경우 구미의 백인에 비해 뚜렷하게 낮으며, 1/10~1/20로 알려져 있습니다. 예를 들어 일본 소아의 1형 당뇨병은 노르웨이의 1/20, 미국의 1/15입니다.

인슐린 분비능력이 남아있는 경우도

　1형 당뇨병은 일반적으로는 인슐린이 분비되지 않는 것을 특징적인 자기항체(항 GAD 항체 등) 혈액검사를 통해 진단합니다.

　1형 당뇨병은 인슐린을 분비하는 β세포가 파괴된 상태이므로, 기본적으로는 인슐린 주사를 맞지 않으면 살 수 없는 상태인데, 항 GAD 항체가 양성이며 1형으로 진단받은 경우에도 인슐린 분비능력이 남아 있는 경우가 있습니다. 몇 년 이내에 완전히 분비능력이 상실될 가능성이 높아서 '완서緩徐 진행 1형 당뇨SPIDDM'라고도 불립니다. 또한 자가면역 이상이 불분명한 '특발성 1형 당뇨병'도 존재합니다.

　타카오 병원에서는 2형 당뇨병 환자를 지도하고 있습니다만, 과거에 1형 당뇨병 환자에게 당질제한식 지도를 한 경우도 30사례 이상 있습니다. 당질제한식은 2형뿐만 아니라 1형에도 효과가 있습니다.

예를 들어 1형인 사람이 당질제한식을 실시하면, 속효형 인슐린 분비촉진제의 양을 1/3 이하로 줄일 수 있습니다.

또한, 그중에는 완서진행 1형 당뇨병인 경우도 있는데, 요중 C 펩티드 수치를 계측한 결과 정상 레벨보다는 낮아도 측정 가능했습니다. 인슐린 분비능력이 아직 남아 있는 것인데, 이와 같은 경우에는 당질제한식만으로 혈당 조절을 개선하고 저혈당 방지를 위한 인슐린 주사를 사실상 할 수 없는 경우도 드물게 있었습니다. 신중하게 경과를 관찰한 결과, 분비능력은 보존된 채로 있었으며, 자가면역으로 인한 β세포 파괴가 매우 천천히 진행되고 있는 것으로 생각됩니다. 완서진행 1형 당뇨병의 경우, 고혈당으로 인한 β세포의 아포토시스apoptosis를 당질제한식으로 막음으로써 인슐린 분비능력을 일정기간 유지할 가능성이 있습니다.

아울러 사실상 인슐린 주사가 필요 없어 보이는 상태라고 해도, 1형 당뇨병에 대해서는 해명되지 않은 것이 많으므로 신중한 태도가 필요합니다. 상기 사례는 매우 드문 경우라고 생각되기 때문입니다. 설령 분비능력이 보존되어 있는 완서진행 1형 당뇨병의 경우라도 당질제한식만으로 완전히 조절가능하다고 판단하는 것은 위험하며, 인슐린 주사는 원칙적으로 중단하지 않는 편이 무난하다고 생각합니다.

② 2형 당뇨병 (종래의 NIDDM과 거의 일치)

당뇨병은 인슐린 분비능력 저하와 인슐린 저항성이라는 두 개의 요인으로 인해 결과적으로 인슐린 작용부족이 되어 발병하는 병입니다.

인슐린 저항성이란, 비만 등의 요인으로 인해 인슐린 작용이 나빠지는 것입니다. 예를 들어 지금까지는 5μU/mL 정도의 양의 인슐린으로 근육세포가 혈당을 흡수할 수 있었지만 저항성이 생기면 $10{\sim}20\mu$U/mL의 양이 없으면 흡수하지 못합니다.

구미에서는 인슐린 저항성이 높은 상태가 주된 원인인 경우가 많지만, 일본에서는 췌장의 인슐린 분비능력 저하가 주된 원인이 되고 있습니다. 이것은 인슐린 분비능력이 일본인이나 동양인은 구미 백인보다 떨어지기 때문입니다.

2형 당뇨병은 유전적 인자와 생활습관이 합쳐져서 발병하는 생활습관병입니다. 일본인의 당뇨병 95% 이상은 2형 당뇨병입니다. 구미인에 비해 일본인은 비만인이 적은데도 2형 당뇨병이 많은 이유는 일본인이 민족적으로 2형 당뇨병이 되기 쉬운 체질(유전적 요인)을 가지고 있기 때문으로 생각됩니다.

유전적 요인이 일본인과 같은 일본계 2세 미국인은 일본인보다도 2~3배, 미국의 백인과 비교하면 몇 배 이상 당뇨병이 많다고 합니다.

일본인의 경우, 인슐린 분비부족이 주된 원인이며 저항성은 부수적인 경우가 많은데, 2형 당뇨병 환자의 평균 BMI는 24입니다. 구미인의 경우는 인슐린 저항성이 주를 이루며, 분비부족은 부수적인 경우가 많은데, 2형 당뇨병 환자의 평균 BMI는 32입니다.

직계 가족이나 부모가 당뇨병이면 당뇨병 가족력이 없는 사람에 비해 당뇨병에 걸리기 쉽다는 것은 틀림없습니다. 그러나 유전되는 것은 당뇨병 그 자체가 아니라 '당뇨병에 걸리기 쉬운 체질'입니다. 이러한 체질을 지닌 사람의 경우 과식, 운동부족, 비만, 가령, 스트레스 등 다양한 환경인자가 더해지면 비로소 2형 당뇨병이 발생하는 것으로 알려져 있습니다.

부모가 2형 당뇨병인 경우, 보통의 식생활을 하면 40~50%의 확률로 2형 당뇨병이 발병합니다. 이상은 의학계의 공통인식인데 과식에 대해서는 정제된 당질의 과잉섭취가 특히 문제라고 저는 생각합니다. 다시 말해, 부모가 당뇨병이라도 당질제한식을 한다면 당뇨병 발병을 예방할 수 있다고 생각합니다.

③ 기타

1형 당뇨병, 2형 당뇨병 이외에도 임신성 당뇨병이나 기타 원인에 의한 당뇨병이 있습니다.

당뇨병 상태 표현

① 인슐린 의존 상태
② 인슐린 비의존 상태

1형 당뇨병은 인슐린 의존 상태이며, 2형 당뇨병은 인슐린 비의존 상태라고 생각하기 쉽지만, 실제로는 그렇게 단순하지 않습니다.

예를 들면, 1형 당뇨병이라도 몇 년에 걸쳐서 천천히 췌장의 β 세포가 파괴되는 유형이 있는가 하면, 발병 후 몇 년간은 인슐린 비의존 상태로 조절할 수 있는 경우도 있습니다. 10년 이상 비의존 상태를 유지하는 것은 생각하기 힘들지만, 2~3년의 비의존 상태는 실제로 확인되고 있습니다.

한편, 2형 당뇨병이라도 당독糖毒 상태가 악순환되고 있다면 서서히 췌장의 β세포가 파괴되기 때문에 30년이나 경과한 2형 당뇨병이라면 자기 스스로 인슐린 분비가 거의 되지 않는 환자도 있습니다. 이렇게 되면 2형 당뇨병이라고 해도 인슐린 의존 상태가 되는 것입니다.

번역자 주

에베 코지가 말하는 당독
: 하루 동안의 평균 혈당치가 180mg/dl을 초과하면 고혈당 자체가 베타 세포를 손상시키고 근육의 혈당 흡수를 방해하기 때문에 악순환에 빠지게 됩니다. 그 결과로 고혈당이 지속되는 것을 '당독' 이라고 합니다.

또한, 2형 당뇨병인 사람이 감염증, 외과적 치료 등으로 인해 인슐린 수요가 증대된 경우에도 인슐린 주사를 필요로 하므로 일시적인 인슐린 의존 상태라고 할 수 있습니다.

당질제한식은 1형 당뇨병, 2형 당뇨병 모두에 효과가 있습니다. 1형 당뇨병은 인슐린의 양을 줄이는 것이 가능하며, 2형 당뇨병은 인슐린/경구 치료제를 감량하거나 중단하는 것이 가능합니다.

부기2

당뇨병과 합병증

당뇨병 합병증 예방에는 조기 발견과 치료 개시가 필요합니다. 만성 합병증은 발병 후 장기간 혈당조절이 나쁜 상태가 지속되어서 세소혈관細小血管이나 대혈관에 장애가 생겨서 발생합니다. 세소혈관 합병증에는 당뇨병성 신경장애, 당뇨병성 망막병증, 당뇨병성 신증 등이 있으며, 대혈관 합병증에는 심근경색, 뇌졸중, 당뇨병 족병변 등이 있습니다. 통상적으로는 당화혈색소HbA1c 6.9%NGSP 이상의 혈당조절 불량이 수년간 지속되어 합병증을 일으킵니다.

당뇨병성 신경장애는 빠르면 발병 후 2~3년, 통상적으로는 5~10년 만에 발병합니다. 이병罹病 기간이 길어질수록 유병률이 높아집니다.

당뇨병성 망막병증은 통상적으로 이병 후 5년 이후에 시작됩니다. 망막병증이 발병하는 비율은 이병기간이 길어질수록 높아지며, 이병기간이 20년 이상 되면 80% 이상이 됩니다.

당뇨병성 신증은 통상적으로 이병 후 5~10년에 약 20%가 3기 신증(현성(顯性) 신증)이 되는 것으로 알려져 있습니다.

합병증을 일으키는 원인은 혈당조절 불량이며, 다음과 같은 조건을 충족하는 양호한 혈당조절을 유지한다면 예방 가능하거나 진행을 저지할 수 있습니다.

① 공복 시 혈당치 110 mg/dL 미만
② 식후 2시간 혈당치 140 mg/dL 미만
③ 당화혈색소HbA1c 6.2% NGSP 미만

당질제한식의 경우 3가지 조건을 충족하는 경우가 대부분이므로 합병증 예방효과가 높다고 할 수 있습니다.

하지만, 현행 당뇨병 치료식(고당질식)으로는 합병증을 막을 수 없지 않을까요?

2010년 데이터에는 당뇨병성 망막병증으로 실명하는 당뇨병 환자가 연간 약 3,000명(신규 실명자의 약 18%), 당뇨병성 신증으로 투석을 받게 되는 당뇨병 환자가 연간 약 16,000명 이상(신규 투석 도입의 약 44%), 당뇨병 괴저壞疽로 하지를 절단해야 하는 당뇨병 환자가 연간 3,000명 이상(전체 절단 환자 중 40~45%)이라고 보고되었습니다.

그렇다면 묻지 않을 수 없습니다. 이러한 합병증으로 고통받는 분들은 모두 의사나 영양사의 지시를 따르지 않고, 약을 꼬박꼬박 먹지 않은 채, 폭식, 폭음을 한 것일까요?

결코 그렇지 않습니다. 대부분의 환자는 의사나 영양사의 말을 따랐고, 고통스러워도 칼로리 제한식을 실천했으며, 술도 안 마시고, 운동을 하고, 혈당조절이 점점 나빠지면 경구 혈당강하제의 복용량을 늘렸고, 그래도 효과가 없으면 인슐린 주사를 맞는 등 노력해 왔음에도 불구하고 당뇨병성 망막병증, 당뇨병성 신증, 당뇨병성 괴저 등의 합병증을 일으키고 만 것입니다. 다시 말해, 당뇨병 환자에게는 죄가 없습니다.

죄는 전적으로 고당질식에 있다고 저는 생각합니다. 칼로리제한식(고당질/저지방식)을 실천하는 한, 큰 행운이 따르지 않는 한 식후 고혈당과 평균 혈당 변동폭 증대를 반드시 일으키게 되기 때문입니다.

식후 고혈당과 평균 혈당변동폭 증대가 산화 스트레스의 최대 위험이라는 것은 명확해졌습니다. 다시 말해, 식후 고혈당과 평균 혈당변동폭 증대는 당뇨병 합병증의 가장 큰 원인입니다. 이것을 막는 일이야말로 합병증 예방의 최우선 과제이며, 당질제한식이야말로 유일하게 식후 고혈당을 막는 치료식인 것입니다.

ACCORD의 결과(RCT 연구논문)와 [란셋]의 보고(코호트 연구논문)에 따르면, '고당질식을 섭취하면서 강력한 당뇨병 약물치료를 하면 오히려 총사망률이 상승한다'는, 명확한 에비던스가 존재합니다.

저는 한 명의 의사이자 한 명의 당뇨 환자입니다만, 의사로서 뿐만 아니라 당뇨병 환자로서 일본 당뇨병학회에 제언하고자 합니다. 위와 같은 명백한 에비던스를 무시하지 말고, 현실을 인정하고 현재의 식사요법(칼로리제한/고당질/저지방식)을 바꾸는 것이 당뇨병 전문의로서 과학적인 태도가 아닐까요?

부기3

일본 당뇨병학회 [쿠마모토熊本 선언 2013]

일본 당뇨병학회는 2013년 5월16일, 제56회 일본 당뇨병학회 연차학술집회에서, [쿠마모토 선언 2013]을 발표했습니다. 합병증 예방을 위한 혈당관리 목표치를 당화혈색소HbA1c 7.0% 미만으로 하였으며, 대응하는 혈당치로는 공복 시 혈당치 130mg/dL 미만, 식후 2시간 혈당치 180mg/dL 미만을 기준으로 삼았습니다. 결과적으로 47페이지의 기준에 비해 완화되었습니다.

그러나 설령 HbA1c 수치가 7.0% 미만이라고 해도, 종래의 당뇨병 치료식(고당질식)을 섭취하는 한, 180mg/dL가 넘는 식후 고혈당이 발생할 가능성이 매우 높습니다. 또한 마찬가지로 당질을 섭취하는 한, 평균 혈당변동폭 증대도 반드시 일어납니다. 그렇다면 HbA1c 7.0% 미만을 달성해도 당질을 종래처럼 섭취하는 한 합병증을 예방할 수 없을 가능성이 높습니다. 당질을 종래처럼 섭취했을 때의 식후 고혈당과 평균 혈당변동폭 증대에 관한, 일본 당뇨병학회의 견해를 듣고 싶습니다.

혈당 정상화 목표는 HbA1c 6.0% 미만입니다. 이것은 적절한 식사요법과 운동요법만으로 달성 가능한 경우, 또는 약물요법 중이라도 저혈당 등의 부작용 없이 달성 가능한 경우의 목표입니다. 슈퍼 당질제한식이라면 약물 없이 HbA1c 6.0% 미만을 저혈당 없이 달성할 수 있는 경우가 많지만, 종래의 당뇨병 치료식으로는 HbA1c 6.0% 미만은 약물 없이는 도저히 곤란합니다. 또한 약물을 사용하여 HbA1c 6.0% 미만인 경우는 저혈당을 일으킬 가능성이 높습니다. 아울러 저혈당 등의 부작용, 기타 이유로 인해 치료 강화가 곤란할 때의 목표는 HbA1c 8.0% 미만으로 되어 있습니다.

합병증 예방을 위해서는 HbA1c 7.0% 미만이 목표입니다. 그럼에도 불구하고 인슐린이나 내복약 강화로 저혈당을 일으킬 가능성이 높아지면 그것을 포기하고 HbA1c 8.0% 미만으로 설정한 것입니다. 당질을 먹는 기존의 당뇨병 치료식으로는 인슐린 주사나 약물요법을 강화하여 HbA1c를 내리면 저혈당이 늘어나서 총사망률이 상승한다는 에비던스(ACCORD 시험)가 있습니다. 그렇기 때문에 당뇨병 치료에 현실적으로 대응한다는 견해도 가능할지 모르나, 사실상의 패배선언이라고 해도 과언이 아닐 것입니다.

슈퍼 당질제한식이라면 애초부터 약물에 의존하지 않고 HbA1c 7.0% 미만을 달성하는 것이 쉬우며, 약물에 의존하지 않기 때문에 저혈당도 생기지 않습니다. 또한 식후 고혈당도 평균 혈당변동폭 증대도 없이 종래의 합병증을 예방할 수 있는 가능성이 매우 높습니다. 당뇨병 합병증으로 고통 받는 환자의 수는 지금도 줄지 않고 있습니다. 이 사실을 쿠마모토 선언에서는 일말의 반성도 없이 남일처럼 담담하게 기술하고 있는데, 합병증으로 고통 받는 많은 환자의 존재야말로 지금 일본의 당뇨병 치료가 결코 올바르지 않다는 움직일 수 없는 증거라고 저는 생각합니다.

[참고문헌]

1) UK Prospective Diabetes Study (UKPDS) Group: Intensive blood-glucose control with sulphonylureas or insulin compared with conventional treatment and risk of complications in patients with type 2 diabetes (UKPDS 33). Lancet. 352: 837-853, 1998.

2) Holman RR. Paul SK. Bethel MA. et al: Long-term follow-up after tight control of blood pressure in type 2 diabetes. N Engl J Med. 359: 1565-1576, 2008.

3) The Diabetes Control and Complications Trial Research Group: The Effect of Intensive Treatment of Diabetes on the Development and Progression of Long Term Complications in Insulin-Dependent Diabetes Mellitus. N Engl J Med, 329: 977-986,

1993.

4) The Diabetes Control and Complications Trial/Epidemiology of Diabetes Interventions and Complications Research Group: Retinopathy and Nephropathy in Patients with Type 1 Diabetes Four Years after a Trial of Intensive Therapy. N Engl J Med, 342: 381-389, 2000.

5) The Action to Control Cardiovascular Risk in Diabetes Study Group: Effects of Intensive Glucose Lowering in Type 2 Diabetes. N Engl J Med, 358: 2545-2559. 2008.

6) Currie CI. Peters JR, Tynan A, et al: Survival as a function of HbA(1c) in people with type 2 diabetes: a retrospective cohort study. Lancet, 375: 481-489, 2010.

7) Ceriello A, Esposito K, Piconi L, et al: Oscillating glucose is more deleterious to endothelial function and oxidative stress than mean glucose in normal and type 2 diabetic patients. Diabetes, 57: 1349-1354. 2008.

8) Emily A Hu. An Pan, Vasanti Malik, et al: White rice consumption and risk of type 2 diabetes: meta-analysis and systematic review. BMJ, 344: 2012. (doi: 10.1136/bmj. el454)

9) Nanri A, Mizoue T. Noda M, et al: Rice intake and type 2 diabetes in Japanese men and women: the Japan Public Health Center-based Prospective Study. Am J Clin Nutr. 92: 1468-1477. 2010.

제3장

당질제한식에
대한 비판에
반박하는 연구

·· 고지방/고단백식의 안전성

당질제한식의 안전성과 관련한 연구를 검토해 보겠습니다. 에비던스로 검토할 경우, 안전성 논의가 되는 주요 포인트는 다음 3가지라고 생각됩니다.

① 고지방식의 안전성

② 고단백식의 안전성

③ 발암성 문제

당질제한식은 상대적으로 고지방식입니다만, 이로 인해 체내 지방 상황이 악화되고 동맥경화나 뇌, 심장 혈관에 악영향이 생기지 않을까라는 질문을 받기도 합니다. 또한 당질제한식은 상대적으로 고단백식입니다만, 이로 인해 건강에 악영향을 끼치지 않을까 걱정하는 분도 계십니다. 아울러, 당질제한으로 인한 발암 위험성을 지적하는 분도 계십니다.

이러한 우려들은 당질제한식의 안전성에 대한 의문으로 생각됩니다만, 아래에 관련 연구를 정리하여 검토해 보겠습니다.

˙˙음식의 지방은 관상동맥 질환을 초래하지 않는다

저당질 고지방 식사를 장기적으로 계속했을 경우, 동맥경화나 심혈관 질환에 어떠한 영향을 끼치는가를 확인한 연구가 있습니다.

2006년 11월 [뉴잉글랜드 저널The New England Journal of Medicine]에 보고된 연구입니다. 이것은 [너스 헬스 스터디NHS] (여성 50,422명), [너스 헬스 스터디 IINHS II](여성 47,898명)를 데이터베이스로 하여 실시된 연구로, 식사내용과 질환과의 관계에 대한 중요한 논문입니다.[1]

[뉴잉글랜드 저널The New England Journal of Medicine]은 임팩트 팩터에서 세계 1위인 권위 있는 잡지이며, 연구 디자인으로서 전향적 코호트 연구도 신뢰성이 높은 것으로 알려져 있습니다. 무엇보다 9만 명 이상으로 시작하여 최종적으로 8만 명이 넘는 사람을 20년간 추적했다는 연구 규모가 연구의 가치를 높이고 있다고 생각됩니다.

3대 영양소의 섭취 비율별로 그룹을 나누어, 관상동맥 질환 등의 질환 발병률을 20년이라는 장기간에 걸쳐서 추적조사하고, 2000년 시점에서 데이터를 해석했습니다.

탄수화물, 지방, 단백질의 섭취비율에 따라 10%씩 구별하여, 10단계로 나누어 그룹을 만들었습니다. 탄수화물에 관해서 가장 비율이 낮은 그룹에서는 36.8±6.1%, 가장 높은 그룹에서는 58.8±7.0%입니다.

당질제한식의 기준이 되는 탄수화물 비율은 26% 이하이며, 영양소 섭취비율에 있어서 당질제한식이라고 할 수 있을 정도의 저당질 그룹은 대상으로 삼지 않았습니다. 따라서 당질제한식에 대한 연구라고는 할 수 없습니다.

하지만, 8만 명이 넘는 대규모 조사이며, 대상자가 의학적인 지식을 갖춘 간호사라는 점도 작용하여 전체 결과는 매우 신뢰성이 높은 것으로 생각됩니다.

결과는 다음과 같았습니다.

1. 탄수화물 비율이 낮고 지방과 단백질 비율이 높은 그룹과 가장 고탄수화물식인 그룹 사이에 관상동맥 질환 발병률에 유의미한 차이는 없었다.
2. 총탄수화물 섭취량은 관상동맥질환 위험을 중간 정도 증가시켜 유의미한 관련이 있었다.
3. 고GL식 섭취는 관상동맥질환 위험 증가와 크게 관련되어 있다.

다시 말해, 고지방/고단백식사라고 하더라도 동맥경화 위험을 상승시키지 않았으며, 오히려 당질섭취량이 많으면 위험이 상승한다는 것이 확인된 것입니다.

이 연구에서는 20년간이라는 장기간의 추적을 하고 있다는 점이 중요하며, 당질제한식으로 인해 고지방식이 되는 것은 적어도 관상동맥질환에 대해서는 장기적인 위험이 없다고 증명한 셈입니다.

** 포화지방산 섭취량과 뇌심혈관 질환은 관계가 없다

당질제한식은 당질이 많은 식품을 줄이는 대신 단백질이나 지방이 많은 식품을 늘리게 됩니다. 그렇기 때문에 통상적인 식사에 비해 육류 섭취가 많아져서, 결과적으로 증가하는 동물성 지방의 악영향을 우려하는 분도 계십니다.

2010년의 [미국임상영양학회지The American Journal of Clinical Nutrition]의 총설에 게재된 논문에 의해, 종래 의학계의 정설이던 [동물성 지방을 위주로 한 포화지방산 섭취가 뇌심혈관 질환 발생 위험이 된다]는 인식이 부정되었습니다.[2] 이 연구에서는 21개 논문의 데이터에 대한 메타 해석을 하였습니다. 약 35만 명을 5~23년간 추적하였으며 그중 11,000명의 뇌심혈관 질환이 발생했습니다. 포화지방산 섭취량과 뇌심혈관 질환과 해저드 비율을 검증하면 양자 간 유의미한 상관관계가 보이지 않는다는 것이 판명되었습니다.

동물성 지방 섭취는 동맥경화를 촉진한다는 이미지가 완전히 부정되었기 때문에, 당질제한식이 육류를 비교적 많이 섭취하는 것에 대한 안전성에 근거를 제공한 셈입니다.

저지방식은 총 콜레스테롤 수치에 영향을 주지 않는다

당질제한식은 지방의 비율이 높은 식사이므로, 혈중 콜레스테롤 수치를 상승시켜서 동맥경화를 촉진하지 않는가라는 선입견을 갖기 쉽습니다.

그러나 식사 중 지방을 적게 해도 혈중 콜레스테롤 수치에 영향을 주지 않는다는 에비던스가 있습니다.

2006년 2월 [JAMAThe Journal of the American Medical Association]에 보고된 연구로서, 5만 명가량의 폐경 여성을 대상으로 하여 평균 8년간에 걸쳐 추적한 것입니다.[3][4][5] 이 연구에서는 지방으로 인한 섭취 칼로리의 비율을 20%로 하도록 강력하게 지도한 그룹과, 지방비율 30% 이상의 통상적인 식사를 계속한 대조 그룹을 비교하였습니다.

그 결과, 심혈관 질환, 유방암, 대장암에 대하여 저지방식 그룹의 발병 위험이 유의미한 저하를 보이지 않았으며, 총 콜레스테롤 수치에 관해서도 조절 그룹과 대조 그룹에 유의미한 차이는 없었습니다. 이 연구는 EBM으로 볼 때, 탑클래스의 신뢰성을 인정받고 있는 권위 있는 것입니다.

식사로 섭취하는 지방량에 상당한 차이가 있더라도 식습관이 장기적으로 지속되면 간에 의한 조절기능이 작용하여 혈중 총 콜레스테롤 수치에는 차이가 없어진다고 생각됩니다.

** 총 콜레스테롤 수치가 낮을수록 사망률이 높다

당질제한식은 HDL 콜레스테롤과 중성지방을 개선한다는 데이터가 있습니다. 그러나 LDL 콜레스테롤 수치와 총 콜레스테롤 수치에 대해서는 개인차가 있으며 증가를 보이는 경우도 있습니다. LDL 콜레스테롤 수치에 대해서는 일단 상승한 경우에도 반년~2년 사이에 기준치 이내로 조절되는 경우가 많습니다. 현재 총 콜레스테롤 수치는 지질이상증 진단기준에서 제외되었으며, 이 수치가 높다는 것이 동맥경화로 이어지는가에 대해서는 결론이 나지 않았습니다. 종래의 상식에 비추어 볼 때 총 콜레스테롤 수치를 높이는 경우가 있다는 것이 당질제한식의 리스크가 아닌가 하고 우려하는 분도 계십니다.

아직 연구가 진행 중인 단계이며 결정적인 에비던스라고 할 수 있는 연구는 존재하지 않지만, 최근에 발표된 혈중 총 콜레스테롤 수치와 사망률과의 관계에 대해 주목할 만한 역학연구가 있습니다.

자치 의과대학自治医科大学이 일본 전국 12개 지역에 사는 12,334명의 건강한 사람을 대상으로 생활양식이나 혈청지방과 심혈관 질환 발병과의 관계를 평균 11.9년간 관찰한 것입니다.[6]

총 콜레스테롤 수치에 따라 4개 그룹으로 나누어 사망률과의 관련을 조사한 결과, 여성의 경우 다음과 같은 결과가 나왔습니다.

제1그룹 : 160 mg/dL 미만 → 사망률이 가장 높다

제2그룹 : 160~200 mg/dL 미만 → 제1그룹보다 사망률이 낮다

제3그룹 : 200~240mg/dL 미만 → 제2그룹보다 사망률이 낮다

제4그룹 : 240 mg/dL 이상 → 제3그룹보다 사망률이 낮다

다시 말해, 총 콜레스테롤이 낮을수록 사망률이 높았습니다. 간 질환으로 인한 사망을 제외해도 위와 같은 관계는 변하지 않았습니다.

이 연구는 1만 명이 넘는 대규모 코호트로서 신뢰성이 높다고 생각됩니다. 다만, 이 연구만으로 저콜레스테롤이 사망률을 높인다는 결론을 내릴 수는 없으며, 가설 단계에 지나지 않지만, 적어도 총 콜레스테롤 수치가 높다는 것이 심혈관 질환으로 이어진다는 단순한 관계는 아니라는 것을 나타내고 있습니다.

·· 고단백식과 신장에 대하여

당질제한식이 상대적으로 고단백식이라는 것과 관련된 사실을 검토해 보겠습니다.

우선, 당뇨병 치료식으로 당질제한식을 실천하고자 할 때, 영양사 여러분들이 오해하기 쉬운 것은, '고단백식은 당뇨병성 신증을 일으킨다'는 잘못된 선입견 때문에 당뇨병 환자에게 고단백식을 권해서는 안 된다고 생각한다는 점입니다.

그러나 그것은 신부전인 경우와 신기능이 정상인 경우를 구분하지

않은 것입니다. 당질제한식은 결과적으로 고단백식이 되지만 고단백식이 위험한 경우는 신부전일 경우이며, 신기능이 정상인 사람이 고단백식으로 인해 신장이 나빠진다는 에비던스는 없습니다.

후생노동성의 [일본인의 식사 섭취기준 2010년판]에서도 단백질 섭취에 대해서는 상한을 설정하지 않고 있습니다. 그 근거로는 다음과 같은 기재가 있습니다.

[단백질의 내용상한량은 단백질 과잉섭취로 인해 발생하는 건강피해를 근거로 설정되어야 한다. 그러나 현시점에서 단백질 내용상한량을 책정할 만한 명확한 근거가 되는 보고는 보이지 않는다]

다시 말해, '신기능이 정상인 사람이 고단백식으로 신장기능이 악화된다'는 에비던스는 존재하지 않는다는 것이 현시점에서 과학적인 인식입니다. 신기능에 문제가 없는 사람이 고단백식을 먹으면 신기능을 악화시킨다고는 생각할 수 없다는 것입니다.

실제로 [일본 신장학회편 (CKD 진료 가이드) 2012]에서는 GFR이 60mL/분/1.73㎡ 이상이면 현성 단백뇨 단계라도 단백질 제한은 필요 없습니다. GFR이 60mL/분/1.73㎡ 미만이면 단백질 제한을 개시해야 합니다.

하지만, 이러한 권장사항은 에비던스 레벨이 매우 낮습니다. 저단백식이 당뇨병성 신증에 유효한가에 대해서는 현재까지도 논쟁이 있습니다. 실제로 2012년 1월에 개최된 제15회 일본 병태영양학회 연차 학술집회에서는 '신장질환에 초저단백질식은 좋은가 나쁜가'라는 테마로 토론이 벌어졌습니다. 또한 2009년의 러시아 당뇨병학회에서는 '단백질제한식은 당뇨병성 신증의 예방효과가 없었다'라고 결론짓는 일본의 연구가 게재되었습니다.[7]

요컨대 이미 신부전이 된 단계조차도 저단백식의 유효성은 아직 에비던스 레벨로는 확인되지 않은 상황이며, 신부전이 아닌 사람이 당질제한식을 실천하는 것에 대해 현시점에서 과학적으로 볼 때 문제가 있다고는 할 수 없습니다.

제가 담당하고 있는 환자분들 중 당뇨병성 신증 제3기 A까지는 당질제한식을 하면 여러 명의 환자가 제1기까지 회복되었습니다. 참고로 [CKD 진료 가이드 2012]에는 당뇨병성 신증 제3기 A까지는 단백질을 제한할 필요가 없다고 하였으며, 일본 당뇨병학회는 이를 따르고 있습니다.

2010년 말의 통계에서는 인공투석 도입을 하게 된 원질환자 중, 당뇨병성 신증이 압도적인 1위로 43.5%를 차지하고 있습니다. 이러한 현상을 생각한다면 당뇨병성 신증 악화의 가장 큰 위험은 당질섭취로 인한 식후 고혈당이 아닐까 생각합니다.

붉은색 고기의 다량 섭취로 발암위험이 상승하는 것은 당질을 제한하지 않은 경우

동물성 단백질을 대량으로 섭취함으로써 발암 위험이 상승한다는 연구가 있으며, 당질제한식은 발암 위험이 있지 않는가라는 지적이 있습니다.

세계 암 연구기금의 2007년 보고에서는 소나 돼지 등의 고기(붉은 고기) 섭취량은 주당 500g까지를 권장하고 있습니다. 이것은 스웨덴의 연구 등이 배경인데, 일본 국립 암연구센터 예방연구부에서도 2011년에 같은 결론을 내렸습니다.

1990년대 후반에 45~47세였던 남성 약 8만 명을 2006년까지 추적조사하여, 하루 육류 섭취량을 산출, 양에 따라 5그룹으로 나누어 암과의 관계를 조사하였습니다.

그 결과, 여성의 경우 붉은 고기를 하루에 조리 전 중량으로 약 80g 이상 먹은 그룹은 25g 미만의 그룹보다도 결장암 위험이 48% 높았습니다. 남성의 경우 붉은 고기만으로는 관련성이 분명히 나타나지 않았지만, 닭고기를 포함한 육류 섭취 총량이 1일 약 100g 이상인 그룹에서는 35g 미만인 그룹보다도 위험이 44% 높았으며, 육류 총량 중 붉은 고기가 85%를 차지한 것으로 볼 때, 남성의 경우도 관련성을 부정할 수 없다고 하였습니다.

세계 암 연구 기금의 보고와 국립 암 연구 센터의 결론은 거의 같았습니다. 다만, 간과해서는 안 될 것은 어느 쪽 연구도 당질섭취에 관한 한 통상적인 식사였다는 것입니다. 어느 쪽도 하루 총 당질량 130g 이내의 식사를 한 분석이 아닙니다. 따라서 당질제한식을 했을 경우에 붉은 고기가 발암 위험이 되는지 여부는 전혀 밝혀진 것이 없습니다.

당뇨병이 아닌 사람도 당질을 섭취하면 식사 후마다 정상 범위 내에서 혈당 상승이 일어나며 인슐린 추가분비가 대량으로 일어납니다. 식후 고혈당, 고인슐린 혈증 모두 발암 위험이 있다는 명백한 에비던스가 존재합니다. 다시 말해, 고혈당과 고인슐린이라는 발암 위험을 식생활에 내포하고 있는 사람에 대해서는 붉은 고기의 대량 섭취가 발암 위험이 된다는 결론인 것입니다.

당질제한식을 통해 명백한 발암요인인 고혈당과 고인슐린이 없는 상태에서도 붉은 고기를 주당 500g 이상 섭취하면 발암 위험이 상승하는지 여부는 밝혀지지 않았습니다.

·· 당질제한식으로 발암위험이 상승한다는 에비던스는 없다

고단백식과의 관련이 아닌, 당질제한의 정도에 따른 위험을 지적받는 경우도 있는데 엄격하게 당질제한식을 하면 발암 위험이 상승한다고 주장하는 사람도 있습니다. 하지만 이것은 근거로 삼고 있는 연구내용을 오해한 것에서 비롯된 것입니다.

2010년에 [애널스 오브 인터널 메디슨Annals of Internal Medicine]에 발표된 논문이 있습니다.[8] 하버드 대학 연구자에 의한 코호트 연구인데, 여성 85,000명을 26년간, 남성 45,000명을 20년간 추적하여, 고당질식과 저당질식에 따른 총사망률을 비교하였습니다.

그 결과, 고당질식 그룹에 비해 저당질식 그룹이 심혈관이나 암에 의한 사망률이 유의미하게 늘어났다고 하였습니다. 이 연구를 근거로 당질제한식을 엄격하게 적용하면 암 사망률이 상승한다고 주장하는 것인데, 이것은 연구 내용을 오해한 것입니다.

연구에서는 저당질 그룹의 총칼로리 중 당질 비율이 35.2~37.4%으로, 당질제한식이라고는 할 수 없는 범위입니다. 예를 들어 총섭취 칼로리를 2,000kcal/일로 낮게 설정해도 당질섭취량 130g 이내라는 미국 당뇨병 학회ADA나 번스타인Richard K. Bernstein 의사의 정의를 적용한다면, 당질 비율은 26% 이내가 되므로 이 연구의 저당질 그룹은 당질제한식이 아닌 것이 되며 기껏해야 중당질식입니다. 미국인의 평균적인 식생활은 하루에 3,000kcal 이상을 섭취하므로 당질제한식이라고 할 수 있는 것은 당질섭취 비율이 17.3% 이하인 경우가 됩니다.

더구나, 암 사망이 늘어난 것은 동물성 식품이 많은 사람뿐으로, 식물성 식품 섭취가 높은 사람은 저당질 그룹일수록 심혈관 사망이 감소하였으며 암 사망에 대한 위험 상승도 보이지 않았습니다.

다시 말해, 이 연구가 증명하고 있는 것은 당질제한식이라고는 할 수 없는 정도의 중당질식을 대상으로, 동물성 식품 섭취가 많으면 심혈관 사망과 암 사망 위험이 상승한다는 것일 뿐, 당질제한식에 관해서는 아무것도 증명한 것이 없습니다.

탄수화물 섭취 비율이 35.3~37.4%의 범위라면 한 번 식사의 당질량은 50g 이상이 되지만, 이만큼의 당질을 섭취하면 식사 때마다 약 10~20배의 추가분비 인슐린이 분비됩니다. 인슐린 분비량은 고당질식인 당질 섭취 비율 60%인 그룹과 그다지 차이가 없습니다. 다시 말해, 탄수화물 섭취비율 35.2%~37.4%인 그룹은 명백한 발암 위험이 되는 인슐린 과잉 분비가 개선되지 않은 셈입니다.

결국, 당질제한식에 암의 위험이 있는지 여부는 현재까지 에비던스가 없습니다. 암을 촉진한다는 에비던스도 없으며 암을 억제한다는 에비던스도 없습니다. 다만, 당질 섭취로 인해 일어나는 고혈당과 고인슐린 혈증의 암에 대한 위험에는 에비던스가 있으며, 식후 고혈당을 막고 인슐린 추가분비가 적은 당질제한식은 이론적으로는 암에 대한 긍정적인 효과가 얻어집니다. 현시점까지의 연구결과를 바탕으로 제8장에서 사적인 고찰을 하였으므로 참고하시기 바랍니다.

˙˙당질제한식에 관한 에비던스라고 할 수 없는 연구

지금까지는 당질제한식의 안전성에 관한 연구를 검토해 보았습니다. 고지방 문제, 고단백 문제, 발암 문제 모두에 대해서 현시점까지의 연구를 보는 한, 당질제한식이 위험하다고 생각할 수는 없습니다.

그런데도, 당질제한식에 대한 비판이 전개될 때, 에비던스 레벨에 문제가 있는 연구를 근거로 제시하는 경우가 있습니다. 당질제한식에 대한 오해를 불러일으키지 않기 위해서 그러한 연구의 문제점을 분명히 하고, 비판에 대한 반론을 전개해 보겠습니다.

·· 당질제한식이 유효하지 않다는 연구는 충분한 당질 제한을 하지 않은 것

당질제한식이 유효하지 않다고 결론내리는 연구가 몇 가지 있습니다. 그중 하나가 2011년 러시아 당뇨병학회지에 게재된 연구인데, 당질제한 식사로 인한 혈당조절 개선이 없었다고 주장했습니다.[9] 하지만, 내용을 자세히 보면 하루 당질량이 164g인 그룹과 196g인 그룹을 비교하고 있습니다. 미국 당뇨병학회가 당질제한식으로 정의하는 것은 하루 당질량 130g 이하의 식사이며, 당질제한식의 선구자인 번스타인 의사도 이 기준을 인정했습니다.

다시 말해, 이 연구에서 비교되고 있는 두 개의 그룹은 모두 당질제한식의 정의인 130g 이하라는 기준을 충족시키지 않고 있으며, 단순히 중간 정도의 당질량 식사 두 가지를 비교한 것에 지나지 않습니다. 충분한 당질제한을 하지 않았으므로, 이 연구가 당질제한식으로 혈당조절을 개선할 수 없다는 에비던스는 될 수 없는 것입니다.

또한, 2009년 [뉴잉글랜드 저널The New England Journal of Medicine]에 게

재된 삭스Sacks 씨의 논문도 마찬가지입니다.[10] 이 연구에서는 당질섭취 비율이 65%, 55%, 45%, 35%라는 4개의 그룹에 대하여 체중감소효과를 비교했는데, 유의미한 차이가 없었다고 결론지었습니다.

하지만, 당질제한식은 하루 섭취 칼로리 2,000kcal의 경우 당질 비율이 26%가 되어야 하며, 이 연구에서 다루고 있는 것은 어느 것도 당질제한식이라고 할 수 없습니다. 더구나 2년 경과한 시점에서는 고당질 그룹의 당질 비율이 53.2%로 감소하였으며, 저당질 그룹의 당질 비율은 42.9%로 증가하여, 양자 간 당질 비율의 차이가 당초 연구 디자인보다도 더욱 적어졌으며, 65%와 35%의 비교라는 당초의 목적으로부터 완전히 실패하였기 때문에 우위차가 없는 것은 당연한 결과라고 할 수 있습니다.

다시 말해, 이 연구에서도 불충분한 당질제한 식사로는 체중감소 효과가 없다고 하고 있으며, 당질제한식이 체중감소 효과가 없다는 에비던스는 될 수 없습니다.

당질제한식에 관한 에비던스가 되려면 연구대상이 되는 식사가 충분한 범위에서 당질제한을 해야 합니다. (당질제한식의 정의에 대해서는 제7장에서 상세히 다루었습니다) 불충분한 당질제한을 대상으로 한 연구는 비판의 근거가 될 수 없습니다.

** 당질제한식으로 동맥경화 위험이 증가한다는 연구에 대한 의문

당질제한식은 결과적으로 고지방 식사가 되기 때문에 체내의 지방 상황을 악화시켜서 동맥경화의 위험이 된다는 우려를 하는 경우가 있습니다. 그러나 당질제한식으로 동맥경화 위험이 늘어난다는 에비던스는 없습니다.

사람을 대상으로 한 연구에서 2009년 [Diabetes]에 게재된 논문은 서문의 요약에서 '탄수화물 비율 20%인 당질제한식과 60%의 칼로리 제한식을 한 그룹을 비교하면 20%로 제한한 그룹이 동맥경화가 악화될지 모른다'고 결론 내렸습니다.[11]

하지만, 이것 또한 논문 내용을 자세히 보면 매우 납득하기 힘든 사실을 발견할 수 있습니다. 서문의 요약이 아닌 본문을 자세히 읽어보면 동맥경화 지표로서는 통계적으로 유의미한 차이가 없습니다. 따라서 '동맥경화가 악화될지도 모른다'는 표현은 정확하지 않으며 '통계적으로 의미 있는 변화는 없었다'라고 말해야 할 것입니다. 요약에서의 표현은 과학적으로 볼 때 비상식적인 것입니다.

더구나 논문의 본문에는 저탄수화물식 그룹에서 당화혈색소HbA1c와 중성지방 수치가 통계적으로 유의미하게 개선되었으며, 저지방식 그룹에서는 개선되지 않았다는 것이 명시되어 있습니다. 그럼에도 불구하고 논문 서두의 결론과 결과는 HbA1c와 중성지방 수치에 대해서 전혀 언급하지 않았습니다.

다시 말해, 논문 결과와 결론에서는 저탄수화물식 그룹에 대해서 조금이라도 불리한 수치에 대해서는 통계학적으로 볼 때 비상식적인 태도를 취하면서까지 언급했으면서도, 저탄수화물식에 유리한 수치는 통계적으로 유의미함에도 불구하고 무시하는, 매우 납득하기 어려운 비과학적인 태도를 취하고 있는 것입니다.

과학적인 태도를 버리고 결론을 낸 납득하기 힘든 논문이지만, 실은 이 논문에는 [영국설탕산업연합Sugar Nutrition UK이 스폰서 중 하나]라고 명시되어 있습니다. 다시 말해, 스폰서의 의도가 작용된 왜곡 논문이라는 의구심이 짙습니다.

[Diabetes]는 일정한 권위가 있는 잡지이며, 연구 기법은 RCT입니다. 얼핏 보기에는 신뢰할 수 있는 에비던스인 것 같지만, 소개한 바와 같이 내용은 의문투성이입니다. 권위 있는 잡지라도 때로는 스폰서를 위한 비과학적인 의도가 작용된 논문이 게재되는 경우가 있으며, 그러한 논문에는 선전의도가 있다는 의심을 갖게 하는 표기가 있습니다. 이 논문에도 영국설탕산업연합Sugar Nutrition UK이 스폰서라는 것이 명시되어 있고, 또한 [선전으로 의심되는] 문장도 포함되어 명백하게 비과학적인 의도를 품은 게재이며, 도저히 신용할 수 없습니다. 이러한 의문이 있는 연구 발표는 종종 있으며, 최근에도 매우 의심스러운 논문이 발표된 바 있습니다.

저당질/고단백식으로 심혈관 질환 상승이라는 코호트 연구논문이 [브리티쉬 메디컬 저널](이하, [BMJ])에 게재되었습니다.[12] 요미우리 신문

(2012년 8월 26일), 니혼케자이 신문(2012년 9월 2일)이 크게 보도하였기 때문에 본 적이 있는 분들도 많으시리라 생각됩니다. 이것은 스웨덴인 여성 43,396명을 대상으로 한 15년간의 코호트 연구입니다. 그리스인 의사가 스웨덴 여성의 데이터를 사용하여 소속인 하버드 대학에서 영국의 의학 잡지에 투고한 것입니다.

이 논문의 문제점을 열거해 보겠습니다.

· 영양 분석을 등록 시인 1992년에 1회 했을 뿐이며, 15년 이상 검증되지 않은 채 상정한 식생활을 계속했다고 가정하고 있다.
· 염분 섭취량 조절을 하지 않았다.
· 질문사항이 음식 항목밖에 없으며 당질량 등 각 영양소의 산출방법이 불명확하므로, 산출 결과의 타당성에 의문이 생긴다.
· 당질 섭취와 단백질 섭취의 점수화가 자의적으로 왜곡되어 있다.
· 이 논문의 평균 섭취 칼로리는 1,561kcal, 같은 시기의 다른 논문에서의 평균 섭취 칼로리 1,999.5kcal (여성 17,035명, 1991-1996년 참가)에 비해 과소하게 보고되었다.[13]

이러한 문제점은 [BMJ]에 투고된 이 기사에 대한 전문가 코멘트로 지적된 것인데, 12건의 코멘트 모두 이 논문에 대해서는 부정적인 견해를 나타냈습니다. 많은 전문가가 전원 부정적인 코멘트를 한 사태는 [BMJ]와 같은 권위 있는 잡지에서는 이례적인 것이며, 매우 신뢰도가 낮은 논문이라고 결론지을 수 있습니다.

당질제한식으로 동맥경화 위험이 증가한다는 연구는 이상의 두 가지 사례에서 알 수 있듯이 신뢰할 만한 에비던스라고는 할 수 없는 것밖에 존재하지 않습니다.

2013년 1월에 발표된 국립 국제의료 연구센터 병원 당뇨병/대사/내분비과의 노토 히로시 씨의 메타해석 논문에는 상기 [BMJ]의 논문이 포함되어 있으며 신뢰도를 크게 떨어뜨린 점을 유감으로 생각합니다.[14]

[참고문헌]

1) Halton TL, Willett WC, Liu S, et al: Low-carbohydrate-diet score and the risk of coronary heart disease in women. N Engl J Med, 355: 1991-2002, 2006.

2) Siri-Tarino PW, Sun Q, Hu FB, et al: Meta-analysis of prospective cohort studies evaluating the association of saturated fat with cardiovascular disease. Am J Clin Nutr, 91: 535-46, 2010.

3) Prentice RL, Caan B, Chlebowski RT, et al: Low-fat dietary pattern and risk of invasive breast cancer: the Women's Health Initiative Randomized Controlled Dietary Modification Trial. JAMA, 295: 629-642, 2006.

4) Beresford SA, Johnson KC, Ritenbaugh C, et al: Low-fat dietary pattern and risk of colorectal cancer: the Women's Health Initiative Randomized Controlled Dietary Modification Trial. JAMA, 295: 643-654. 2006.

5) Howard BV, Van Horn L, Hsia J, et al: Low-fat dietary pattern and risk of cardiovascular disease: the Women's Health Initiative Randomized Controlled Dietary Modification Trial. JAMA, 295: 655-666. 2006.

6) Nago N, Ishikawa S, Goto T, et al: Low cholesterol is associated with mortality from stroke, heart disease, and cancer: the Jichi Medical School Cohort Study. J Epidemiol, 21: 67-74, 2011.

7) Koya D, Haneda M, Inomata S, et al: Long-term effect of modification of dietary protein intake on the progression of diabetic nephropathy: a randomised controlled trial. Diabetologia, 52: 2037-2045, 2009.

8) Fung TT, van Dam RM, Hankinson SE, et al: Low-carbohydrate diets and all-cause and cause-specific mortality: two cohort studies. Ann Intern Med 153: 289- 298, 2010.

9) Larsen RN, Mann NJ, Maclean E, et al: The effect of high-protein, low-carbohydrate diets in the treatment of type 2 diabetes: a 12 month randomised controlled trial. Diabetologia, 54: 731-740, 2011.

10) Sacks FM, Bray GA, Carey VJ. et al: Comparison of weight-loss diets with different compositions of fat, protein, and carbohydrates. N Engl J Med, 360: 859-873, 2009.

11) Bradley U. Spence M, Courtney CH, et al: Low-fat versus low-carbohydrate weight reduction diets: effects on weight loss, insulin resistance, and cardiovascular risk: a randomized control trial. Diabetes, 58: 2741-2748, 2009.

12) Lagiou P. Sandin S, Lof M, et al: Low carbohydrate-high protein diet and incidence of cardiovascular diseases in Swedish women: prospective cohort study. BMJ. 344 e4026: 2012.

13) Leosdottir M. Nilsson PM, Nilsson JA, et al: Dietary fat intake and early mortality patterns-data from The Malmo Diet and Cancer Study. J Intern Med. 258: 153-165, 2005.

14) Hiroshi Noto: Low-Carbohydrate Diets and All-Cause Mortality: A Systematic Review and Meta-Analysis of Observational Studies. PLoS ONE, 8(1), e55030. 25-Jan-2013.

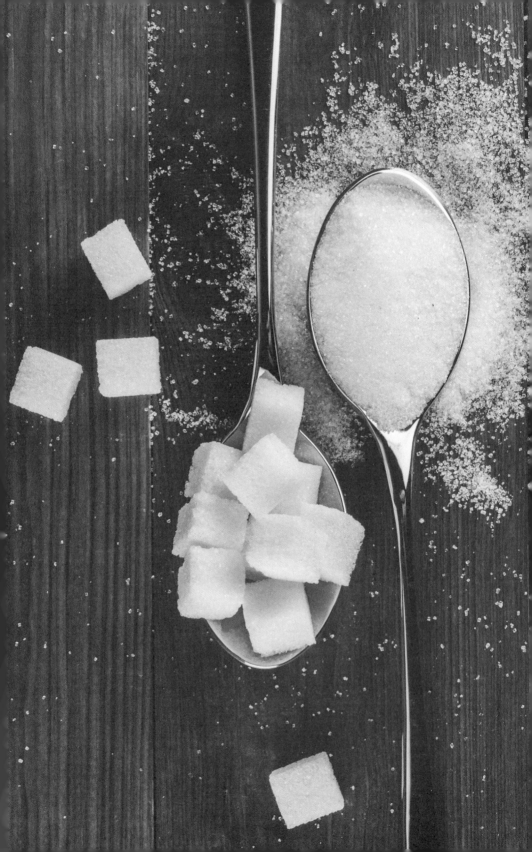

제4장

생리학적
사실

당질제한식의 유효성과 안전성을 생리학적으로 설명 할 수 있다

앞서 검토한 바와 같이, 당질제한식이 혈당조절이나 체중감소에 관해서 효과적인 치료식이라는 것이 수많은 에비던스로 증명되었습니다.

이 장에서는 시각을 바꾸어서, 생리학적 사실을 바탕으로 당질제한식의 유효성에 대해서 검토해 보겠습니다.

의학적 에비던스란 사실의 인과관계를 통계학적으로 확인한 것입니다. 매우 중요한 것이지만 그것만으로는 사실 확인에 그칠 뿐, 논리적인 메커니즘의 설명이 아닙니다. 이에 비해 생리학은 인체 메커니즘 체계로서 사실을 합리적으로 설명할 수 있습니다. 생리학적 시점으로 보면 당질제한식의 유효성과 안전성에 대한 보다 합리적인 이해와 인식을 가질 수 있을 것입니다.

˙˙당질을 섭취하면 식후 고혈당을 초래한다

당질을 제한하는 식사법에는 다양한 장점이 있습니다. 미국 당뇨병 학회ADA가 인정하는 바와 같이 체중감소 효과가 있으며, 혈당조절 개선 효과가 있다는 것이 많은 에비던스로 증명되었습니다.

더욱 큰 장점으로 들 수 있는 것은 식후 고혈당을 초래하지 않는다는 점입니다.

식사로 섭취하는 3대 영양소 중 당질만이 혈당치를 상승시키므로, 당질을 제한한 식사로 식후 고혈당을 막을 수 있다는 것은 당연합니다. 그리고 당뇨병 치료에 있어서 식후 고혈당치 조절이 매우 중요하므로 당질제한식의 식후 고혈당 예방 특징은 커다란 장점입니다.

현재 당뇨병 치료에 있어서 식후 고혈당은 심근경색이나 뇌경색 등의 대혈관성 합병증의 위험인자라는 인식이 확립되어 있습니다.

혈당치가 180mg/dL이 넘으면 확실하게 혈관내피를 손상시키는 것으로 알려져 있으며, 식후 2시간 혈당치가 140mg/dL 이상이면 손상 위험이 있다고 여겨져서 심근경색이나 뇌경색 등의 대혈관성 합병증 위험을 증가시킵니다.

식후 고혈당을 일으키는 것은 식사로 당질을 섭취했을 경우뿐이며, 상당한 개인차는 있지만 체중 64kg인 2형 당뇨병 환자가 1g의 당질을 먹으면 식후 혈당치가 3mg/dL 상승, 1형 당뇨병의 경우는 당질 1g 섭취로 5mg/dL의 상승을 초래하는 것으로 알려져 있습니다.

예를 들면, 종래의 고당질 저칼로리 당뇨병 치료식을 섭취했을 경우, 1일 총섭취 칼로리가 1,600kcal로 그중 60%를 당질이 차지한다면, 1회 식사로 80g의 당질을 섭취하게 됩니다. 그러면 2형 당뇨병 환자의 경우 식후 혈당치가 240mg/dL 상승할 것입니다. 설령 공복 시 혈당치가 정상 수준인 100mg/dL라고 하더라도, 식후 혈당치는 340mg/dL라는 고혈당이 되어 가볍게 180mg/dL를 넘겨서 혈관내피 손상을 일으키게 됩니다.

1형 당뇨병의 경우, 식후 혈당치는 400mg/dL이나 상승하여 500mg/dL이라는 엄청난 고혈당이 됩니다.

대혈관성 합병증 위험을 생각할 때, 당연히 이런 엄청난 식후 고혈당을 방치할 수는 없으므로 SUsulfonylurea약이나 인크레틴 관련 약, 인슐린 제제 등의 약물로 식후 고혈당을 막아야 합니다. 다시 말해, 당뇨병인 사람이 당질이 많은 식사를 하면 약물에 의존하지 않을 수 없게 되는 것입니다.

하지만, 식사로 섭취하는 당질량이 적어지면 원천적으로 식후 고혈당 위험이 적어집니다. 당질량을 억제한 만큼 단백질과 지방을 늘려서 칼로리를 보충하더라도 단백질과 지방은 혈당으로 변하지 않기 때문입니다.

1회 식사로 섭취하는 당질량을 20g으로 했을 경우, 2형 당뇨병이라면 60mg/dL의 혈당치만 상승합니다. 공복 시 혈당치가 100mg/dL이라면 식후 혈당치는 160 mg/dL이 되어 전혀 약을 쓰지 않고도 혈관내피 손상의 위험을 억제할 수 있습니다. 1형 당뇨병의 경우, 100mg/dL의 상승이 일어나며 식후 혈당치는 200mg/dL이 되어 180mg/dL를 넘기게 되지만,

식후 고혈당을 막기 위한 속효형 인슐린 제제의 단위를 대폭으로 감량할 수 있게 됩니다.

이와 같이 식사 중 당질을 줄이는 것은 식후 고혈당을 막기 위한 커다란 효과가 있습니다. 더구나 2형 당뇨병이라면 약물을 쓸 필요가 거의 없으며 1형의 경우라도 인슐린 감량이 가능해집니다.

당질 섭취로 인한 식후 고혈당이나 당질제한식에 의한 식후 고혈당 예방은 단순한 생리학적 고찰에 따른 추측이 아닙니다. 이미 검토한 바와 같이 몇 가지 연구에 의한 에비던스가 있으며, 타카오 병원의 800사례가 넘는 입원 환자의 데이터에서도 확인할 수 있습니다.

[약을 쓰지 않고도 식후 고혈당 위험을 내릴 수 있다]

당질제한식의 커다란 장점은 이것입니다.

당질을 제한하는 식사가 식후 고혈당을 예방하는 데 유효하다는 것은 혈당치를 올리는 것이 식사의 당질뿐이라는 생리학적 사실로 생각할 때 당연한 귀결일 뿐만 아니라 약물에 그다지 의존하지 않는 혈당조절을 가능케 합니다.

ACCORD Action to Control Cardiovascular Risk in Diabetes 시험(제2장 참조) 이후, 약물에 의한 혈당치의 엄격한 조절이 위험하다는 것이 밝혀졌으며, 약물에 의존하지 않는 당질제한식의 장점이 더욱 주목을 모으고 있는 이유입니다.

식후 고혈당에 의한 동맥경화의 메커니즘

고혈당은 인체 혈관을 손상시킵니다. 아시는 바와 같이 당뇨병의 진짜 무서움은 고혈당으로 인해 전신의 혈관이 손상되어 동맥경화를 촉진하고 합병증을 일으키는 데에 있습니다(그림1).

이러한 동맥경화는 일반적으로는 아테롬성 동맥경화atherosis라고 불리는 것입니다. 아테롬Atherom이란 콜레스테롤 등의 지방, 칼슘, 섬유성 결합조직이 있는 마크로파지(대식세포) 등의 세포로 형성됩니다. 이것들이 동맥혈관 내피에 얼룩 형태로 축적되어 덩어리를 만든 것을 아테롬이라고 부릅니다. 아테롬은 아테롬 경화반(플러그)이라고도 불립니다.

아테롬성 동맥경화는 마크로파지 등의 백혈구가 발병 과정에서 출현하기 때문에 염증이 관여하는 것으로 생각됩니다. 아테롬성 동맥경화는 염증으로 손상된 동맥벽 내의 혈류에 단구單球가 진입하는 것으로 시작됩니다. 단구는 그곳에서 콜레스테롤이나 그 밖의 지방성 물질을 축적하는 마크로파지로 변화합니다. 콜레스테롤 등을 축적한 마크로파지를 포말세포라고 합니다. 이 포말세포가 축적되어 아테롬이 형성되고 동맥벽의 비후肥厚를 초래합니다.

아테롬성 동맥경화에 관여하는 염증은 고혈당 자체가 혈관내피를 손상시켜서 일어나게 되는 것이며 고혈당으로 인해 활성산소가 대량으로 발생하면 염증을 악화시킵니다. 손상된 내피세포는 그것을 수복하기 위하여 콜레스테롤 등을 침착시켜서 아테롬을 형성합니다. 아테롬이 진행/증대되면 동맥벽은 두꺼워지고 혈관 내공이 좁아져서 동맥경화를

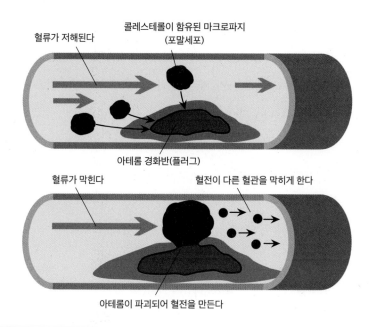

혈류가 저해된다

콜레스테롤이 함유된 마크로파지
(포말세포)

아테롬 경화반(플러그)

혈류가 막힌다

혈전이 다른 혈관을 막히게 한다

아테롬이 파괴되어 혈전을 만든다

그림1 동맥경화의 메커니즘

일으키는 것입니다.

또한, 아테롬이 파괴되면 혈전이 생겨서 혈류가 완전히 막히기도 합니다. 발생한 혈전이 그 부위로부터 멀리 흘러가면 뇌 등의 혈관을 막게됩니다.

고혈당으로 인해 동맥경화가 생기거나 혈전으로 혈류가 저해되면 인체의 여러 장기에서 합병증이 일어납니다. 당뇨병 3대 합병증으로 알려진 신증, 망막병증, 신경장애는 인체의 세소혈관細小血管의 혈류가 저해되어 생깁니다. 아울러 굵은 혈관의 혈류가 막혀서 일어나는 심근경색이나 뇌경색도 당뇨병에서 매우 흔하게 일어납니다.

이와 같이 고혈당 상태는 동맥경화로 이어지고, 혈관 손상으로 인해 여러 가지 합병증을 일으키기 때문에 치료로 적정한 혈당치를 조절할 필요가 있는 것입니다.

식후 고혈당은 특히 위험하며 당뇨병 합병증을 예방하기 위해서 반드시 막아야 합니다.

당뇨병 환자가 식사를 통해 당질을 대량으로 섭취하면 혈당치가 급격하게 상승하고 매우 위험한 식후 고혈당을 초래합니다.

공복 시 혈당치와 식후 혈당치의 차이가 큰 상태를 '글루코스 스파이크'라고 하며, 현대 당뇨병 치료에서 가장 경계되고 있습니다. 혈당치는 식후 1시간 만에 피크를 나타내는 경우가 많은데, 공복 시와 식후 1시간의 혈당치 차이가 클수록 글루코스 스파이크는 커지며 혈관 손상이 더 많이 진행된다고 여겨집니다.

글루코스 스파이크가 있는 상태는 만성적인 고혈당 상태보다도 혈관을 손상시킬 위험이 높다고 알려져 있습니다. 이것은 급격한 혈당치 상승으로 인해 활성산소가 발생하기 쉬워지며, 여러 가지 세포와 마찬가지로 혈관내피 세포에도 산화 스트레스를 주게 되기 때문입니다(부기3).

본격적으로 당뇨병이 시작되지 않은 경계형의 경우, 공복 시 혈당치가 정상형보다 높은 타입과 식후 혈당치가 높은 타입이 있습니다. 또한 경계형이라고는 해도 식후 혈당치가 높은 타입은 이미 대혈관성 합병증 위험이 있는 것으로 알려져 있습니다. 이것도 글루코스 스파이크가 큰 것이 원인입니다. 따라서 글루코스 스파이크를 막지 않으면 합병증 위험을 늘리는 결과가 되는 것입니다.

식후 고혈당 위험이 처음으로 확인된 것은 당뇨병 연구의 금자탑이라고도 할 수 있는, 영국에서 실시된 UKPDSUnited Kingdom Prospective Diabetes Study(제2장 참조)입니다. 이 결과는 전 세계 당뇨병 치료를 크게 전환시켰으며 현재는 식후 고혈당을 막는 것이 당뇨병 치료의 최대 과제 중 하나입니다.

그리고 식후 고혈당은 식사 속 당질량이 많을수록 높아지므로 미국 당뇨병 학회의 권고에도 있는 바와 같이, 구미歐美에서는 당뇨병 치료에서 식사에 함유된 당질에 주목하는 것이 상식이 되었습니다.

˙˙ 식사 속 당질과 혈당 조절 메커니즘

당질제한식은 매우 합리적인 식사요법이며 당뇨병 혈당조절에 뛰어난 효과를 가지고 있습니다. 생리학적으로 봐도 혈당조절을 하려면 식사 속 당질을 제한하는 것이 커다란 의미가 있기 때문입니다. 그것은 생리학적 사실을 바탕으로 인체의 혈당조절 양상을 고찰해 보면 명확하게 알 수 있습니다.

혈당치는 다양한 요소가 합쳐져서 조절됩니다. 식사, 글리코겐 분해나 당신생, 당흡수 등의 간기능, 운동, 스트레스, 인슐린이나 글리코겐 등의 호르몬, 여성의 생리 등 여러 요소로 인해 혈당치가 등락합니다.

그중에서도 중요한 것은 식사 속 당질 섭취이며, 혈당치 변동을 크게 좌우합니다.

그렇다면 상황별로 혈당조절 실제를 정리, 검토해 보겠습니다.

(1) 공복 시의 혈당조절

인체의 에너지원은 주로 지방인 지방산이나 케톤체, 그리고 당질인 글리코겐이나 포도당입니다.

식사 개시 후 4~5시간이 경과하고 절식 상태가 지속되면, 인체는 최소한의 혈당치를 유지하기 위해 포도당을 절약하고 근육 등 많은 조직에서 사용하는 에너지원을 지방산이나 케톤체로 전환합니다.

최소한의 혈당치를 유지하려고 하는 주된 이유는 인체 세포 중에서 적혈구만은 미토콘드리아를 지니고 있지 않기 때문에 포도당밖에 에너지원으로 쓸 수 없으며, 적혈구에 필요한 양만큼의 혈당은 반드시 필요하기 때문입니다. 미토콘드리아가 있는 그 밖의 세포는 뇌를 포함하여 모든 장기에서 지방산 또는 케톤체를 에너지원으로 쓸 수 있습니다. 뇌나 망막 등의 세포는 포도당을 우선적으로 사용하지만 뇌는 지방산으로부터 만들어지는 케톤체를 얼마든지 이용할 수 있으며, 망막 세포는 지방산과 케톤체도 이용할 수 있습니다.

공복 시에 혈액 속에 포도당을 공급하는 것은 간장의 당신생입니다. 아미노산이나 젖산lactic acid, 지방의 분해물인 글리세롤을 재료로 포도당을 새롭게 만들어냄으로써 최소한의 혈당을 유지하는 것입니다.

다시 말해, 공복 시 혈당치는 적혈구에 필요한 최소한의 레벨로 충분하며, 그 혈당은 간장의 당신생으로 공급되는 것입니다.

또한 근육 세포에는 '글루코스 6인산 → 포도당'의 회로가 없기 때문에 근육에 있는 글리코겐은 포도당으로는 변하지 않습니다. 따라서 근육세포에 축적된 글리코겐이 분해되어 혈당이 되는 일은 일어나지 않습니다.

(2) 식사로 당질을 1인분 섭취했을 때의 혈당조절

식사 성분 중 혈당치를 상승시키는 것은 당질뿐입니다. 단백질이나 지방은 혈당치를 올리지 않습니다.

당질을 섭취했을 때, 소화관으로부터 흡수된 포도당은 정맥을 통하여 먼저 간으로 들어옵니다. 간에서 포도당은 약 50%가 수용되며, 나머지가 혈액 대순환 속으로 돌게 됩니다.

간의 혈관조절기능을 정리해 보았습니다. (그림2 참조)

간세포에서는 당 수송체 GLUT-2가 포도당을 수용합니다. GLUT-2는 항상 세포의 표면에 존재하며, 인슐린 작용과는 관계없이 포도당을 수용합니다. 하지만, 간은 수용한 포도당을 인슐린 작용을 통해 글리코겐으로 축적합니다. 인슐린 작용이 없으면 간에서 포도당을 혈액 속에 방출하는 양을 줄일 수가 없습니다.

다시 말해 간의 포도당 방출에는 인슐린이 억제적으로 관여하는 것입니다.

간에 수용되지 않은 포도당은 간 정맥에서 혈액 속으로 흘러들어가

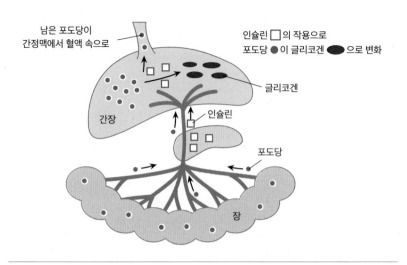

남은 포도당이
간정맥에서 혈액 속으로

인슐린 □의 작용으로
포도당 ●이 글리코겐 ● 으로 변화

글리코겐

인슐린

간장

포도당

장

그림2 간의 혈당조절 기능

혈당치를 상승시킵니다.

정상인의 경우, 혈당치가 상승하면 신속하게 인슐린이 추가분비됩니다. 통상적인 식사로 당질을 1인분 섭취했을 때의 인슐린 추가분비는 공복 시 기초분비의 몇 배에서 30배까지에 이르는 많은 양입니다. 인슐린 추가분비로 인해 간에서 글리코겐 합성이 진행되고 그와 더불어 인슐린 농도 상승으로 인해 글리코겐 분비가 저하되고, 간에서의 당신생이 억제됩니다. 다시 말해, 정상인의 경우, 인슐린 작용에 의해 간으로부터 혈액 속으로 포도당 방출량이 줄어드는 것입니다.

식사로 당질을 섭취하여 증가한 혈당은 2시간 만에 일단락되며, 혈당치는 식사 전의 수준으로 저하됩니다. 이 무렵이 되면 간이 글리코겐을 분해하여 포도당을 만들어내고, 혈액 속에 방출함으로써 혈당치를 기준치 이내로 유지합니다. 이 간의 글리코겐 분해는 약 2시간 만에 감소합니다. 그리고 식사 개시 후 4~5시간이 경과해도 공복이 유지되면 혈당치 확보의 역할을 간의 당신생이 맡게 됩니다.

그러나 당뇨병 환자의 경우, 인슐린 작용 부족 상태이며, 간에서의 글리코겐 분해와 당신생이 식사 중에도 억제되기 힘들기 때문에 식후 고혈당을 초래하게 됩니다. 또한 당뇨병 환자는 정맥혈로부터 간으로 포도당을 수용하는 양도 저하되므로 이로 인한 식후 고혈당도 일으키기 쉽습니다.

- 인슐린 작용부족으로 인해 글리코겐 분해 억제가 되지 않는다.
- 인슐린 작용부족으로 인해 글리코겐 분해를 억제할 수 없고 당신생이 억제되지 않는다.
- 정맥혈에서 간으로의 포도당 수용이 적게 된다.

당뇨병 환자가 식사로 1인분의 당질을 섭취했을 경우, 간의 역할 중 상기 3가지가 일어나기 때문에 식후 고혈당을 초래해 버립니다.

다음으로, 식사로 섭취한 포도당이 간에서 혈액순환으로 들어간 후의 혈당조절을 정리해 보겠습니다. 동맥혈의 혈당은 골격근 및 심근의 근육세포나 피하 및 내장 지방세포에 수용됩니다. 혈액 속 포도당은 약 70%가 근육세포로 수용됩니다.

이때, 추가 분비된 인슐린의 작용으로 인해 이들 세포에서는 당 수송체 GLUT-4(GLUT에 대해서는 다음 항의 칼럼에서 설명)가 표면으로 이동합니다. GLUT-2 등과는 달리, GLUT-4는 평소에는 내부에 숨어 있기 때문에 세포는 혈류가 있어도 거의 혈당을 수용하지 못합니다. 식사로 혈당치가 상승했을 때, 근육세포로 혈당을 수용하기 위해서는 인슐린 작용이 필요한 이유입니다. 근육세포로 수용된 혈당은 에너지원으로 사용되며 나머지는 글리코겐으로 축적됩니다.

근육세포나 지방세포에 수용되지 않고 남은 혈당은 지방조직이나 간에서 인슐린 작용에 의해 중성지방으로 변환되어 축적됩니다. 인슐린 농도가 높으면 혈액 중성지방이 지방세포로 수용되는 것 또한 촉진됩니다. 이 때문에 인슐린은 비만 호르몬이라고도 불립니다.

이와 같이, 식사로 섭취한 당질은 혈당이 되며, 간, 근육이나 지방세포로 수용됨으로써 혈액 속의 양이 줄게 되고 혈당치를 낮추게 되는 것입니다. 그리고 근육과 지방조직에서 혈당 수용에 필요한 역할을 하는 것이 인슐린입니다.

정상인의 경우, 인슐린 작용이 충분하기 때문에 식후 혈당치 상승도 적고, 신속하게 식전 수준까지 저하됩니다. 그러나 당뇨병 환자의 경우, 인슐린 분비부족과 근육이나 지방 및 간세포의 인슐린 저항성이 있기 때문에 작용부족 상태입니다. 혈당 수용이 불충분하고, 식후 고혈당을 초래하기 쉬울 뿐만 아니라, 고혈당이 장시간 지속됩니다.

- 인슐린 작용부족으로 인해, 근육이나 지방 세포가 혈액 속의 포도당을 충분히 수

용하지 못하고, 고혈당 상태가 지속된다.

참고로 일본인의 경우, 인슐린 분비부족이 주된 요인이고 인슐린 저항성은 부수적인 패턴이 많습니다. 구미인歐美人의 2형 당뇨병의 경우, 초기 단계에서는 인슐린 분비능력이 상당히 많이 남아 있고 인슐린 저항성이 주된 요인인 경우가 많은데, 이 경우는 당뇨병이라고는 하지만 고인슐린 상태라서 잉여 혈당이 지방세포로 활발히 수용되어 중성지방으로 변하기 때문에 비만이 생기기 쉬워집니다.

당뇨병 환자가 당질을 1인분 섭취했을 경우를 정리해 보겠습니다.

우선 소화관으로부터 흡수된 포도당을 간에서 충분히 수용할 수 없으며 글리코겐 분해도 억제되지 않으면, 글루카곤 분비도 줄지 않기 때문에 당신생도 억제할 수 없게 됩니다. 다시 말해, 간에서 혈액 속으로 혈당이 많이 방출되게 되어 식후 고혈당을 초래합니다.

아울러, 간으로부터 포도당이 혈액순환으로 방출된 후에는 인슐린 작용부족으로 인해 근육에서 GLUT-4가 표면으로 그다지 이동하지 못하고, 혈당을 수용할 수 없게 됩니다. 이 때문에 혈당치가 좀처럼 내려가지 않고 고혈당 상태가 만연합니다.

이와 같이 당뇨병 환자가 식사로 당질을 대량으로 먹게 되면, 인슐린 작용부족으로 인한 지방대사이상, 아미노산 대사이상, 고혈당 그 자체로 인한 인슐린 작용부족, 인슐린 길항 호르몬 우위 등 다양한 인자가 겹쳐져서 고혈당이 지속됩니다.

(3) 당질량이 적은 식사를 했을 때

당질제한식에서 당질은 야채 등에 함유된 극히 소량뿐이기 때문에 식후 혈당치는 거의 상승하지 않습니다. 따라서 필요한 추가분비 인슐린도 극히 소량으로, 기초분비의 2~3배 정도입니다. 정상인의 인슐린 기초분비가 $5\mu U/mL$라면, $10~15\mu U/mL$ 정도입니다.

정상인의 경우, 피크에 해당하는 식후 1시간의 혈당치는 1인분의 당질을 포함한 식사를 하면 $30~60\mu U/mL$ 정도 상승하며, 인슐린은 10~30배 분비됩니다.

식사의 당질이 적으면 소화관에서 흡수되어 정맥에서 간으로 들어오는 포도당이 적어지게 됩니다. 식후 혈액 속에 방출되는 혈당 증가가 적기 때문에 혈당치가 거의 상승하지 않는 것입니다. 혈당치 상승이 거의 없으므로 인슐린 추가분비도 소량입니다.

또한 식사 속 당질이 적어도 저혈당을 일으키는 일은 없습니다.

당질제한식의 경우, 식사 중에도 공복 시와 마찬가지로 근육 등의 세포에서는 지방이 주된 에너지원으로 쓰입니다. 인슐린 추가분비가 적기 때문에 근육세포에서 GLUT-4의 표면으로의 이동이 적고 에너지원으로서 수용되는 포도당은 소량이기 때문입니다. 근육이 혈당을 수용함으로써 혈당치가 내려가는 현상은 당질섭취 시에 비하면 상당히 적어집니다.

아울러, 식사 중에도 간에서는 당신생이 일어납니다. 인슐린 농도가 낮기 때문에 글루카곤 분비를 억제하는 일 없이 당신생이 공복 시와 마찬가지로 지속되기 때문입니다. 식사의 당질이 적어도, 당신생으로 포도당이 혈액 속에 방출되기 때문에 필요한 혈당치는 유지됩니다.

당질제한식 섭취로 인한 식후 혈당치 상승이 적으면 저혈당도 없게 되어 혈당 변동폭이 적으며 인체의 항상성 측면에서 볼 때 바람직하다는 점은 정상인뿐만 아니라 당뇨병 환자도 마찬가지입니다. 당뇨병의 원인은 인슐린 작용 부족이지만 당질이 적은 식사를 하면 애초에 인슐린 작용을 그다지 필요로 하지 않기 때문입니다.

인슐린 작용이 많이 필요한 이유는 어디까지나 혈당치가 크게 상승했을 때뿐입니다. 식사로 1인분의 당질을 먹지 않는 한, 혈액 속으로 포도당이 대량으로 들어오는 일은 일어나지 않습니다.

따라서, 인슐린을 대량으로 추가분비할 필요도 없어지며, 당뇨병으로 인슐린 작용부족이 있는 사람이라도 당질제한식을 하면 혈당조절에 커다란 문제는 생기지 않는 것입니다.

앞서 말한 (2)와 (3)을 비교하면 명백한데, 식사 속 당질이 적으면 인슐린 작용을 그다지 필요로 하지 않기 때문에 당뇨병으로 인슐린 작용부족인 사람이라도 혈당조절이 쉽고, 혈당조절이 양호해집니다.

Columm

인슐린

인슐린은 췌장의 β세포에서 분비되는 호르몬으로 혈당 강하작용을 하는 유일한 물질입니다.

인슐린에는 기초분비와 추가분비가 있습니다. 기초분비는 24시간 지속적으로 극히 소량씩 인슐린을 분비하는데, 이것은 매우 중요한 작용으로 이것이 없으면 평균적으로 반 년 만에 사망에 이릅니다. 추가분비는 식사로 당질을 섭취하여 혈당이 상승했을 때에 일어나며 기초분비의 몇 배에서 30배에 이르는 많은 양입니다.

추가분비는 혈당 상승 직후에 일어나는 제1상과 그 후에 분비되는 제2상이 있습니다. 제1상은 β세포 내에 축적되어 있던 인슐린을 방출하는 것이며, 제2상은 그것으로도 부족한 양을 β세포가 생산하여 분비하는 것입니다.

인슐린은 인체 대사에 다양한 형태로 관여하는데, 주된 작용은 다음과 같습니다.

① 탄수화물 대사

　- 글리코겐 합성 증가 (간, 근육세포에서)

　- 혈중으로부터 포도당 수용(근육세포, 지방세포에서)

　- 당신생과 글리코겐 분해 억제 (간에서)

② 지방대사

　- 트리아실 글리세롤 (TG, 중성지방) 분해 감소

　- TG 생성 증가

③ 단백질 합성 증가

3가지 작용은 모두 저장하는 역할이라는 점이 공통적인데, 인슐린은 이화작용을 억제하고 동화작용을 촉진하는 호르몬이라고 할 수 있습니다.

˙˙ 운동 시의 혈당조절

안정 시의 인슐린 기초분비는 있어도 소량이므로 GLUT-4는 세포 표면으로 나올 수 없으며, 근육 세포나 지방세포는 혈당을 거의 수용하지 않습니다.

그러나 운동을 해서 근수축이 있을 때는 근육 세포 속 GLUT-4가 인슐린 추가분비가 없어도 세포 표면으로 이동하여 혈당을 수용하는 것이 가능해져서, 혈당치가 내려갑니다. 근육세포가 혈당을 수용하여 에너지원으로 만든 후, 근육 속의 글리코겐 축적이 꽉 찬 상태가 되면 혈당 수용은 멈춥니다.

또한, 지방세포에서는 운동으로 인한 GLUT-4의 이동은 없습니다.

운동으로 근육세포의 GLUT-4를 이동시키기 위해서는 조깅이나 보행 등의 유산소 운동을 30분 정도 하면 좋다고 알려져 있습니다. 강도가 높은 운동을 하면 운동 직후에 GLUT-4가 이동합니다. 또한 근육 트레이닝을 하면 근육량이 늘어나서 운동으로 인한 혈당 수용의 전체량을 증가시키는 효과를 기대할 수 있습니다. 운동으로 혈당치를 내리려면 유산소 운동과 무산소 운동 모두를 하는 것이 가장 효과적이라는 연구도 있습니다.

운동으로 인한 근육세포 속 GLUT-4의 이동은 인슐린 추가분비와는
관계없이 일어나기 때문에 인슐린 작용부족이 있는 당뇨병 환자로서는
인슐린 작용의 대용으로 삼을 수 있습니다.

다만, 당뇨병 환자라서 인슐린 기초분비가 부족하면, 운동으로 인한
혈당강하 작용을 기대할 수 없기 때문에 오히려 혈당치가 상승해 버리
는 경우가 있습니다. 또한 BMI 25 이상인 비만인도 운동에 의한 혈당강
하 작용이 약하다고 합니다.

번스타인Richard K. Bernstein 의사에 따르면 개인차는 있지만 공복 시
혈당치 170mg/dL이 넘는 경우에는 운동으로 혈당치가 상승하는 경우
도 있다고 합니다. 또한 강도 높은 운동은 아드레날린이나 부신피질 호
르몬 등 인슐린에 대한 길항 호르몬을 분비시켜 혈당치가 상승하는 경
우가 있습니다.

GLUT-4의 특이성

세포가 포도당을 수용하기 위해서는 '당 수송체'라는 특별한 단백질이 필요
합니다. 이것은 세포막 표면에 위치하여 혈액 속의 포도당과 결합하여 세포 안
으로 수용하는 작용을 합니다. 영어명의 머리글자를 따서 GLUT, 글루트라고
약칭되고 있습니다. 현재까지 14종류가 확인되어 GLUT-1부터 14로 명명되고

있으며, 각각 조금씩 특징이 다릅니다.

GLUT-1은 적혈구, 뇌, 망막, 생식선배상피의 각 세포에 있으며, 항상 세포막 표면에 존재합니다. 그래서 혈류만 있으면 언제든지 혈당을 수용할 수 있기 때문에 에너지원으로 포도당밖에 사용할 수 없는 적혈구가 활동할 수 있게 되고 뇌나 망막 세포도 혈당, 다시 말해 포도당을 항상 사용할 수 있는 것입니다.

GLUT-4는 근육세포와 지방세포에만 존재합니다. 평소에는 세포 내부에 숨어 있기 때문에 혈류 속 포도당을 수용할 수 없습니다. 하지만, 격렬한 근육 수축으로 세포 표면에 부상하여 혈류로부터 포도당을 수용합니다. 또한 인슐린 추가분비에 의해서도 세포 표면으로 이동합니다.

참고로, 운동 시의 GLUT-4의 이동은 인슐린 작용과는 관계가 없습니다. 운동은 보행 정도면 충분하며, 20~30분 정도면 GLUT-4가 이동하기 시작합니다. 식사로 당질을 섭취한 경우, 30분 정도 가벼운 운동을 하면 인슐린 추가분비를 대체할 수 있기 때문에 상대적으로 적은 추가분비로도 혈당치가 내려갑니다.

평소에는 세포 안에 숨어 있다가 운동 시나 인슐린 작용으로 표면 부상하는 특징은 GLUT-4에서만 보입니다. 왜 근육이나 지방세포에만 이러한 특징을 지닌 GLUT가 존재할까를 생각해 보면, 인체의 생리학적 특징을 인류의 진화라는 시점에서 이해할 수 있을 것 같습니다.

인류 역사 속에서 대부분의 기간은 당질을 가끔밖에 먹을 수 없는 식생활을 했으리라 생각됩니다. 당질이 풍부한 과일이나 열매, 근채류 등을 먹을 수 있는 기회는 적었으며, 당질은 인류에게 희귀한 에너지원이었을 것입니다. 그렇기 때문에 근육에서는 평소에 지방산이나 케톤체를 에너지원으로 삼고, 혈당은 당질이 많은 식사를 하게 되었을 때나 격렬한 운동을 필요로 하는 긴급한 상황에서만 사용하기 위해서 세포의 당 수송체로서 GLUT-4를 갖게 된 것이 아닐까요.

GLUT-4의 특이성에는 포도당-글리코겐 시스템과 지방산-케톤체 시스템을 교묘하게 나누어서 사용해 온 인류 700만 년의 진화 흔적이 남아 있다고 생각됩니다.

·· 당질제한식의 혈당 컨트롤에 대한 유효성

당뇨병 치료의 첫 번째 목표는 혈당조절입니다.

혈당조절에서 가장 중요한 식후 혈당치는 당질제한식을 하면 약에 의존하지 않고 개선할 수 있습니다. 그 이유는 이미 검토한 바와 같이, 식사 속 당질만이 혈당치를 상승시킨다는 생리학적 사실로 설명할 수 있습니다.

식후 혈당치뿐만 아니라 공복 시 혈당치도 당질제한식으로 개선됩니다.

식사로 당질을 1인분 섭취하면 인슐린 작용이 부족한 당뇨병 환자는 혈당치가 내려가지 않고 오랜 시간 동안 혈액 속의 포도당이 잔존하게 되지만, 당질제한식을 하면 식사로 섭취하는 당질이 적기 때문에 인슐린 작용이 부족한 사람도 고혈당 상태가 줄어듭니다. 아울러, 2형 당뇨병의 경우, 어느 정도는 인슐린 분비능력이 남아 있는 경우가 많으며,

당질제한식을 하여 식사로 인한 대량의 인슐린 추가분비가 필요 없어지면 β세포가 휴식할 수 있기 때문에 공복 시 기초분비가 개선되고 공복 시 혈당치가 낮아지는 것으로 생각됩니다.

당질제한식을 하면 식사로 인한 당질섭취량이 적기 때문에 인슐린 추가분비가 그다지 필요하지 않습니다. 기초분비에 비해서 당질섭취 시 일어나는 추가분비는 짧은 시간이지만 매우 큰 양이기 때문에 추가분비의 필요량이 적어지면 전체적으로 인슐린 작용의 필요성이 줄어들고, 인체의 대사가 전반적으로 안정됩니다.

인슐린에는 물질의 동화를 촉진하는 다양한 작용이 있으며, 이화를 촉진하는 호르몬과는 길항관계에 있습니다. 인슐린 작용이 크게 필요한 상황에서 작용부족을 일으키면, 길항관계가 붕괴되어 인체 대사 전체가 크게 망가지게 됩니다.

예를 들면, 당신생을 촉진하는 글루카곤은 그것을 억제하는 인슐린과 길항관계에 있는데, 인슐린 작용이 부족하면 길항관계가 깨져서 글루카곤의 작용을 억제할 수 없게 됩니다. 그러나 당질제한식으로 식사의 당질량이 줄면, 인슐린 작용 자체의 필요성이 상대적으로 적어지기 때문에 작용부족에 빠진 당뇨병 환자도 호르몬과의 길항관계가 정상화되기 시작합니다.

글루카곤과의 관계도 마찬가지로 정상화되며, 공복 시의 당신생도 적정하게 이루어져서 공복 시 혈당치가 정상화를 향하게 됩니다.

근래의 당뇨병 치료에서 주목받고 있는 혈당치 변동 폭도 당질제한식으로 작아집니다. 혈당치 급상승이나 급강하는 인체의 산화 스트레스를 증가시켜서 동맥경화를 촉진하는 것으로 알려져 있습니다.

혈당치를 급격하게 올리는 것은 식사로 대량의 당질을 섭취하는 것이 원인이므로 당질을 제한하면 식후 혈당치의 급상승을 막을 수 있습니다. 또한 혈당치의 급격한 강하는 인슐린 분비능력이 남아있는 당뇨병 환자의 경우, 인슐린 추가분비가 지연되기 때문에 일어나며, 혈당치가 내려간 후에도 인슐린 작용이 잔존하게 됩니다. 또한 SUsulfonylurea약이나 인슐린 제제 등의 약물에 의해서도 일어납니다.

하지만, 당질제한식을 하면 인슐린 추가분비가 적기 때문에 작용이 잔존하지 않으며, 약물을 거의 사용하지 않고도 고혈당을 예방할 수 있으므로, 약물로 인한 혈당치 급강하도 없습니다. 그렇기 때문에 저혈당을 초래하는 일도 없어집니다.

따라서, 당질이 많은 식사를 했을 경우에 비해서 혈당치 변동폭은 당질제한식이 압도적으로 적어집니다.

당질제한식이 혈당조정에 효과적인 이유를 다시 한번 정리해 두겠습니다.

① 식후 혈당치를 올리는 원인인 당질의 섭취가 적다.
② 식후 혈당치가 오르지 않기 때문에 인슐린 추가분비가 그다지 필요 없다.
③ 인슐린 추가분비가 적기 때문에 β세포가 휴식을 취하며 회복된다.
④ 식후 고혈당이 없기 때문에 약물에 의존하지 않아도 된다.
⑤ 인슐린 추가분비가 그다지 필요 없기 때문에 대사 전체가 안정된다.

다시 말해 '식사로 당질을 먹지 않는다 → 식후 혈당치가 오르지 않는다 → 인슐린 추가분비가 필요 없다 → 대사 전체가 안정된다'라는 공식이 성립되기 때문에 식후 혈당치, 공복 시 혈당치, 혈당치 변동폭이라는, 모든 혈당 조절에 있어서 당질제한식은 효과적입니다.

당질제한식은 비만 개선에도 효과적

당뇨병 치료에는 비만 해소도 중요한 조건입니다. 비만으로 인해 인슐린 저항성이 높아지면 인슐린 작용부족이 되고 당뇨병이 악화됩니다. 또한 비만은 동맥경화에 악영향을 끼쳐서 합병증 위험을 높이게 됩니다.

당질제한식은 비만 해소에도 유효합니다. 당질을 제한하는 식사를 하면 상대적으로 지방 섭취량이 늘어나게 되지만 이것 때문에 비만이 촉진되는 일은 없습니다. 오히려 당질을 제한하면 비만해소 효과가 나타납니다. 이에 관해서는 매우 에비던스 레벨이 높은 연구가 있으며, 이미 증명된 사실입니다.

다만, 왜 당질제한이 비만해소로 이어지는가에 대한 생리학적 이유는 혈당조절처럼 간단히 설명할 수 있는 것은 아니며, 복잡한 인체 메커니즘을 바탕으로 이해할 필요가 있습니다.

그러면, 당질제한과 비만해소에 관한 생리학적 사실을 정리하여 검토해 보겠습니다.

두 개의 에너지 시스템의 특징

당질제한과 비만해소의 관계를 알려면, 먼저 인체 에너지 시스템에 대해 이해해야 합니다. 인체 에너지를 만들어 내는 시스템은 주로 두 가지가 있습니다.

① 지방산-케톤체 시스템
② 포도당-글리코겐 시스템

지방산-케톤체 시스템이란 식사나 체지방에 있는 중성지방을 분해하여 얻어지는 지방산과 지방산을 분해하여 얻어지는 아세틸 CoA로 만들어지는 케톤체를 에너지원으로 삼는 것입니다.

포도당-글리코겐 시스템이란 식사의 당질을 분해하여 얻어지는 포도당 및 간의 글리코겐 분해나 간에서 아미노산, 젖산lactic acid, 글리세롤을 바탕으로 한 당신생으로 얻어진 포도당을 에너지원으로 삼는 것입니다. 또한 근육 속에 축적된 글리코겐을 에너지원으로 하는 경우도 있습니다.

두 가지 에너지 시스템 중 인체의 중심적인 에너지원이 되는 것은 포도당-글리코겐 시스템이 아니라, 지방산-케톤체 시스템입니다. 이것은 인체에 축적되어 있는 중성지방과 글리코겐의 양을 비교하면 명백합니다. 체내에서 지방산과 케톤체는 중성지방의 형태로, 포도당은 글리코겐의 형태로 축적되어 있으며, 양쪽의 양을 비교해 보면 뚜렷한 차이가 있습니다. 예를 들어, 체중 50kg에 체지방율 20%인 사람의 경우, 체지방은 10kg이므로 9만kcal입니다. 하지만 글리코겐은 250g이므로 1,000kcal에 지나지 않습니다.

만일 포도당-글리코겐 시스템을 주요 에너지원으로 쓴다면 고작 1,000kcal로는 하루 기초대사량조차 충당하지 못하며, 격렬한 운동을 하면 1~2시간 만에 고갈되어 버립니다. 만일 심장이 포도당-글리코겐 시스템을 주 에너지원으로 사용한다면 심근은 에너지 고갈을 일으켜서 갑자기 정지할 수밖에 없습니다.

하지만 지방산-케톤체 시스템이라면 9만kcal나 에너지 비축이 있기 때문에 하루 소비 칼로리를 1,800kcal로 할 때 50일분에 해당하며, 물만 보급된다면 2개월 가까이 생존할 수 있는 것입니다. 포도당-글리코겐 시스템을 인체의 주된 에너지원으로 삼는 것은 이 사실로 볼 때 불가능하며, 지방산-케톤체 시스템이야말로 주된 에너지원으로 작용하고 있다는 것을 알 수 있습니다.

생리학적으로 보더라도, 일상생활 대부분의 시간 동안 일을 하는 것은 지방산-케톤체 시스템입니다. 공복 시나 안정 시, 가벼운 운동을 할 때는 심근이나 골격근 모두 지방산과 케톤체를 주된 에너지원으로 사용합니다. 포도당을 에너지원으로 사용하는 것은 격렬한 운동을 할 때나 식사 등으로 혈당치가 상승하여 인슐린이 추가분비 될 때뿐입니다.

또한 인체의 세포 중에서 지방산-케톤체 시스템을 이용하지 않는 것은 적혈구뿐입니다. 지방산이나 케톤체를 사용하려면 세포 내에 미토콘드리아가 필요한데, 적혈구에만 미토콘드리아가 없기 때문입니다. 미토콘드리아는 세포 내의 에너지 생산장치로서 작용하며, 간이나 심장 등에너지 필요량이 큰 장기에는 하나의 세포에 2,000~3,000개의 미토콘드리아가 있습니다.

적혈구 이외의 세포에는 미토콘드리아가 있으며, 지방산-케톤체 시스템을 사용할 수 있습니다.

예를 들면, 뇌나 망막, 생식선배상피 세포는 일상생활에서 포도당을 주된 에너지원으로 쓰지만, 케톤체도 쓸 수 있습니다. 뇌의 경우, 지방산은 분자가 너무 커서 혈액뇌관문을 통과할 수 없지만, 케톤체는 분자가 작기 때문에 뇌 속에 도달합니다. 통상적으로는 포도당을 주로 쓰는 뇌세포도 케톤체를 에너지원으로 얼마든지 이용할 수 있는 것입니다.

인체 세포를 사용하는 에너지원에 따라 분류하면 다음과 같습니다.

① 적혈구는 포도당이 유일한 에너지원
② 뇌세포는 포도당과 케톤체가 에너지원
③ 간세포는 미토콘드리아 내에서 케톤체를 생성하지만 스스로는 쓰지 않으며, 다른 세포에 공급한다. 따라서 포도당과 지방산을 에너지원으로 쓴다
④ 상기 이외의 세포는 포도당, 케톤체, 지방산이 에너지원

이와 같이 인체의 주된 에너지원으로 작용하는 것은 지방산-케톤체 시스템인 것입니다.

˙˙ 지방 대사

당질제한식은 당질을 줄이는 만큼 상대적으로 지방의 비율이 높아집니다. 하지만, 식사 속 지방 비율이 높아져도 비만이 촉진되거나 혈중 중성지방이나 콜레스테롤이 늘어나는 것은 아닙니다. 오히려, 식사 속 당질 비율이 높은 편이 비만을 촉진하고 혈중 지방 상황을 악화시킵니다. 다음 두 가지는 생리학적 사실입니다.

① 식사 속 지방이 혈중 지질상황에 직결되는 것은 아니다.
② 식사 속 지방이 늘어나도 비만으로 이어지지는 않는다.

이것은 지방대사에 대해 생각해 보면 분명합니다. 지방이 음식으로 섭취되면 소장 상피에서 흡수됩니다. 음식 속의 지방은 대부분이 중성지방이지만, 소장에서 글리세롤과 지방산으로 분해됩니다. 흡수되면 중성지방으로 재합성되어 킬로미크론chylomicron이라고 불리는 집합체를 형성합니다. 킬로미크론은 임파액 속에 순시적으로 들어가서 임파관으로 확산됩니다. 킬로미크론은 흉관을 따라 올라가 쇄골하정맥으로 이동합니다.

쇄골하정맥에 들어온 킬로미크론은 대부분이 간 또는 지방조직이나 근육 조직의 모세혈관을 통과하는 동안 중성지방에서 지방산과 글리세롤로 분해됩니다. 이때 모세혈관벽에 있는 리포단백 리파제에 의해 분해가 일어납니다. 중성지방은 한 개의 글리세롤에 3분자 지방산이 결합하여 구성됩니다. 분해된 분량만큼 혈액 속에서 중성지방이 제거되게 됩니다. 중성지방의 분해로 생겨난 유리지방산은 근육 세포에서 에너지원으로 이용됩니다. 유리지방산은 간이나 근육조직에서 β산화로 대사되어 아세틸 CoA가 되며, 에너지원이 됩니다.

혈중에 남은 지방산은 간과 지방조직 속으로 확산되어 다시 중성지방으로 합성되어 지방세포 속에 축적됩니다. 글리세롤은 간에서 중성지방으로 합성되거나 당신생에 이용되기도 합니다. 또한 간에서 합성된 중성지방은 VLDL이 되어 혈액 속으로 방출되어 전신으로 이동합니다. 참고로 킬로미크론chylomicron과 VLDL은 모두 지방을 단백질로 에워싼 구조로 되어 있으며 '리포단백'이라고 불립니다. 지방은 소수성으로 물에 녹지 않기 때문에 친수성을 지닌 단백질로 에워싸서 혈액 속에 녹아들 수 있는 것입니다.

이상의 지방대사 과정으로 알 수 있듯이 식사로 섭취한 지방이 그대로 중성지방으로 혈액 속에 남는 것은 아니며, 대부분이 일단 지방산과 글리세롤로 분해됩니다. 식사로 지방을 많이 먹으면 그만큼 혈중 지질 상황이 악화되는 단순한 시스템이 아닙니다.

식사로 섭취한 지방이 그대로 중성지방으로 인체에 축적되는 것이 아닐뿐더러 혈액 속에 중성지방인 상태로 남는 것도 아니라는 것입니다. 축적되는 것은 에너지원으로 이용되지 않은 잉여분뿐이며, 혈중 중성지방을 늘리는 원인이 되는 것은 다른 것입니다.

당질을 섭취하여 인슐린이 추가분비되면, 근육 조직의 모세혈관에서 리포단백 리파제의 작용이 억제되게 되어 킬로미크론이나 VLDL의 중성지방은 지방산으로 분해되기 힘들어집니다. 지방산으로 분해되지 않으며 케톤체를 얻을 수 없기 때문에 근육세포는 지방산-케톤체 시스템을 쓸 수 없게 되고, 중성지방을 소비하지 못하게 됩니다. 결과적으로 중성지방은 잉여가 되며, 지방세포에 축적되기 쉬워집니다.

인슐린에는 물질의 이화異化를 억제하고 동화同化를 촉진하는 작용이 있습니다. 글리코겐 분해를 억제하여 합성을 촉진하고 중성지방 분해를 억제하여 합성을 촉진하는 등, 각종 저장물질의 분해를 억제하여 합성을 촉진합니다. 지방을 에너지원으로 이용하려면 중성지방을 분해하여 유리지방산과 글리세롤로 만들 필요가 있는데 인슐린은 그것을 억제하는 것입니다.

다시 말해, 인슐린이 추가분비되는 것은 식사로 당질을 먹었을 때뿐이므로, 지방을 많이 먹는 것보다 당질을 많이 먹는 편이 지방을 에너지원으로 이용하는 비율이 줄어들게 되며 중성지방도 늘어나기 쉬워지는 것입니다.

·· 당질 섭취로 비만이 되는 이유

당질 섭취가 비만으로 이어지는 생리학적인 메커니즘을 정리해 보겠습니다.

통상적으로 당질을 섭취했을 때, 당질이 중성지방이 되어 지방세포
에 축적되는 프로세스는 다음 차트와 같습니다(그림3).

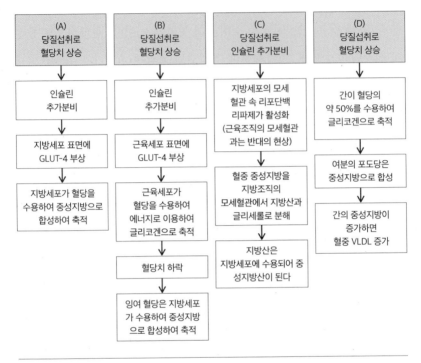

그림3 당질이 중성지방이 되어 지방세포에 축적되는 프로세스

네 가지 프로세스에 의해 축적된 중성지방은 공복 시나 수면 시에 에
너지로 소비됩니다. 만일 근육량이 많고 기초대사가 높은 사람이라면,
섭취와 소비의 균형이 잡혀져서 비만이 되는 일은 없습니다. 그러나 섭
취 칼로리가 소비 칼로리를 초과하면

이 되어 비만이 됩니다. 예를 들어 중년이 되면 비만이 되기 쉬운 이유는 근육량이 줄어서 기초대사가 낮아지고 중성지방이 에너지로 이용되는 양이 감소하는 것에 원인이 있습니다.

당질을 대량으로 섭취하면 비만이 되기 쉬운 이유 중 하나는 인슐린 추가분비입니다. 그림3의 (A), (B), (C) 프로세스에서는 인슐린 작용으로 인해 중성지방이 지방세포에 축적됩니다. 다시 말해, 당질 섭취가 많을수록 인슐린 추가분비도 많아져서 지방세포에 중성지방이 축적되기 쉬워지는 것입니다. 또한, 인슐린은 지방세포 주위의 모세혈관벽에 있는 리포단백 리파제를 활성화시키고, 근육세포 주위의 모세혈관벽에 있는 리포단백 리파제를 억제합니다. 참고로 (A)와 (B)의 과정에 관여하는 GLUT(당수송체)에 대해서 설명하자면, GLUT는 1~14 유형까지 보고되었는데, GLUT-4만은 인슐린 작용에 의해 표면으로 이동한다는, 다른 GLUT에는 없는 특징이 있습니다.

그 다음으로 당질을 대량으로 섭취하면 비만이 되기 쉬운 이유는 (D) 프로세스에도 있습니다. 식사로 섭취한 당질은 포도당이 되어 간으로 보내지고, 인슐린과는 관계없이 약 절반이 수용됩니다. 수용된 포도당은 글리코겐으로 축적되는데, 잉여 포도당이 나오면 중성지방으로 바뀝니다.

다시 말해, 식사 속 당질이 많으면 많을수록 간에서 많은 중성지방을 합성하게 되는 것입니다.

이와 같이 지방세포에서나 간세포에서나 식사 속 당질이 많을수록 중성지방이 늘어나기 쉬워지는 것입니다.

거꾸로 생각하면 식사 속 당질이 적으면 (A) (B) (C) (D) 프로세스는 그다지 일어나지 않기 때문에 중성지방이 합성되기 힘들다고 할 수 있습니다.

당질제한과 비만 해소

당뇨병 치료에는 혈당조절과 함께 비만 해소가 중요합니다. 비만으로 인슐린 저항성이 증대되어 인슐린 작용부족을 초래하기 때문입니다.

당질제한은 식사 속 당질을 줄임으로써 식후 혈당치를 낮게 유지하고 혈당조절을 쉽게 하는 효과가 있을 뿐만 아니라, 비만에도 효과적으로 작용합니다. 인슐린 추가분비의 필요성을 낮추고 비만을 예방할 뿐만 아니라, 비만을 해소하는 효과도 있습니다.

기존에는 동일한 칼로리의 식사를 하면 비만 위험은 같다고 생각되어 왔습니다. 그러나 일정 이상의 범위에서 당질을 제한하면 동일한 칼로리라도 당질이 많은 식사를 했을 경우에 비해 비만해소 효과가 있다는 것이 밝혀졌습니다. 이것은 에비던스 레벨이 높은 여러 연구에 의해 밝혀진 사실입니다.

섭취 칼로리보다 소비 칼로리가 많으면 살이 빠진다.

이것은 의심할 여지가 없는 생리학적 원칙입니다. 하지만 섭취 칼로리가 같다면 당질을 일정 수준 이상으로 제한할수록 당질이 많은 식사보다 살이 빠지는 효과가 생기는 것입니다.

생리학적 연구에 의한 증명은 이제부터 시작이지만, 왜 같은 칼로리라도 당질제한식이 살이 빠지기 쉬운지, 저의 사적인 생각으로 생리학적 고찰을 해보겠습니다.

첫 번째로, 당질을 제한함으로써 인슐린 추가분비가 적어지는 것이 비만해소에 도움이 됩니다. 전 항에서 본 바와 같이, 인슐린은 중성지방의 합성을 촉진하여 지방세포로 축적하는 효과가 있으며, 인슐린 추가분비가 적을수록 비만이 되기 힘들다고 생각됩니다. 인슐린 추가분비는 당질 섭취로 필요량이 많아집니다. 지방을 섭취해도 추가분비는 일어나지 않으며, 단백질을 섭취해도 소량의 추가분비밖에 일어나지 않습니다.

당질이 많은 식사를 했을 경우, 식후에 혈당치 급상승이 일어나며, 기초분비의 10~30배나 되는 인슐린이 추가분비됩니다. 이에 반해, 당질제한식을 하면 인슐린 추가분비는 기초분비의 2~3배 정도로 억제됩니다. 당질제한식은 인슐린 추가분비가 적기 때문에 중성지방 합성이나 축적이 일어나기 힘들다고 생각됩니다.

두 번째 장점으로 생각되는 것은 당질을 제한하면 지방산-케톤체 시스템이 더 많이 가동되기 때문에 중성지방이 소비되기 쉽다는 점입니다. 혈당조절의 메커니즘을 생각하면, 이것은 명백합니다.

근육세포는 혈당치가 높고 인슐린 농도가 높을 때에는 포도당을 수용하여 포도당-글리코겐 시스템을 에너지원으로 사용합니다. 식사로 대량의 당질을 섭취하면 식후 혈당치가 상승하고, 인슐린 추가분비가 일어나므로 근육세포는 이 시간 동안 포도당-글리코겐 시스템을 사용하는 것입니다. 이에 반해, 당질을 제한한 식사를 했을 경우, 혈당치 상승은 적으며, 인슐린 추가분비도 적기 때문에 근육세포는 식사 중이나 식후의 잠시 동안에도 공복 시와 마찬가지로 지방산-케톤체 시스템을 중심으로 사용합니다.

다시 말해, 당질이 많은 식사를 했을 때보다도 당질을 제한한 식사를 하는 편이 근육세포에서 지방산-케톤체 시스템을 사용하는 시간이 길어지는 것입니다. 그렇기 때문에 당질제한식을 하는 편이 중성지방 소비량이 많아집니다.

세 번째 장점은 당신생糖新生입니다.

당질량이 적은 식사를 해도 인체는 저혈당을 일으키지 않습니다. 식사로 섭취되는 당질이 적어도 간에서 당신생을 하여 단백질이나 지방을 원료로 포도당을 합성하기 때문입니다. 단백질 분해로 얻어지는 아미노산이나 지방 분해로 얻어지는 글리세롤을 사용하여 포도당을 합성하고 적혈구 등에 필요한 최소한의 혈당을 유지하는 것입니다. 당연하지만 식사 속 당질량이 적으면 적을수록 당신생은 활발하게 이루어지는데 당신생을 하려면 에너지가 필요합니다. 다시 말해, 당질제한식을 하면 당신생이 활발해지는 만큼 보다 많은 에너지 소비가 일어나게 되는 것입니다.

네 번째 장점은 특이적 동적 작용SDA이 영양소에 따라 다르다는 점입니다.

식사를 하면 당질, 지방, 단백질이 분해되어 흡수됩니다. 이때 에너지 소비가 일어나며 체열로 방출됩니다. 이것이 SDA라고 불리는 현상입니다. 3대영양소는 SDA로 소비되는 에너지가 서로 다릅니다. 당질은 섭취 칼로리의 약 6%, 지방은 약 4%로 큰 차이가 없지만, 단백질은 약 30%나 소비됩니다.

당질제한을 하면 당질이 줄어드는 만큼 지방과 단백질이 늘어나게 되어 결과적으로 고단백 식사를 하게 되는데, 당질이 적고 단백질이 많은 만큼 SDA로 인한 에너지 소비량이 커집니다. 다시 말해, 당질을 제한하면 당질이 단백질로 치환됨으로써 SDA로 인한 에너지 소비가 커지게 되는 것입니다.

다섯 번째 장점은 케톤체 배출입니다.

당질 섭취량이 극히 적은 경우, 체내 케톤체량이 많아집니다. 케톤체는 인체의 에너지원이지만, 필요 이상으로 늘어나면 소변으로 배출됩니다. 케톤체는 물론 에너지를 지니고 있기 때문에 그것을 버리면 살이 빠지게 됩니다. 다만, 케톤체가 증가하는 것은 1일 섭취 당질량이 50g 이하일 경우이므로, 그 이상의 당질을 섭취하면 케톤체 증가는 일어나지 않으며 체외로의 배출도 일어나지 않습니다. 당질제한식으로서 효과가 있는 것은 하루 섭취 당질량 130g 이하이므로, 50g 이상 130g 이하의 당질제한식으로는 이 장점은 살릴 수 없습니다. 또한 배출되는 케톤체의 칼로리는 극히 소량으로 감량 효과는 그다지 크지 않습니다.

당질제한식이 비만해소로 이어지는 장점을 정리하면 다음과 같습니다.

① 비만 호르몬인 인슐린의 추가분비가 적기 때문에 중성지방을 축적하기 힘들어진다.

② 지방산-케톤체 시스템을 사용하는 시간이 길어지므로 중성지방을 소비하기 쉽다.

③ 당신생의 양이 상대적으로 많아지므로, 포도당 합성에 소비되는 칼로리가 많다.

④ 결과적으로 고단백 식사가 되는 만큼 SDA로 방출되는 칼로리가 많다.

⑤ 케톤체 배출로 칼로리가 상실된다(이것은 극히 소량).

이와 같이 생각할 때, 같은 칼로리인데도 당질제한식이 당질이 많은 식사보다 살이 빠지는 이유를 생리학적으로 납득할 수 있습니다.

[소비 칼로리 = 운동 에너지 + 기초대사 + SDA]입니다.

운동 에너지 부분은 식생활의 차이와는 관계없으므로 동일한 것으로 전제합니다. 그러나 기초대사 부분은 식생활에 따라 차이가 납니다. 당신생에 의한 에너지 소비도 기초대사에 포함되며, 상기 ③에서 당질제한식이 기초대사가 더 커지게 됩니다. SDA 역시 ④의 사실이 있으며, 극히 소량이지만 ⑤로 인한 칼로리 소비도 당질제한식에서는 일어날 수 있습니다.

다시 말해, 섭취 칼로리가 같아도 ③, ④, ⑤로 인해 당질제한식의 소비 칼로리가 상대적으로 많기 때문에 당질제한식이 보다 감량효과가 높다고 생각할 수 있는 것입니다.

부기1

일본인과 구미인歐美人의 2형 당뇨병 발병에는 차이가 있다

일본인을 비롯한 아시아인과 구미인 사이에는 인슐린 분비능력에 선천적인 차이가 있다고 하며, 2형 당뇨병 발병 패턴에도 차이가 보입니다.

일본인의 경우, 일반적인 발병 패턴은 다음과 같습니다.

1. 당질을 섭취한 후, 식후 혈당치가 상승하지 않도록 인슐린이 대량으로 추가분비된다.

2. 인슐린 분비능력이 유지되는 동안은 식후 혈당치가 정상이다.

3. 위와 같은 상황을 20~40년 반복하는 동안 β세포가 피폐해져서 인슐린 추가분비 능력이 다소 약해지면 식후 고혈당을 초래하게 되고, 식후 2시간 혈당치가 140~199mg/dL이 되면 내당능 저해IGT라는 경계형 단계에 도달한다. 이 단계에서는 분비능력은 아직 많이 남아있지만 비만 경향이 보이며, 인슐린 저항성이 나타나서 혈중 인슐린 농도가 높은 경우가 많다.

4. IGT를 수년~10년간 지속하면 β세포의 인슐린 분비능력이 더욱 쇠

퇴하여 마침내 기초분비가 부족하게 되고, 아침 공복 시 혈당치가 110~125mg/dL이 되면 공복 시 혈당장애IFG, 아침 공복 시 혈당치가 126mg/dL이 되면 당뇨병형이 된다. 인슐린 분비능력은 크게 쇠퇴한 상태이다.

5. 인슐린 분비능력이 더욱 쇠퇴하여 식후 2시간 혈당치가 200mg/dL을 넘게 되어 당뇨병형이 된다.

당뇨병은 '인슐린 분비부족 + 인슐린 저항성 = 인슐린 작용부족'에 의해 발병하는데 일본인의 경우는 인슐린 분비부족이 주된 원인입니다.

분비부족보다도 저항성이 주된 경우는 저항성을 보상하는 형태로 인슐린을 대량으로 분비하여 비만이 촉진되므로 저항성이 주된 기간이 길고 인슐린 분비능력이 높을수록 2형 당뇨병 발병 시의 비만이 심해집니다.

그러나 일본인의 2형 당뇨병의 경우, 발병 시 평균 BMI는 24 정도이며, 인슐린 분비부족이 주된 이유입니다. 전혀 비만이 아닌, 마른 체형의 당뇨병 환자도 있습니다.

이에 비해, 구미인의 2형 당뇨병은 분비능력이 높기 때문에 대량의 인슐린을 장기간에 걸쳐 분비하여 거대한 비만을 초래하는 경우를 흔히 봅니다. 일반적으로는 3의 IGT 기간이 수십 년간 지속되어 인슐린 분비능력이 아직 많이 남아있는 단계에서 인슐린 저항성으로 2형 당뇨병이 발병합니다.

발병 시의 BMI는 구미인의 경우 평균 32 정도의 심각한 비만 상태로 당뇨병이 되는 것입니다.

구미인의 2형 당뇨병은 인슐린 저항성이 주를 이루며, 일본인처럼 비만이 없는 상태로 발병하는 경우는 적습니다. 그렇기 때문에 2형 당뇨병인 일본인이 구미의 의료기관에 가게 되면 비만이 아니기 때문에 1형 당뇨병으로 오해받는 경우도 있다고 합니다.

부기2

추정 평균 혈당치와 당화혈색소^{HbA1c}의 함정

2007년 미국 당뇨병학회ADA에서 HbA1c를 이해하는 데 최적의 방법으로 추정 평균혈당치eAG가 권장되었습니다. 추정 평균혈당치의 계산식은 다음과 같습니다.

추정 평균혈당치(mg/dL) = 28.7 × HbA1c (%, MGSP) — 46.7

HbA1c는 당뇨병 혈당조절의 지표로 이용됩니다. 과거 1~2개월간의 평균 혈당치를 잘 반영하며, 검사 시의 우발적인 상황으로 인해 혈당치가 좌우되지 않기 때문에 정확도 높은 혈당조절 판단을 가능케 하기 때문입니다.

　하지만 HbA1c에는 약점도 있는데, 같은 수치인 경우라도 혈당 변동폭의 차이가 있는 경우를 판별할 수 없습니다.

　근래에 당뇨병 치료에서 지속 당측정CGM이 보급되어 혈당 변동폭이 주목받고 있으며, 같은 평균 혈당치라도 혈당 변동폭이 클수록 혈관 손상 위험이 높다고 합니다. 혈관 손상의 원인이 되는 산화 스트레스와 가장 큰 상관관계가 있는 것이 MAGE(하루 동안의 평균 혈당폭)이며, 식후 고혈당과 더불어 중요시되고 있습니다. 또한 MAGE와 식후 고혈당도 심혈관 질환의 위험 요인으로 여겨지고 있습니다.

　하지만, HbA1c만으로는 혈관 손상을 초래하는 산화 스트레스와 가장 관계가 깊은 평균 혈당 변동폭이나 식후 고혈당을 알 수 없습니다.

　예를 들어 HbA1c 6.8%NGSP라는 같은 수치를 지닌 당뇨병 환자가 두 명 있다고 합시다. HbA1c 6.8%라면 평균 혈당치는 148.46mg/dL이 됩니다.

　한쪽 사람이 느슨한 당질제한식을 실천 중이며, 공복 시 혈당치 118mg/dL, 식후 혈당치 178mg/dL 정도로 식후 혈당치 180mg/dL 미만을 유지하며 HbA1c은 6.8%였을 경우, 평균 혈당치는 149.46mg/dL 정도입니다. 혈당치 변동폭은 60mg/dL이 됩니다.

　다른 한 사람은 당질을 대량으로 섭취하면서 인슐린 주사를 맞고 있다면 인슐린 과잉으로 공복 시 혈당치는 70mg/dL이며 저혈당 직전, 당질의 대량 섭취로 식후 혈당치는 228mg/dL인 패턴을 보여도 HbA1c는 6.8%로 같으며 평균 혈당치는 역시 148-46mg/dL 정도입니다. 혈당치 변동폭은 158mg/dL로 전자보다 2배 이상이나 커지고 식후 고혈당도 있는 것입니다.

두 사람은 HbA1c만 보면 모두 '양호한 조절'을 하고 있는 셈이 되지만, 혈당치 변동폭을 보면 2배 이상의 차이가 있으며, 전자에 비해서 후자는 식후 고혈당도 있기 때문에 합병증 위험이나 심근경색 위험도 더 높습니다.

이와 같이 만일 HbA1c만으로 혈당조절을 판단해 버리면, 6.8%라는 수치만으로 양호한 조절이라고 착각하여 종래의 심혈관 질환이나 당뇨병 합병증 위험을 간과하게 됩니다.

실제로 일반적인 당질섭취를 하면서 강화 인슐린 요법이나 경구 혈당강하제로 HbA1c 6.0%를 지향한 그룹이 HbA1c 7.5%의 느슨한 치료 그룹보다도 사망률이 높았다는 결과가 ACCORD 시험에서 나왔습니다.

앞으로의 당뇨병 치료에서는 단순히 HbA1c를 낮게 유지하는 것만이 아니라, 식후 고혈당을 막고 혈당치 변동폭을 작게 만드는 것이 요구되고 있습니다.

약물에 의한 저혈당 위험이나 당질섭취로 인한 식후 고혈당의 위험이 없는 당질제한식의 장점은 점점 더 중요시될 것으로 생각됩니다.

혈관내피 손상의 메커니즘

당질제한식을 하면 식후 고혈당을 피하고 혈당치 변동폭이 작아집니다. 이것이 얼마나 큰 장점인가에 대한 이해를 돕기 위하여 고혈당이 혈관 내피를 손상시키는 메커니즘을 정리해 보았습니다.

손상의 가장 큰 요인은 산화 스트레스의 증가입니다. 체내의 산화반응과 항산화반응의 균형이 깨져서 산화반응이 더 커진 상태가 산화 스트레스입니다. 고혈당 자체가 산화 스트레스를 증가시키며, 고혈당으로 인해 발생하는 활성산소도 산화 스트레스를 증가시킵니다. 산화 스트레스가 늘어나면 이완과 수축을 반복하는 혈관 내피의 기능이 저하되고 동맥경화의 위험이 됩니다.

그 다음으로 손상의 원인이 되는 것은 최종당화산물, AGE입니다. 과잉 혈당은 당화반응에 의해 혈관 내피의 콜라겐 등 다양한 단백질에 부착됩니다. 부착된 당은 일부 변성되어 아마도리 화합물(변성 포도당)이 됩니다. 이 아마도리 화합물과 당이 결합하여 AGE가 생겨납니다. 혈액검사로 검출되는 HbA1c나 글리코알부민GA도

150

AGE입니다. AGE는 과잉 혈당이 변성된 후의 잔재와 같은 물질로서, 고혈당의 잔재라고도 할 수 있습니다. 이 AGE가 혈관내피세포를 손상시킵니다.

세 번째 손상 원인으로 들 수 있는 것은 간헐적인 혈당치 급변화입니다. 혈당치의 급상승과 급강하를 반복하면 항산화 시스템의 가동을 막아서 만성적인 고혈당보다도 혈관내피세포를 손상시키는 작용이 강하다고 지적되고 있습니다. 특히, 식후 혈당치의 급상승, 다시 말해 글루코스 스파이크와 더불어 혈당치 급강하도 위험한 것으로 여겨지고 있습니다.

고혈당이나 활성 산소로 인한 스트레스, 고혈당으로 인해 발생하는 AGE, 글루코스 스파이크 등 혈당치의 간헐적인 급변화, 이상의 3가지로 인해 고혈당은 혈관내피를 손상시키는 것입니다.

당질제한식은 식후 고혈당을 막을 뿐만 아니라, 혈당치 변동폭이 작아집니다. 고혈당 자체로 인한 산화 스트레스나 AGE 발생을 저지하고 혈당치 급변동을 예방함으로써 항산화 시스템의 기능도 지켜집니다. 그렇기 때문에 동맥경화 위험도 줄고, 합병증 예방에도 효과가 있는 것으로 생각됩니다.

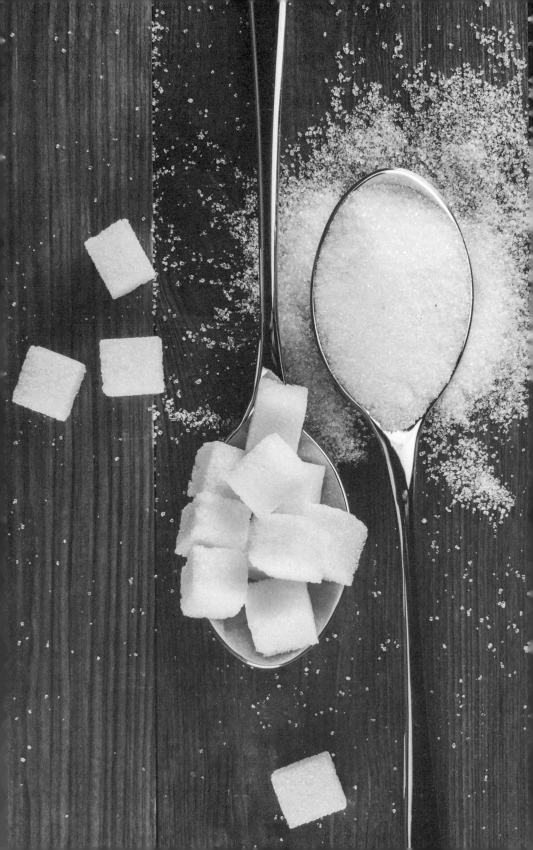

제5장

생리학으로 본
당질제한식의
안전성

안전성의 포인트

당질제한식은 당뇨병 치료에 효과적이며 안전하기도 한 치료식입니다.

당질을 먹지 않는 식사는 현대에서 일반적이라고는 할 수 없기 때문에 안전성에 대한 의문을 갖는 분들도 계시지만, 대부분은 선입견에 따른 오해입니다. 앞서서 에비던스 검토로 몇 가지 의문을 해결해 보았습니다만, 생리학적 사실 확인을 통해 해결할 수 있는 안전성에 대한 의문점은 다음과 같습니다.

① 당질을 먹지 않으면 뇌의 에너지원이 부족하지 않을까

② 지방이 많은 식사를 하면 비만 촉진이나 혈중 지질 상황이 악화되지 않을까

③ 당질이 적어지면 최소한의 혈당 유지를 위해 당신생이 촉진되어 근육 손실이 오지 않을까

④ 당질제한식으로 케톤체가 높아지는 것은 위험하지 않은가

이상의 질문 중 ①과 ②에 대해서는 앞서 검토해 본 생리학적 사실을 근거로 안전성에 문제가 없다는 것을 명확하게 이해할 수 있습니다.

먼저, ①은 뇌가 포도당밖에 에너지원으로 쓸 수 없다는 잘못된 착각에서 비롯된 의문인데 뇌는 포도당뿐만 아니라 케톤체도 에너지원으로 이용할 수 있다는 것이 생리학적인 사실입니다. 아울러 식사 속 당질을 제한해도 간의 당신생으로 최소한의 혈당치는 유지되므로 뇌의 에너지 부족은 일어나지 않습니다.

②에 대해서는 앞서 살펴본 바와 같이 오히려 반대이며, 비만을 촉진하거나 혈중 지질상황을 악화시키는 위험이 있는 것은 지방이 많은 식사가 아니라 당질이 많은 식사입니다. 이것은 생리학적 설명이 가능할 뿐만 아니라 권위 있는 연구에 의한 에비던스로 증명된 엄연한 사실입니다.

그러면 ③과 ④의 의문점에 대하여 안전성을 검토해 보겠습니다. 특히 ④에 대해서는 면밀한 검토를 해보겠습니다.

·· 단백질 대사

식사 속 당질량이 적으면 당신생이 활발하게 일어납니다. 당신생에는 글리세롤glycerol, 젖산과 더불어 단백질을 분해하여 얻어지는 아미노산이 사용됩니다. 그렇기 때문에 당질이 적은 식사를 계속하면 당신생을 위해 근육의 단백질이 분해되어 근육량이 줄기 때문에 위험하지 않은가라는 의문이 생기는 경우가 있습니다.

하지만, 이것은 완전한 오해입니다.

아미노산으로부터의 당신생은 단백질 대사의 복잡한 메커니즘 중에 포함되어 있으며, 근육 속 단백질이 분해되어 아미노산이 되고 그 일부가 당신생에 이용되는 현상은 비단 당질제한을 했을 경우에만 일어나는 것이 아닙니다. 어떠한 식생활을 하더라도 매일 근육의 단백질 분해는 일어납니다. 또한 당질제한이 원인이 되어 근육량이 줄어드는 일은 생기지 않습니다.

당질을 제한하건 하지 않건, 근육의 일부가 분해되고 분해된 일부가 당신생에 이용되는 것은 변함이 없으며, 인체 메커니즘상 당연하게 일어나는 사태인 것입니다. 이 때, 근육의 전체량이 증가하는지 감소하는지는 식사로 섭취하는 당질량과는 관계없습니다. 이것은 생리학적으로 단백질 대사의 전체상을 파악하면 분명해집니다.

그렇다면 단백질 대사를 정리해 보겠습니다.

근육을 포함하여 인체 속 단백질은 매일 교체됩니다. 체중 70kg인 남성의 경우, 10~11kg의 체내 단백질이 있으며 그중 약 3%에 해당하는 300g~350g의 단백질이 매일 교체됩니다.

교체되는 단백질 중 식사에서 유래되는 외인성은 100g 정도이며, 장기 속 소화액, 유리탈락한 장세포, 누출된 혈장단백 등의 내인성 단백질을 포함하여 160g이 소화관으로부터 흡수됩니다.

음식으로 섭취된 단백질은 내인성 단백질과 마찬가지로 소화관에서 아미노산으로 분해되어 흡수됩니다. 흡수된 아미노산은 정맥을 통해 간으로 들어가며, 필요량의 혈청 단백 등의 합성에 사용된 나머지는 아미노 풀을 형성합니다.

또한, 근육 등 체내 단백질의 분해로 혈중에 공급된 아미노산도 간에서 아미노산 풀amino acid pool로 들어갑니다. 체내 단백질의 분해로 발생한 아미노산 중 약 70%는 분해된 곳에서 그대로 재이용되며, 약30%가 혈액 속으로 방출되어 간의 아미노산 풀amino acid pool에 들어갑니다.

아미노산 풀에 들어온 유리 아미노산은 새로운 단백질 합성에 사용되며, 일정량을 초과한 잉여분이 에너지원으로 사용되거나, 당신생이나 지방 합성에 이용되기도 합니다.

이상과 같은 단백질 대사를 생각해 보면, 근육 속 단백질이 분해되는 것은 일상적인 일이라는 것을 알 수 있습니다. 또한 당신생에 이용되는 것은 단백질 분해물인 아미노산에 잉여가 있을 경우이며, 식사 중 당질량에 좌우되는 것이 아니라는 것을 알 수 있습니다.

인체에서 에너지로 이용되는 물질의 우선순위는 다음과 같습니다.

[알코올 → 포도당이나 글리코겐 → 지방산이나 케톤체 → 아미노산]

다시 말해, 섭취 칼로리 전체량이 부족하지 않는 한, 당질이나 지방이 먼저 에너지로 이용되며, 단백질 이용은 가장 나중에 되는 것입니다. 당신생으로 인해 인체의 근육량이 줄어드는 일이 생기는 것은, 극단적인 저칼로리가 장기간 지속되어 축적된 글리코겐과 체지방이 고갈된 후입니다. 충분한 칼로리를 섭취하는 한, 저당질 식사가 원인이 되어 근육이 줄어드는 일은 있을 수 없습니다.

당질제한으로 근육이 분해되어 줄어든다는 것은 완전한 오해입니다.

이 오해는 일상적으로 근육이 대사되며, 당신생 또한 일상적인 일이라는 생리학적 지식의 결여에서 비롯된다고 생각합니다.

Columm

당신생

인체에서 포도당은 필요불가결한 물질이지만, 체외로부터 섭취할 필요는 없습니다. 또한 포도당 이외의 당질 역시 인체가 음식으로 섭취할 필요가 있는 물질은 존재하지 않습니다. 간에서 당질 이외의 물질을 사용하여 새롭게 포도당을 합성하는 기능이 있기 때문입니다. 이 기능을 당신생이라고 부릅니다.

당신생은 다음과 같은 경로로 일어납니다.

① 지방조직 → 글리세롤(중성지방의 분해물) → 간 → 당신생 → 지방조직 및 근육

② 근육 → 아미노산 → 간 → 당신생 → 근육 및 지방세포

③ 포도당 대사 → 젖산(lactic acid) → 간 → 당신생 → 근육 및 지방조직

마지막 ③은 당질을 사용한 당신생이지만, ①과 ②는 당질을 사용하지 않으

며, 당신생에는 당질이 필수가 아니라는 것을 알 수 있습니다.

이상과 같은 3가지 경로의 당신생은 모두 인체 내에서 일상적으로 일어납니다. 당뇨병 환자건 건강한 사람이건, 당질제한식을 하는 사람이건 일반적으로 당질을 먹는 사람이건 똑같이 공복 시나 수면 시에는 당신생으로 적혈구에 필요한 혈당을 확보합니다. 당신생의 조정은 인슐린이 하며 인슐린은 강력한 당신생 억제인자로 작용합니다. 인슐린 작용부족이 생기면 간은 당신생을 억제하지 못하고 포도당을 과잉생산하게 됩니다.

˙˙ 케톤체

그러면, 당질제한으로 인한 케톤체 수치의 상승이 위험한가라는 문제를 검토해 보겠습니다. 이 문제는 현재까지도 연구가 계속되고 있으며 미해결 부분이 있지만 적어도 기본적인 안전성은 생리학적으로 설명 가능하며, 위험성을 중시하는 목소리가 가장 큰 이유는 케톤체에 대한 생리학적 지식의 결여라고 생각됩니다.

그러면, 케톤체에 대해 상세하게 검토해 보기로 하겠습니다.

당질제한식을 하면 케톤체 농도가 높아지는 경우가 있습니다. 특히 당질량을 20g 정도로 억제한 식사를 매 끼니마다 할 경우, 케톤체 수치가 높아집니다.

케톤체는 일반 사회에서는 듣는 일이 별로 없는 말입니다. 또한 의학계에서도 '케톤체는 해롭다'라는 선입견을 갖기 쉽습니다. 이 때문에 당질제한식은 케톤체를 증가시키므로 위험하다고 생각되기도 합니다.

하지만, 케톤체는 인체 내의 극히 흔한 물질이며, 모든 사람의 에너지원으로 이용되고 있는 안전한 물질입니다.

이것은 생리학적 사실입니다.

케톤체는 지방산의 분해/합성으로 얻어지는 물질인데, β-하이드록시낙산, 아세트초산, 아세톤의 3가지를 총칭한 말입니다. 케톤체는 간 세포 내에서 '지방산 → β산화 → 아세틸 CoA → 케톤체'의 경로로 일상적으로 만들어집니다. 케톤체는 에너지를 지니고 있으며 간 이외의 장기에 에너지원으로 공급됩니다.

참고로, 케톤기基를 가지고 있어서 케톤체라는 명칭으로 불리는데 3가지 물질 중 β-하이드록시낙산에는 케톤기가 없습니다. 다시 말해 β-하이드록시낙산은 화학 구조상으로 볼 때 케톤이 없지만, 케톤인 아세트초산에 가역적으로 변환되기 때문에 의학이나 생화학 분야에서는 습관적으로 케톤체에 포함시킵니다.

그러면, 케톤체는 세포의 미토콘드리아에서 에너지원으로 이용됩니다. 인체의 에너지원은 주로 포도당과 지방산 및 케톤체입니다. 더구나 포도당에 비하여 지방산이나 케톤체가 인체로서는 중심적인 에너지원입니다.

평소 식사로 당질을 대량 섭취하는 사람도 일상생활 속에서 에너지원으로 포도당을 이용하는 시간보다 지방산과 케톤체를 이용하는 시간이 깁니다.

예를 들어 혈액 검사로 케톤체 분획을 검사기관에 의뢰하면 ⟨ β-하이드록시낙산 농도 + 아세트초산 농도 = 총 케톤체 농도⟩로서 데이터가 제공됩니다. 혈중 총 케톤체 농도의 기준치는 '26~122 μM/mL'입니다. 이것으로 보아도 당질을 많이 먹는 식생활을 하는 사람이라도 혈액 속에 케톤체는 일상적으로 존재한다는 것을 알 수 있습니다.

식사로 당질을 섭취한 경우, 식후 3~4시간까지는 심근이나 골격근의 주요 에너지원은 포도당이지만, 당질 섭취 개시 후 4시간 정도 경과하면 주된 에너지원은 지방산과 케톤체로 전환됩니다. 수면 시에나 공복 시에 심근이나 골격근은 케톤체나 지방산을 에너지원으로 사용하고 있는 것입니다. 더구나 케톤체는 적혈구 이외의 모든 세포에서 에너지원으로 이용할 수 있습니다.

인체 세포 중 적혈구만은 미토콘드리아가 없기 때문에 케톤체를 이용할 수 없습니다. 하지만, 통상적으로는 포도당을 우선적으로 사용하는 뇌나 망막 세포도 케톤체를 이용할 수 있습니다. 뇌의 경우, 혈액뇌관문이 있기 때문에 지방산은 분자가 커서 뇌세포 내에 도달하지 못해서 이용할 수 없지만, 케톤체는 분자가 작기 때문에 뇌세포 내에 도달할 수 있으며 에너지원으로 이용 가능합니다.

아울러, 케톤체 중 인체에서 일상적으로 이용되는 것은 주로 β-하이드록시낙산과 아세트초산이며 아세톤은 에너지원으로 이용되지 않습니다.

이상의 사실은 의학 교과서로서 일반적으로 이용되고 있는 [가이튼 임상생리학]이나 [하버 생화학]에도 기재되어 있는 엄연한 생리학적 사실로서, 논쟁의 여지가 없습니다.

이처럼 케톤체는 해로운 물질이기는커녕 일상적으로 인체에 에너지를 공급하는 유용한 물질인 것입니다.

케톤체는 인체에 유용한 물질이며 당질제한식을 하는 경우뿐만 아니라, 모든 사람의 체내에 일상적으로 존재합니다.

이런 생리학적 사실을 직시한다면, 케톤체 자체를 해롭다고 생각하는 것은 잘못된 선입견이라는 것을 알 수 있습니다.

·· 생리적 케톤체 증가는 산성혈증acidosis을 일으키지 않는다

케톤체는 인체에 유용한 물질임에도 불구하고 의학계에서 위험한 물질이라는 선입견을 갖기 쉬운 이유는 당뇨병 케톤산증ketoacidosis이 널리 알려졌기 때문으로 생각됩니다.

케톤체는 산성 물질이기 때문에 고농도가 되면 산성혈증acidosis을 일으키는 것이 아닌가, 케톤체가 일상적인 에너지원으로 사용되는 물질이라고 하더라도, 고농도가 되면 케톤산증이 되어 위험한 상태가 되지 않을까라는 선입견을 갖게 되는 것입니다.

당질을 평소 식생활로 먹고 있는 사람의 경우, 혈중 케톤체 농도는

26~122μM/L 정도입니다.

당질이 제한된 시간이 지속되면 케톤체 농도는 더욱 상승합니다. 예를 들면 단식요법 중인 사람이나 난치성 간질에 사용되는 케톤식을 섭취하고 있는 사람의 경우, 혈중 케톤체 수치는 2,000~4,000μM/L나 됩니다. 통상적인 식생활을 기준으로 한 것에 비해 30~40배나 되는 높은 수치입니다.

하지만, 이 정도 높은 수치임에도 불구하고 절식요법이나 케톤식 초기의 일시적인 산성혈증acidosis이 생기더라도 시간이 지나면 정상적인 pH 값으로 되돌아오며, 케톤산증을 일으켜서 생명에 위험한 상태가 되는 일은 없습니다.

이것은 인체의 완충작용이나 호흡, 신장 등의 조절이 작용하여 산염기 평형이 유지되기 때문입니다.

인체에서는 대사에 따라 종종 산성 물질이 생산되는데 세포 활동이 정상적으로 이루어지기 위해서는 산염기 평형이 유지될 필요가 있습니다. 이 때문에 혈액에서는 중탄산 완충계, 헤모글로빈계, 인산계 등이 작용하며, 신장에서 생산되는 중탄산 이온HCO₃⁻의 농도와 호흡기능으로 이산화탄소 분압 조절에 의해 pH가 조정됩니다.

이와 같이 혈액의 완충작용, 신장의 조절기능, 호흡기능의 조절 등에 의해 혈중 케톤체가 통상의 30배를 초과하는 농도가 되어도 산성혈증은 일어나지 않는 것입니다.

예를 들어 케톤식을 하면 현행 기준치를 훨씬 초과하는 케톤체 증가가 발생하지만 국제적으로 안전성이 확인되었으며, 2010년 세계적으로 권위 있는 가이드라인 [코크란 라이브러리Cochrane Library]에 채택되었고 영국 국립 의료기술평가기구National Institute for health and Clinical Excellence : NICE에도 2011년에 채택되었습니다.

또한, 신생아나 모유 육아 중인 유아의 케톤체 수치는 성인에 비해 높습니다. 이것은 모유의 지방 비율이 높기 때문입니다.

물론 케톤체 수치가 성인보다 높다고 해도 유아의 건강에 이상이 생기는 것은 아닙니다. 영국에서 가장 권위 있는 인간 영양학 교과서인 [휴먼 뉴트리션Human Nutrition] (제10판 일본어판, 의치약 출판 2004년)의 748페이지, 뇌의 대사 항목에 '모유는 지방함유량이 많아서 케톤체 생성에 필요한 기질을 공급할 수 있다. 발달 중인 뇌에는 혈액 속의 케톤체를 수용하여 이용할 수 있는 특수한 능력이 있으며, 신생아에게 케톤체는 뇌의 중요한 에너지원이다'라는 기재가 있습니다.

케톤체가 증가하면 산성혈증을 초래한다는 것은 생리학적 사실에 위배된다는 인식을 가져야 합니다.

** 당뇨병 케톤산증ketoacidosis과와 생리적 케톤체 증가의 차이

혈중 케톤체가 기준치보다 높아도 인슐린 작용이 어느 정도 유지된 상태라면 위험한 상태가 아닌 생리적 케톤체 상승으로 안전한 상태입니다.

하지만, 당뇨병 환자의 케톤체 수치가 높거나 요중 케톤체가 양성이라면 9할 이상의 의사가 위험하다고 생각하는 것이 현실입니다. 이것은 혈중 케톤체 수치가 높거나 요중 케톤체 양성은 곧 당뇨병 케톤산증이라고 단정하기 때문입니다.

이것은 생리학적 사실에 위배되는 잘못된 판단입니다.

이러한 사고의 근본에 있는 것은 케톤체 증가가 최초의 발단이 되어 당뇨병 케톤산증이 일어난다는 생각입니다. 하지만, 생리학적으로 보면 사실은 그 반대이며, 케톤체 증가는 위험한 상태의 원인이 아니라 오히려 결과입니다.

당뇨병 케톤산증의 본질적 원인은 케톤체 증가가 아니라 인슐린 작용의 극단적인 결핍입니다. 인슐린 작용이 심하게 결핍되어 인체 대사가 크게 손상된 병태가 있고, 그 결과로서 케톤체가 증가한 것입니다. 다시 말해, 인슐린 작용의 극단적인 결핍이라는 전제가 없다면 당뇨병 케톤산증을 일으키는 일은 결코 없습니다.

즉, 당뇨병 케톤산증과 생리적인 케톤체 증가는 전혀 다른 상태인 것입니다. 그러면 당뇨병 케톤산증과 생리적 케톤체 증가를 비교하여 차이를 분명해 해보겠습니다.

당뇨병 케톤산증은 긴급 입원이 필요한 위중 상태인데 혈중 케톤체 이상으로 병리적인 상승을 한다는 것이 인정되었습니다.

당뇨병은 인슐린 작용부족으로 인해 세포내에 포도당을 원활하게 수용할 수 없는 질병이며, 만성적인 고혈당이 있습니다. 매우 심한 당뇨병으로 혈당치가 300~500mg/dL 이상이나 되고, 목마름, 다뇨, 복통, 구토, 탈수, 의식 저하, 짜증, 요중 케톤체 강양성 등의 증상 및 소견이 있다면 당뇨병 케톤산증으로 진단됩니다. 이때는 혈중 케톤체 수치도 높고 혈액은 산성을 띄고 있습니다. 긴급 치료로서 생리식염수 점적이나 속효형 인슐린 주사 등의 처치를 할 필요가 있습니다.

당뇨병 케톤산증은 인슐린 작용의 결핍으로 인한 전신의 고도대사실조 상태입니다. 진행 상황을 모식화하여 정리하면 다음과 같습니다.

인슐린 작용 결핍 → 길항 호르몬의 과잉 → 전신의 대사장애 → 당 이용 저하 및 지방 분해 항진 → 고혈당 및 고유리지방산 혈증 → 케톤체의 생산항진

다시 말해, 인슐린 작용결핍이 출발점이고, 케톤체 증가가 종착점인 것입니다.

인슐린 작용이 극단적으로 결핍되면 결과적으로 케톤체 고수치로 인해 산성혈증acidosis을 일으키는 이유는 인슐린의 작용이 결핍되었기 때문에 전신의 대사가 크게 붕괴되어 혈액의 pH를 조정하는 완충작용도 멈추기 때문입니다.

그렇기 때문에 원래는 케톤체 자체에 독성이 없더라도 결과적으로 산성혈증을 일으키게 되는 것입니다.

다시 말해, 당뇨병 케톤산증은 인슐린 작용의 극단적인 결핍이 원인

으로 작용한 결과적인 케톤체 고수치이자 산성혈증인 것입니다.

실제로 당뇨병 케톤산증은 1형 당뇨병 환자의 Sick day나 인슐린 주사 중단, 2형 당뇨병 환자의 페트병 증후군에 의해 일어나는 경우가 대부분입니다. 이러한 경우, 모두 인슐린 작용의 극단적인 결핍 상태를 나타냅니다.

당뇨병 케톤산증과 달리 인슐린 작용이 있는 사람의 경우는 케톤체 수치가 높아도 산성혈증을 일으키는 일은 없습니다.

예를 들면 단식 초기에는 일시적인 케톤산증이 있어도 완충작용으로 서서히 보정되며 혈액의 pH 수치는 정상으로 되돌아옵니다. 또한 정상인 사람이 격렬한 운동을 했을 때에도 혈중 케톤체 수치는 일시적으로 증가하지만, 이것 또한 생리적인 현상이며, 완충작용에 의해 산성혈증은 일어나지 않습니다.

당질이 적은 식생활을 할 경우, 케톤체가 비교적 높은 수치가 되는 것도 마찬가지 생리적 현상이며, 인슐린 작용이 유지되는 한 산성혈증을 일으키는 일은 없습니다.

예를 들어 당뇨병 환자로 11년간 당질제한식을 계속하고 있는 저(에베 코지)의 경우, 혈중 케톤체는 기준치의 5~10배(300~1,200 μM/L)나 되지만 pH 수치는 정상이며 산성혈증은 일어나지 않습니다.

극단적으로 당질이 적은 케톤식을 섭취하는 사람은 케톤체 수치가 기준치의 30배가 되는 경우가 있지만, 초기의 일시적인 산성혈증을 지나면 완충작용으로 단식 때와 마찬가지로 혈액의 pH 수치는 정상으로 되돌아옵니다. 또한 케톤식에 의한 케톤체 고수치의 안전성이 확인되었습니다.

이와 같이, 인슐린 작용이 있는 경우 케톤체 상승은 어디까지나 생리적인 정상 상태이며, 인체의 완충작용이 작용하여 산성혈증을 일으키지 않습니다.

당뇨병 케톤산증은 인슐린 작용 결핍이 원인으로 일어난 결과적인 케톤체 상승입니다. 인슐린 작용이 있는 경우의 케톤체 상승은 생리적인 현상이며 단순히 케톤체가 높다고 해서 당뇨병 케톤산증이 되는 것은 아니라는 점을 꼭 이해하셔야 합니다.

˙˙케톤체는 안전한 에너지원

케톤체의 안전성은 또 다른 에너지원인 포도당과 비교하면 알기 쉽습니다.

케톤체는 절식 중이나 케톤식 실천 중에 기준치의 30~40배라는 높은 수치가 되지만 인체의 기능은 정상을 유지합니다. 그 반면, 포도당이 혈액 중에 30배나 늘어나면 도저히 생명을 유지할 수 없습니다. 공복 시 혈당치의 기준치는 50~109mg/dL이므로 30배라면 3,000mg/dL나 됩니다. 혈당치가 3,000mg/dL인 상태로 생명을 유지할 수 있다고 생각하는 사람은 아무도 없을 것입니다.

혈당치가 180mg/dL이 넘으면 산화 스트레스를 일으켜서 혈관내피를 손상시키고 동맥경화 위험이 되며, 인체는 인슐린을 추가분비하여 혈당치를 180mg/dL 미만으로 억제하려 합니다.

다시 말해, 포도당의 적정 농도는 60~180mg/dL이라는 매우 좁은 범위인 것입니다.

이처럼 좁은 범위 안에 혈중 농도를 유지해야 한다는 것은 인체로서는 포도당이 그다지 안전한 물질이 아니라는 생각을 할 수 있습니다. 이에 비해 케톤체는 혈액 중에 30배나 늘어나도 안전합니다. 케톤체가 포도당보다도 인체에게 안전하다는 증거가 아닐까요?

예를 들면, 신생아의 경우, 성인의 기준치보다도 혈중 케톤체는 높습니다. 모유는 총칼로리의 48.5%가 지방인 고지방식입니다. 그렇기 때문에 유아의 케톤체 수치가 높아지는 것인데 물론 건강에 문제는 없습니다.

또한 인류의 역사를 돌이켜 보면 농경 이전의 700만 년에 걸쳐서 수렵채집 생활을 계속했으며, 그때의 식생활은 지극히 당질제한적이었다고 상상할 수 있습니다. 실제로 지난 세기의 중반까지 수렵채집을 하고 있던 이누이트Innuit의 경우, 당질이 극히 적은 식생활을 했습니다. 당연히 혈중 케톤체는 높았을 것으로 예상되지만 그들의 건강 상태는 같은 시기의 선진국 사람들보다도 양호했으며 당뇨병이나 비만, 암도 적었습니다.

이러한 사실을 생각할 때, 케톤체는 인체에게 안전성이 높은 물질이라고 생각하는 것이 자연스럽습니다.

케톤체는 가장 자유로운 에너지원

인체가 에너지원으로 이용하는 물질 중, 케톤체는 가장 자유롭게 세포 속을 이동할 수 있는 물질입니다. 에너지원이 되는 물질로는 포도당, 지방산, 케톤체, 그리고 아미노산이 있습니다. 아미노산의 경우, 에너지로 이용되는 일이 별로 없지만 이용 가능합니다.

해당계를 제외하고 이들 물질이 세포 속에서 에너지원으로 사용되기 위해서는 혈류로부터 세포막을 돌파하여 세포 속 에너지 생산 공장인 미토콘드리아에 도달해야 합니다. 세포막과 미토콘드리아에는 각각의 물질을 수용하기 위한 장치가 있는데, 바꾸어 말하면 두 개의 관문을 통과해야 하는 셈입니다.

포도당의 경우, 세포막에는 당수송체, 미토콘드리아에는 피루브산 공동수송체(H+/pyruvate symporter)가 있으며, 아미노산의 경우는 세포막에 아미노산 수송체, 미토콘드리아에는 마찬가지로 피루브산 공동수송체(H+/pyruvate symporter)가 있습니다. 지방산의 경우는 세포막에 지방산 수송체, 미토콘드리아에는 카르니틴 왕복통로(carnitine shuttle)가 있습니다.

이처럼 두 개의 서로 다른 관문을 지나서 마침내 미토콘드리아에 도달하게 되는데, 케톤체만은 세포막과 미토콘드리아를 단 하나의 관문만으로 통과합니다. MCT(monocarboxylate transporter)라는 공통의 관문을 지나기만 하면 미토콘드리아에 도달할 수 있는 것입니다.

아미노산, 지방산, 포도당, 그리고 케톤체도 카본산에 속하며, 모노카르복

시산(monocarboxylic acid)은 가장 심플한 물질인데, 케톤체는 모노카르복시산 (monocarboxylic acid)에 속해 있습니다.

인체의 세포에 있는 수송체 중 가장 심플하고 보편적인 것이 모노카르복시산 수송체이며, 케톤체는 모노카르복시산 수송체를 지나서 체내의 세포를 자유롭게 통과할 수 있습니다. 다시 말해, 케톤체는 다른 어떤 에너지보다도 자유로운 물질인 것입니다. 또한 케톤체 중 하나인 β-하이드록시낙산은 포도당보다도 에너지 효율이 좋으므로, 케톤체는 인체에서 손쉽게 고효율로 이용할 수 있는 물질이라고 할 수 있습니다.

·· 앳킨스 다이어트에 의한 케톤산증ketoacidosis 보고 사례

당질제한식으로 케톤체가 증가하는 것을 걱정하는 사람들이 무시해서는 안 되는 것은 과거에 두 가지 사례의 케톤산증이 보고된 사실입니다. 2006년 1월 [뉴잉글랜드 저널The New England Journal of Medicine][1]과 2006년 7월 [란셋The Lancet][2]에 전 세계에서 단 두 가지 사례에서만 앳킨스 다이어트 중에 비만여성이 케톤산증을 일으켰다고 보고되었습니다. 앳킨스 다이어트는 당질제한식이기 때문에 당질제한으로 인한 케톤체 상승이 산성혈증으로 이어진 것이 아닌가라는 의구심을 가질 수 있습니다.

[Dr. Atkins Diet Revolution]이 출판된 것은 1970년대 초이며, 오늘날까지 40년간 전 세계에서 앳킨스 다이어트를 실천한 사람은 약 10만 명 이상으로 추측됩니다. 앞서 말한 [란셋]의 논문에는 '앳킨스 다이어트로 건강한 성인에게 생명의 위험이 있는 케톤산증이 일어났다는 논문 보고는 지금까지 없다'라는 기재가 있습니다. 다시 말해, 앳킨스 다이어트가 시작된 후 30년 이상 케톤산증 보고는 전혀 없었던 것입니다.

다만, 40년간 2사례라는 매우 드문 경우라고는 하지만 의사라면 결코 무시해서는 안 되는 사실임에는 틀림없으므로 논문을 바탕으로 신중하게 검토해 보기로 합니다.

먼저 [뉴잉글랜드 저널The New England Journal of Medicine]의 논문인데, 동일 인물(51세 백인여성, 비만)이 4회나 케톤산증을 일으켰으며, 어떤 대사이상이 원인이 되어 케톤체를 이용할 수 없는 매우 드물고 특수한 체질이었을 가능성이 있습니다.

당질제한식을 적용할 수 없는 질환으로는 신부전, 활동성 췌장염, 간경변과 더불어 장쇄지방산 대사이상증이 있습니다. 장쇄지방산 대사이상증인 사람이 당질제한식을 실천했을 경우, 지방산을 이용하지 못하기 때문에 케톤산증을 일으킬 가능성이 있습니다.

다음으로 [란셋]의 논문은 앳킨스 다이어트로 생리적 케토시스가 있는 사람(40세 백인여성, 비만)이 위장 질환으로 구토를 며칠간 반복하여 식사 섭취를 할 수 없었고 탈수 상태가 되어 탈수로 인해 산성혈증이 일어난 것으로 생각되며, 수액 주사로 극히 단기간에 회복되었습니다.

'생리적으로 정상인 케톤체 고수치는 있었지만 건강했던 사람이 다른 원인으로 구토와 극도의 식욕부진에 빠져서 탈수증상을 일으키고 탈수로 인해 산성혈증이 되었다. 케토시스(케톤체 고수치)에 산성혈증acidosis이 더해져서 케톤산증ketoacidosis이 일어났다.'

[란셋The Lancet]의 논문을 상세히 읽어보면 혈중 케톤체 농도가 당뇨병 케톤산증의 경우에 비해 매우 낮다는 것을 알 수 있으며, 이와 같이 추측하는 것이 타당하다고 저는 생각합니다.

실제로 케톤체 고수치이며 건강했던 사람이 당뇨병과는 전혀 무관한 원인으로 탈수상태에 빠지면 누구나 [란셋]의 경우와 같은 상태가 될 것이며, 이것은 당뇨병 케톤산증과 같은 위중한 상태가 아닌, 단지 탈수증상인 것입니다.

예를 들어 혈중 케톤체가 기준치의 10배 정도의 고수치(300~1,200μM/mL)인 저는 현재 2형 당뇨병이지만 케톤체 이외의 데이터는 모두 정상이며 건강합니다. 하지만 만일 혼자서 등산을 하다가 조난을 당해서 다리가 부러져서 움직일 수 없고 산 속에서 물도 마실 수 없는 상태가 된다면, 며칠 만에 탈수증상을 일으켜서 산성혈증이 될 것입니다. 그 후 발견되어 병원에 옮겨지면 당뇨병 케톤산증으로 진단되어 ICUIntensive Care Unit 입원을 하는 소동을 빚게 될까요?

실상은 '생리적 케토시스 + 탈수로 인한 산성혈증'이므로 입원하여 생리식염수를 점적하면 금방 탈수가 사라지고 산성혈증이 해소되며, 케톤체 고수치는 그대로인 채, 단지 몇 시간 만에 건강한 상태를 회복할 수 있습니다.

이 경우, 제 몸에 일어난 것은 고도의 대사실조인 당뇨병 케톤산증과는 전혀 별개의 상태인, 단지 탈수증상일뿐입니다.

[뉴잉글랜드 저널The New England Journal of Medicine]의 증례는 애초에 당질제한식의 반응이 아닌 다른 '대사이상증'일 가능성이 높으며, 매우 특수한 사례입니다. [란셋The Lancet]의 보고는 경과와 데이터로 볼 때, '생리적 케토시스 + 탈수로 인한 산성혈증'이 겹쳐진 경우라고 생각됩니다.

•• 페트병 증후군과 당질의 위험성

당뇨병 케톤산증ketoacidosis 항목(167페이지)에서 언급한 페트병 증후군 (청량음료 케톤산증)에 대해서 설명하겠습니다.

원래 당뇨병 소인을 지니고 있는 사람이나 경계형 당뇨병 레벨인 사람이 액상과당과 같은 흡수되기 쉬운 당질을 다량으로 매일 섭취하면 마실 때마다 혈당치가 급상승하여 인슐린이 대량으로 추가분비됩니다.

이러한 '페트병 생활'을 1개월 가까이 지속하면 마침내 췌장의 β세포가 피폐해져서 인슐린 생산이 부족하게 되고, 혈당치가 높아집니다.

일단 혈당치가 높아지면 당독糖毒 상태가 되고 당독의 악순환이 지속되면 인슐린 작용이 마침내 결핍되게 되어 당뇨병 케톤산증이라는 위험한 상태가 되고, 1~2주간 의식 혼미나 혼수상태에 빠지는 경우도 있습니다.

이럴 때는 긴급 입원을 해서 생리식염수 점적으로 탈수를 보정하고 인슐린 주사를 하여 혈당치를 조절해야 합니다. 때로는 사망하는 경우도 있지만, 혈당을 조절할 수 있으면 당독 상태는 급속하게 개선되며, 인슐린 분비능력도 회복되는 경우가 대부분입니다. 따라서, 퇴원 후에는 원래의 상태로 되돌아오므로, 인슐린 주사도 물론 필요 없습니다.

청량음료 케톤산증의 특징

① 청량음료를 대량으로 섭취한다 (하루 평균 약 2L)

② 청년기에서 중년에 걸친 남성에게 많다

③ 발병 시에 비만이 있거나 비만 이력이 있는 사람이 대부분

④ 혈연자 중에 당뇨병 환자가 있는 경우가 절반 이상

⑤ 환자에게 병인식이 없거나 희박하다

페트병 증후군에 의한 당뇨병 케톤산증ketoacidosis은 매년 증가하고 있습니다. 페트병 증후군은 결코 드문 질병이 아니며, 일상적으로 진료하는 질병으로, 2013년 현재도 페트병 증후군으로 구급차에 실려 오는 사람이 끊이지 않습니다. 일본만 해도 과거 수천 건의 보고 사례가 있으며 그중에는 사망한 경우도 있습니다.

페트병 증후군의 원흉은 대부분 청량음료(액상과당)이며, 단백질, 지방은 전혀 관계가 없습니다. 다시 말해, 당질 섭취 이외에는 결코 일어나지 않는 위중한 병태가 페트병 증후군입니다.

페트병 증후군은 병리적인 케톤체 상승이며, 인슐린 작용의 결핍이 필요조건입니다. 당질제한식으로 인한 케톤체 고수치와는 전혀 다른 경우입니다.

·· 당질제한식과 케톤체/동맥혈류 가스의 검사 데이터 및 염산기 평형

당질제한식을 장기간 계속한 경우 어떻게 되는지에 대한 실례로서 케톤체와 산성혈증acidosis에 관련한 검사 데이터를 소개하겠습니다.

아래 데이터는 2009년 3월 2일 시점에서 7년간 당질제한식을 실천한 저(에베 코지, 검사 시 59세)와 4년간 실천한 S.T씨(검사 시 61세)의 동맥혈액 가스와 pH 및 혈중 케톤체 수치 데이터입니다. 두 사람 모두 2형 당뇨병이며, 한 끼 식사당 당질량이 20g 미만인 당질 제한식을 하고 있습니다. 저

	에베 코지	S.T 씨	기준치
pH	7.450	7.450	7.36~7.45
$PaCO_2$	43.0	40.9	35~45Torr
PaO_2	92.0	84.0	80~100Torr
HCO_3^-	28.8	27.2	22~26mEq/L
혈당치	123mg/dL (식후 3시간)	86mg/dL (공복 시)	
혈중 케톤체	712	603	26~122μM/mL
요중 케톤체	음성	음성	

는 1일 2식(점심과 저녁), S.T씨는 1일 1식으로 저녁에만 섭취합니다. 약물 사용은 하지 않았습니다.

두 사람 모두 혈중 케톤체 수치는 기준치의 5~6배라는 높은 수치지만, pH는 약한 알칼리성인 정상치입니다. 다시 말해, 케토시스ketosis는 있지만 산성혈증acidosis는 없는 것입니다.

이 데이터는 특별한 경우가 아니라 당질제한식으로 인한 케톤체 고수치인 경우의 통상적인 수치이며, 타카오 병원에서 지도하고 있는 당질제한식 실천자에게 일반적으로 보이는 경향입니다. 적어도 당질제한식이 이유가 되어 당뇨병 케톤산증ketoacidosis을 일으킨 사례는 1건도 없습니다.

당질제한식에 의한 케톤체 고수치가 케톤산증ketoacidosis으로 이어지지 않는다는 것을 아실 수 있으리라 생각합니다.

데이터를 보면 HCO_3^-는 두 사람 모두 정상치 상한보다 약간 높은 수치입니다. HCO_3^-는 완충작용의 기준이 되는 수치로 이 값이 높다는 것은 산성 물질인 케톤체의 농도가 높은 것을 혈액 완충작용으로 조절하여 산염기 평형을 유지하고 있다는 것을 알 수 있습니다.

또한 혈중 케톤체 수치는 높지만 요중 케톤체는 음성이며 심근과 골격근에서 케톤체 이용 효율이 상승하여 케톤체의 신장에서의 재흡수가 좋아진 것을 볼 수 있습니다.

혈당치로 보더라도 두 사람 모두 인슐린 작용이 어느 정도 이상 확보되고 있습니다.

이 데이터로 생각해 보아도 인슐린 작용이 어느 정도 이상 남아 있는 경우, 당질 제한식으로 케톤체가 증가하는 것은 생리적으로 자연스러운 반응이며, 결코 위험한 상태가 아니라는 것을 알 수 있습니다.

여기서 제시한 데이터는 사례 수가 적기 때문에 에비던스 레벨은 되지 않습니다. 현재까지 생리적 케톤체 상승의 안전성을 증명한 역학적인 연구는 없지만, 위험성을 증명한 연구 역시 없습니다. 적어도 생리학적으로는 당질제한으로 인한 케톤체 상승이 위험하다고 생각할 만한 이유는 없으며, 저희들의 경험으로 볼 때 안전하다고 판단하고 있습니다.

˙˙ 당질제한식은 안전

지금까지 생리학적 측면에서 당질제한식에 대해 검토해 보았습니다. 혈당 조절과 비만 해소에 효과적이며, 생리학적으로 볼 때 안전성에 대해서도 문제는 없는 것으로 생각됩니다.

실제로 구미歐美에서는 많은 에비던스가 있으며, 이미 당질제한식은 유효성과 안전성을 인정받고 있는 공식적인 치료식입니다.

예를 들면 미국 당뇨병 학회ADA에서는 2008년부터 당질제한식의 비만해소 효과와 혈당 개선효과를 에비던스 레벨 A로 인정하고 있으며, 안전성에 대해서도 1년간의 실천은 보증한다는 태도로 바뀌었습니다. 또한, 2011년에는 유익성 보증 기간이 2년으로 연장되었습니다.

유익성 보증을 2년까지로 제한하는 이유는 이것보다 긴 기간에 걸쳐서 확인된 연구가 아직 없기 때문입니다. 하지만, 치료식에 대해 장기간의 신뢰성이 있는 연구를 실행하는 것은 사실상 불가능에 가깝습니다. 실제로 당질제한식뿐만이 아니라, 장기적인 안전성을 높은 에비던스 레벨로 확인한 당뇨병 치료식은 칼로리 제한식(일본의 종래의 당뇨병 치료식, 고당질식)의 경우에도 전혀 없습니다.

현실적으로는 생리학적 근거와 장기적 예후를 예측하는 의학적인 데이터를 바탕으로 장기적 안전성을 추측할 수밖에 없다고 생각합니다.

당질제한식의 유효성과 안전성에 관한 생리학적 근거는 검토하였습니다. 이어서, 당질제한식을 이해하는 데 필요한 사실을 영양학적 시점에서 정리하겠습니다.

부기

당독糖毒과 그 해제解除

180~200mg/dL이 넘는 고혈당이 되면 인체에 대미지를 끼치게 됩니다.

① 고혈당 지속 → 췌장의 랑게르한스섬인 β세포가 손상 → 인슐린 분비저하

② 고혈당 지속 → 근육세포 레벨의 인슐린 저항성 증대

고혈당이 되면 ①과 ②가 체내에서 발생합니다. 인슐린 분비저

하와 저항성 증대가 발생하면 점점 더 고혈당이 됩니다.

[고혈당 지속 → 인슐린 분비 저하와 인슐린 저항성 증대 → 고혈당 지속]

이 악순환 패턴을 임상적으로는 '당독'이라고 부릅니다.

왜 고혈당 자체가 인슐린 분비를 저하시키는지, 인슐린 저항성을 증대시키는지는 최첨단 연구가 진행되고 있지만, 아직 정확히 밝혀지지 않은 것이 현실입니다.

당독 해소에 관하여 타카오 병원에 입원하신 1형 당뇨병 환자분 중 몇 분의 귀중한 경험을 소개하겠습니다.

1형 당뇨병 환자로 인슐린 분비가 제로인 환자라도 당질제한식을 개시할 때는 저혈당 방지를 위해 인슐린의 양을 어느 정도 감량합니다. 개인차는 있지만 처음에는 좀처럼 혈당치가 안정되지 않고 300mg/dL이었다가 250mg/dL이었다가 100mg/dL이 되는 등 꽤나 큰 편차가 있었습니다.

그런데 당질제한식을 계속한 어느 날 하루 종일 혈당치가 200mg/dL을 넘지 않게 되고 다음 날부터 갑자기 인슐린 효과가 두 배 정도 좋아졌습니다. 인슐린 작용이 극적으로 좋아지기 때문에 같은 양의 인슐린 주사를 하면 저혈당 위험이 있어서 예를 들면 전날까지 6단위를 주사하던 것을 다음날에는 3~4단위로 감량할 필요가 생겼습니다. 아울러, 하루 종일 혈당치도 신속하게 안정되었고 편차가 사라졌습니다.

최초 환자의 경우 너무나도 급격한 개선에 놀랐지만, 동일한 케이스를 몇 명 경험한 후 당독 해소는 하룻밤 사이에 일어날 수도 있다는 확신이 들었습니다.

이것은 1형 당뇨병으로 인슐린 분비가 제로인 경우에 일어났기 때문에 이러한 급격한 당독 해소는 오로지 인슐린 저항성의 개선으로 인한 것이라는 점이 중요합니다.

또한 1형 당뇨병만큼 극적이지는 않지만 2형의 경우에도 당질제한식으로 하루 동안 혈당치가 200mg/dL을 넘지 않게 되면 매우 빠르게 혈당조절이 개선되는 경험을 하였습니다. 다만, 2형의 경우는 1형과는 달리 인슐린 저항성의 개선뿐만 아니라 인슐린 분비 능력의 회복도 어느 정도 관여하고 있을 것으로 생각됩니다.

이와 같이, 당질제한식은 당독을 신속하게 개선할 수 있습니다.

[참고문헌]

1) Shah P, Isley WL: Ketoacidosis during a low-carbohydrate diet. N Engl J Med, 354: 97-98, 2006.
2) Chen TY, Smith W, Rosenstock JL, et al: A life-threatening complication of Atkins diet. Lancet, 367: 958, 2006.

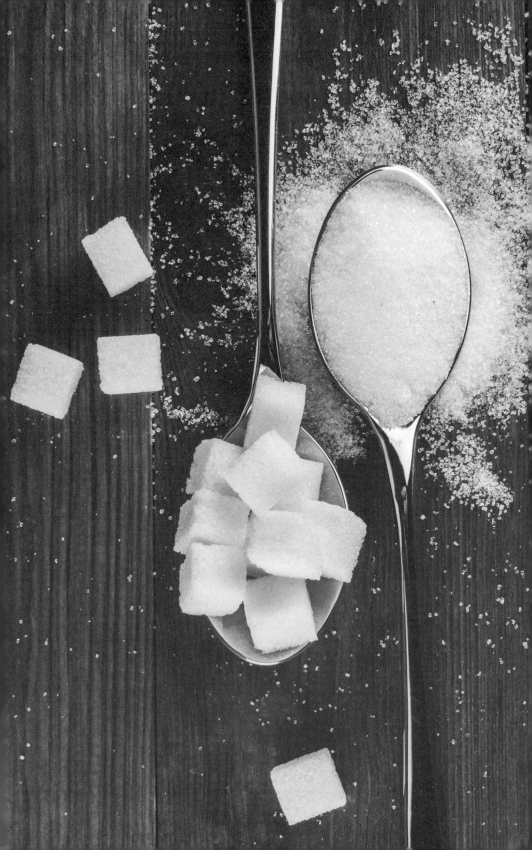

제6장

영양학적
사실

˙˙ 일본의 의학교육에는 '인간 영양학'이 결여되어 있다

이 장에서는 당질제한식에 관련된 생리학의 범주에 속하는 것 중, 식사에 관련된 지식을 정리해 보겠습니다. 당뇨병 치료에 있어서 식사 문제는 매우 비중이 높고 영양학 지식은 빼놓을 수 없는 것이기 때문입니다.

구미歐美의 의학교육을 잘 아는 분들은 일본에는 '인간영양학'이라는 학문이 존재하지 않는다고 지적합니다. 그도 그럴 것이, 의학부 교육에서 영양학의 비중은 거의 없는 것이나 마찬가지입니다. 하지만 구미에서 영양학은 필수이며, 인간영양학을 의학교육의 일환으로 반드시 배웁니다. 의학에 있어서 영양학이 필요하다는 인식이 뚜렷한 것입니다.

예를 들어, 구미의 영양학 가이드라인에는 '미정제 곡물을 섭취할 것'이라고 명기되어 있으며 정제된 곡물의 위험성을 경고합니다. 당질 섭취가 인체의 건강에 큰 영향을 준다는 것은 상식적으로 알려져 있습니다.

영국의 의학교육에서 널리 교과서로 사용되고 있는 [휴먼 뉴트리션

Human Nutrition]에는 다음과 같은 기술이 있습니다.

[(현대의 식사에는) 전분이나 유리당에서 유래되는 '이용하기 쉬운 포도당'을 대량으로 섭취하고 있다. 이와 같은 식사내용은 혈당 및 인슐린 수치의 정기적인 상승을 초래하며, 당뇨병, 관상동맥질환, 암, 노화 등 많은 점에서 건강에 유해하다는 점이 강하게 지적되고 있다. 농업의 발명 이래, 인간은 곡물을 중심으로 한 음식을 섭취하게 되었으나 진화에 필요한 시간의 척도는 길며, 인간의 소화기관은 곡물 중심의 식사에 적응하지 못했다. 하물며 고도로 가공된 현대의 식사에 대해서는 도저히 적응할 수 없는 것이다] (『휴먼 뉴트리션』 제10판 일본어판, 의치약출판, 2004년 75페이지)

당질의 과잉섭취가 당뇨병 등 현대병의 원흉이며, 고도로 가공된 현대의 음식, 다시 말해 정백된 곡물에 인체가 적응하지 못했다는 지적은 저의 지론과도 일치합니다.

구미의 의학계에서 당뇨병 치료에 당질제한의 중요성이 빠른 단계에서 자리잡은 배경에는 식사의 중요성에 대한 인식과 인간영양학적 지식이 있었던 것입니다.

인간영양학을 의학교육에서 반드시 배우고, 구체적인 식재료나 식사내용이 인체의 건강에 끼치는 영향이나 질병에 대한 효과에 대해서 확실한 지식을 의학 관계자가 가지고 있는 구미의 자세는 올바른 것이라고 생각합니다. 하지만 일본의 의학교육에서 인간영양학은 거의 비중이 없으며, 그러한 학문이 있는지조차 모르는 사람이 많다는 점은 매우 큰 문제입니다.

[혈당치를 높이는 것은 당질뿐이며, 단백질과 지방은 상승시키지 않는다]
[뇌는 포도당뿐만이 아니라, 케톤체도 이용한다]

이러한 극히 기본적인 생리학적 지식을 일본의 의사나 간호사, 영양사들 대부분이 모르고 있는 현실을 볼 때, 하루 빨리 일본의 의학계도 인간영양학의 중요성을 인식하고 의학교육에 도입해야 한다고 생각하지 않을 수 없습니다.

앞으로 구미와 마찬가지로 일본의 의료에서도 인간영양학은 매우 중요한 위치를 차지할 것으로 생각됩니다. 그러려면 일본의 의료 관계자가 인간영양학 지식을 갖추는 것이 첫걸음이 될 것입니다.

·· 당질이란 무엇인가

인간영양학적 시점에서 당뇨병을 볼 때 가장 기본이 되는 지식은 당질이란 무엇인가라는 것입니다. 당뇨병의 혈당조절에 대해서 식사 중 당질량에 주목하는 것은 지금 구미에서는 상식이자, 미국 당뇨병학회 ADA의 가이드라인에도 명기되어 있습니다.

당질이란 구체적으로 어떤 물질을 의미하는가, 어떤 물질이 어느 정도의 혈당 상승 효과를 갖는가, 혈당조절에 영양학을 적용하려면 이러한 지식이 불가결합니다.

그러면 당질이란 무엇인가에 대한 지식을 정리해 보고자 합니다.

먼저 용어 문제부터 검토하겠습니다.

일본에는 당질과 마찬가지로 널리 사용되는 '탄수화물'이나 '당류'라는 말이 있습니다.

이 세 가지 용어는 관습적으로 비슷한 문맥으로 사용되지만 명확한 차이가 있습니다.

[건강증진법]에는 식품에 대한 영양표시를 하는 제도로서 '영양성분 표시'(제31조)를 정하고 있습니다. 이 [영양표시 기준을 바탕으로 한 영양 성분 표시]에는 기본적으로 표시해야 할 것을 '에너지, 단백질, 지방, 탄수화물, 나트륨'의 5가지 성분으로 정하고 있습니다. 다시 말해, 법적으로 표시 의무가 있는 것은 당질이 아니라 탄수화물로 정해져 있는 것입니다. 법적인 정의에 있어서 탄수화물이라는 말은 다음과 같은 의미가 있습니다.

[단백질, 지방, 회분(미네랄) 중 어느 것으로도 분류되지 않는 것은 탄수화물로 계산한다]

다시 말해, 단백질도 지방도 미네랄도 아닌 것은 법적으로 모두 탄수화물로 취급되는 것입니다. 실제 식사에서는 법률로 정한 표시를 바탕으로 성분을 판단해야 하므로 이러한 사실은 꼭 알아 둘 필요가 있습니다.

영양학적으로 탄수화물, 당질, 당류라는 3가지를 정리하면 다음과 같습니다.

탄수화물 = 당질 + 식이섬유

당질 = 당류 + 당 알코올 + 3당류 이상 + 합성 감미료

당류 = 단당류 + 2당류

3당류 이상 = 올리고당, 다당류(전분, 덱스트린 등)

2당류 = 초당, 맥아당, 유당 등

단당류 = 포도당, 과당, 갈락토스 등

당 알코올 = 에리스리톨, 키시리톨, 멀티톨, 솔비톨 등

합성 감미료 = 아스파탐, 아세설팜칼륨, 수크랄로스, 사카린, 네오템

다시 말해, 탄수화물이란 당질과 식이섬유를 합한 분류를 의미하며, 당류란 당질에서 당 알코올과 3당류 이상 및 합성 감미료를 제외한 분류가 됩니다.

탄수화물에 들어 있는 식이섬유는 소화흡수되지 않습니다. 따라서 '당질이란 탄수화물 중 소화흡수되는 것'을 의미한다고 바꾸어 말할 수 있는 것입니다.

또한 당류에서 제외된 전분 등의 3당류 이상은 단맛을 지니고 있지 않습니다.

당 알코올이나 합성 감미료는 인공적으로 합성됩니다. 당 알코올은 천연 상태로도 존재하지만, 식품에 사용되는 것은 천연물질에 가수분해를 하여 제조한 것입니다. 따라서 '당류란 천연 추출되는 단맛이 있는 당질'이라고 바꾸어 말해도 좋을 것입니다.

탄수화물 중 식이섬유는 소화흡수되지 않으므로 혈당치 상승과는 관계가 없습니다. 따라서 당뇨병에 관해서는 탄수화물보다도 당질에 주목해야 합니다.

참고로, 영어로는 일본어의 '당질'에 그대로 적용할 수 있는 단어가 없습니다. 영어로는 'carbohydrate'가 통상적으로 사용되는데 이것은 '탄수화물'이라는 의미입니다. 'available carbohydrate'가 당질에 해당됩니다. 또한 당질제한식을 의미하는 영어는 'carbohydrate restriction' 또는 'low carbohydrate diet'이며, 적절하게 번역하자면 '탄수화물제한' 또는 '저탄수화물식'이 됩니다.

하지만, 음식에 들어있는 탄수화물 중 대부분은 식이섬유보다 당질이 압도적으로 많기 때문에 실제로는 탄수화물을 당질과 같은 의미로 생각해도 큰 문제는 없습니다. 예외적으로 식이섬유가 많은 식재료는 곤약인데, 100g 중 3.0g의 탄수화물이 있으며 2.9g이 식이섬유입니다. 버섯류, 해조류, 견과류, 야채도 식이섬유를 어느 정도 함유하고 있습니다.

˙˙ 혈당치를 올리지 않는 당질

탄수화물 중 식이섬유는 소화흡수되지 않으므로 물론 혈당이 되지 않고 체외로 배출됩니다만, 기본적으로 당질은 100%가 2시간 이내에 혈당으로 변합니다.

예를 들면, 식품첨가물 표시에 흔히 '증점다당류'라는 기재가 있습니다. 펙틴Pectin, 카라기난Carrageenan, 구아검Guar Gum, 로커스트빈검Locust Bean Gum, 타마린드검Tamarind Gum, 잔탄검xanthangum, 커드란curdlan 등 주요 증점다당류는 난소화성으로 식이섬유로 분류되며, 혈당치 상승 우려가 없는 것으로 여겨집니다. 안전성에 관해서는 난소화성이므로 괜찮을 것으로 생각됩니다.

전분이나 글리코겐 등도 다당류이지만, 이것은 체내에서 포도당으로 분해되어 혈당치를 상승시킵니다. 같은 다당류로 불려도 식이섬유로 분류되어서 '당질'에는 포함되지 않는 물질도 있는 것입니다.

탄수화물에서 이러한 식이섬유를 제외한 당질은 기본적으로 혈당치를 상승시키는 작용이 있습니다.

하지만, 당질로 분류되는 물질 중에도 혈당치를 올리지 않는 것이 있습니다. 그것은 당 알코올인 에리스테롤과 합성 감미료입니다.

당 알코올은 천연상태로 존재하는 물질이며, 현재 식품으로 이용되는 것은 천연소재를 가수분해하여 인공적으로 합성한 것입니다. 당 알코올 중 키시리톨, 멀티톨, 솔비톨 등은 섭취하면 설탕의 절반 정도 혈당치 상승이 됩니다.

당 알코올 중 유일하게 에리스테롤은 전혀 혈당치를 상승시키지 않습니다. 9할 이상이 소장에서 소화흡수된 후, 거의 100%가 대사되지 않고 그대로 간을 통해 소변으로 배출되기 때문입니다.

국제연합 식량농업기관FAO 및 세계보건기구WHO는 JECFAJoint Expert Committee on Food Additives를 설치하고 감미료 등 첨가물의 안전성 평가를 공표했는데, 이러한 당 알코올은 극히 안전성이 높다고 하여 섭취량에 관한 규제는 없으며, 임산부가 섭취해도 괜찮은 것으로 정했습니다.

합성 감미료는 미국 식품의약품국FDA와 일본의 후생노동성이 사용을 인정하고 있는 물질이 5종류 있습니다. 아스파탐, 아세설팜칼륨, 수크랄로스, 사카린, 네오템이 그것인데, 섭취해도 혈당치를 상승시키지 않습니다. 이들 물질은 안전성은 인정되었지만 섭취 총량에 대한 규제가 있습니다.

당질제한을 실시할 때는 식품의 당질량을 기준으로 해야 하는데, 에리스테롤과 합성감미료는 혈당으로 변하지 않기 때문에 당질량으로 계산할 필요는 없습니다.

또한 일상적인 식생활에서 당질제한식을 실시할 경우, 식품의 영양성분 표시를 참조하게 되는데, 매우 애매한 표현이 있으므로 주의할 필요가 있습니다.

'칼로리 제로', '칼로리 오프', '당질 제로', '당질 오프' 등의 표시가 있는 식품이 늘고 있으며, 모두 당질이 없다는 인상을 주지만 실제로는 차이가 있습니다. 이러한 표기 중 상당 부분은 '건강증진법'이라는 법률에 의한 기준이 있습니다. 구체적으로는 다음과 같습니다.

[칼로리 제로] : 에너지량이 식품 100g당 5kcal 미만(일반적인 음용 액체의 경우 100ml 당 5kcal 미만)

[칼로리 오프] : 에너지량이 식품 100g당 40kcal 미만(일반적인 음용액체의 경우 100ml당 20kcal 미만)

[당질 제로] : 당질량이 식품 100g당 0.5g 미만(일반적인 음용 액체의 경우 100ml 당 0.5g 미만)

'당질 오프'에 대해서는 구체적인 수치기준은 없으며, '과대 표시가 되지 않도록 충분한 주의가 필요'라는 기재가 있어서 각 메이커별 자주적 판단에 맡겨져 있습니다. 예를 들어 한 맥주회사에서는 100ml당 2.5g를 표시하고 있습니다.

이처럼, 영양성분표시에 따른 인상은 당질이 들어있지 않을 것 같은 식품이라도 어느 정도의 당질을 함유하고 있으며, 그만큼 혈당치 상승이 있다는 것을 알아 둘 필요가 있습니다.

·· 과당은 중성지방으로 변하기 쉽다

당질 중에서 혈당치를 그다지 올리지 않는 물질은 과당입니다. GI 수치(다음 항 참조)가 20 정도로 포도당에 비하면 혈당치가 그다지 상승하지 않기 때문에 인슐린 추가분비도 적습니다.

하지만 과당은 중성지방으로 변하기 때문에 비만이 되기 쉬우며, 인슐린 저항성을 증대시키는 등 다양한 위험이 있습니다.

과당은 세포의 GLUT-5에 의해 수용됩니다. 참고로 GLUT-5는 인슐린 작용과는 관계없이 세포 표면에 위치합니다. 과당은 혈당으로 거의 변하지 않은 채로 간까지 옮겨져서 포도당 대사계로 들어옵니다. 이때 포도당보다도 급속하게 대사됩니다.

또한 과당에는 간에서의 지방합성 효소군의 발현을 촉진하는 작용이 있으며, 중성지방으로 변하기 쉬운 특징이 있습니다. 과당이 중성지방으로 변하면 지방세포에 축적되어 비만을 촉진하게 됩니다. 비만이 되면 내장이나 피하에 체지방이 쌓이는데, 이들 지방세포가 비대해지면 인슐린 작용을 방해하는 물질이 분비되기 때문에 비만이 진행될수록 인슐린 저항성이 커지게 됩니다.

아울러, 과당은 흡수된 후 단백질 당화(글리케이션)를 포도당보다 쉽게 일으키는 것으로 알려져 있습니다. 당뇨병에는 다양한 단백질 당화반응 생성물이 합병증 진행에 관여한다는 것이 밝혀졌습니다. 또한, 단백질 당화반응은 혈관벽의 동맥경화뿐만 아니라, 노화, 치매, 암, 고혈압 등에 관여한다는 보고도 있습니다.

고혈당은 단백질 당화의 커다란 요인인데, 과당은 포도당보다 더 당화를 쉽게 일으키므로 합병증이나 동맥경화 등 다양한 질병의 위험이 됩니다.

이처럼, 혈당치를 상승시키지 않고 인슐린 추가분비가 적다는 것은 당뇨병에는 플러스 요인이지만, 중성지방으로 변하기 쉬운 성질은 인슐린 저항성을 증대시키는 위험요인이며, 단백질 당화를 일으키기 쉬운 성질은 합병증 위험이 됩니다. 따라서 과당을 당뇨병에 해가 없는 물질이라고 생각할 수는 없습니다.

다시 말해, 혈당은 상승시키지 않더라도 과당 또한 당뇨병 치료에는 바람직하지 못한 물질이라고 생각하는 편이 좋습니다.

다만, 과당이 많이 들어 있는 식품 중 실제 식생활에서 먹을 기회가 많은 것은 과일입니다. 과일에는 과당이 많이 들어 있으며, 자당(설탕, 수크로스)이나 포도당도 들어 있습니다. 이러한 당질은 당뇨병 치료식으로는 주의해야 하지만, 한편으로 과일에는 비타민류가 풍부하게 들어 있고 보급이 쉽다는 이점도 있습니다. 또한 대부분의 과일은 날것으로 먹으면 수분 함량이 많기 때문에 전체량 대비 당질의 비율은 그다지 높지 않습니다. 당질의 총량에 주의한다면 생과일을 어느 정도 섭취해도 괜찮습니다. 예를 들어 사과 1/3개라면 과당을 포함한 당질이 10g 정도이므로 혈당치 상승은 곡물 속 당질의 약 절반 정도입니다.

하지만, 말린 과일의 경우, 생과일을 건조시켜서 수분량을 줄였기 때문에 전체양에 대한 당질의 비율이 높아서, 소량을 먹어도 많은 당질량이 됩니다.

또한 청량음료 등에도 과당이 많이 사용되는데, 음료의 경우는 아무래도 대량으로 섭취하게 되기 때문에 당질제한을 하려면 피해야 합니다. 미국에서는 콘 시럽(액상과당)을 이용하여 과당을 첨가한 청량음료가 대량으로 소비되고 있어서 비만이나 성인병에 큰 영향을 끼치고 있습니다.

과당은 포도당과 달리 인슐린, 랩틴의 분비항진이나 그렐린 억제와 같은 작용은 없으며, 포만중추를 반응시키지 않습니다. 그렇기 때문에 과당이 들어간 청량음료는 과다하게 마시기 쉬워서 비만을 촉진하게 됩니다.

과당을 첨가한 청량음료는 위험이 크므로 피해야 합니다.

마찬가지로 과일 주스의 경우에도 다량으로 과당을 섭취하게 되므로 피하는 것이 좋습니다.

① 과당은 혈당치 상승이나 인슐린 추가분비가 적지만, 중성지방으로 변하여 비만이 되기 쉽기 때문에 당뇨병 치료 시에는 주의해야 한다.
② 생과일은 수분이 많아서 당질 비율이 적으므로, 적당량이라면 섭취해도 괜찮다.
③ 건과일은 수분이 적고 당질 비율이 높기 때문에 피하는 것이 좋다.
④ 과당을 첨가한 청량음료는 대량으로 섭취하기 쉬우므로 위험하다.
⑤ 과일 주스는 대량으로 과당을 섭취하게 되므로 피해야 한다.

과당에 관한 주의점은 이상입니다.

˙˙당뇨병 환자에게 GI 지수는 무의미하다

식품 속 당질은 소화흡수되기 쉬운 정도에 차이가 있습니다. 당질이 빨리 흡수되는 만큼 혈당치는 오르기 쉬우며 인슐린 추가분비가 늘어납니다. 혈당치가 얼마나 오르기 쉬운가를 식품별로 나타낸 수치가 GI 지수입니다.

GI는 가장 혈당치가 오르기 쉬운 포도당을 100으로 하여, 각 식품의 혈당치가 오르기 쉬운 정도를 다음과 같은 식으로 산출한 것입니다.

GI = [2시간까지의 혈당곡선 하면적] ÷ [당질 50g을 지닌 기준식(포도당) 섭취 후 2시간까지의 혈당곡선 하면적] × 100

예를 들어 식빵은 75, 흰쌀밥은 73, 우동은 55 등, 동일량의 당질을 섭취했을 경우, 수치가 높을수록 혈당치가 오르기 쉽다는 것을 나타냅니다.

GI지수는 혈당치가 오르기 쉬운 정도를 나타내므로, 당뇨병 치료식을 선택할 때에 유효한 것으로 보이지만, 실제로는 여러 가지 문제점을 내포하고 있습니다. 먼저 GI 지수는 산출자에 따라 수식에 상당한 편차가 있다는 점입니다. 다시 말해, 수치의 신뢰성이 낮은 것입니다. 또한 많은 GI 지수는 휴먼 뉴트리션의 연구자에 의해 산출된 것으로 일본의 식생활에 맞는 수치가 아니라는 점도 문제입니다. 아울러, GI 지수는 여러 종류의 음식을 함께 먹을 때의 소화흡수 속도는 고려하지 않습니다.

수치를 조사할 때 특정 식품 하나만을 피험자에게 섭취시키기 때문입니다. 실제 식사에서는 다양한 식품을 동시에 섭취하게 되므로, 복수의 식품을 동시에 먹어도 혈당치가 GI지수만큼 오르는지는 분명하지 않습니다.

이처럼 GI지수는 몇 가지 문제점이 있지만, 당뇨병 치료에 관한 최대의 문제점은 다른 곳에 있습니다.

그것은 GI 지수가 어디까지나 건강한 사람을 피험자로 하여 산출한 수치라는 점입니다. 인도적으로 봤을 때 당뇨병 환자에게 당질이 많은 식품을 먹어서 의도적으로 혈당치를 올리는 실험은 실현이 어렵고 이로 인해 건강한 사람을 피험자로 할 수밖에 없다는 점은 이해합니다. 하지만 인슐린 작용에 문제가 없는 사람과 인슐린 작용 부족인 사람의 혈당치 상승을 같은 저울 위에 놓는 것은 불합리합니다. 설령 건강한 사람에게는 혈당치가 오르기 힘든 식품이라도 당뇨병 환자에게는 크게 혈당치를 올리는 경우는 얼마든지 있을 수 있습니다.

실제로 당뇨병 환자인 저 스스로 다양한 식품으로 혈당치 상승을 시험해 본 결과, GI지수가 낮다고 여겨지는 식품이라도 혈당치가 크게 상승해 버리는 일은 드물지 않았으며, 일반적인 경향으로 볼 때, GI지수로 나타낸 수치에 차이가 있는 경우에도 혈당치 상승 정도는 GI지수만큼 차이가 나지 않았습니다.

예를 들어 현미는 백미에 비해 GI지수가 낮은 중간 정도의 식품이지만, 당뇨병 환자인 제가 현미밥을 한 공기 먹으면 식후 1시간 혈당치가 가볍게 220~240mg/dL이 됩니다. 당뇨병 환자가 입원하면 일반적인 당질비율 60%의 칼로리 제한식을 섭취하게 하는 경우가 있는데, 이때 현미가 주식으로 나옵니다. 그러면 식후 2시간 혈당치는 역시 200mg/dL이 넘습니다(자세한 데이터는 제7장 참조). 혈당치가 180mg/dL이 넘게 되면 혈관내피를 손상시키므로 현미 또한 당뇨병 환자에게는 위험한 식후 고혈당을 초래하므로 피해야 합니다.

요컨대, GI지수는 건강인에게 적용되는 것이지만 당뇨병 환자에게는 적절한 수치라고 할 수 없다는 결론밖에 안 나옵니다. 역시 GI지수는 건강한 사람에게만 적용되는 수치이며, 당뇨병 환자는 당질을 먹은 만큼 혈당치를 상승시킨다고 생각해야 할 것입니다.

다만, 당뇨병 환자에게도 GI지수가 높을수록 혈당치가 크게 오르는 경향이 있다는 점은 제가 시험해 본 경험으로 비추어 봐도 사실이며, GI지수가 높은 식품은 피해야 한다고 할 수 있습니다. 예를 들면 제가 백미밥을 한 공기 먹으면 식후 1시간 혈당치는 260mg/dL 정도가 되므로 현미보다도 글루코스 스파이크가 더 커지게 됩니다.

당질제한식을 실천 중에 어쩔 수 없이 당질이 많은 식품을 먹어야 할 때도 있습니다. 그럴 때는 가능하면 흰쌀밥이나 흰 빵보다는 현미나 호밀빵 등 GI지수가 낮은 식품을 선택하는 것이 혈당상승 위험이 어느 정도 낮아집니다.

·· 필수 당질은 존재하지 않는다

인체가 필요로 하지만 체내에서 합성되지 않는 물질은 반드시 외부로부터 식사로 보급해야 할 필요가 있습니다.

예를 들면 인체는 약 20종류의 아미노산을 필요로 하지만, 그중 8종류는 체내에서 합성되지 않습니다. 또한 지방산의 경우에도 리놀레산linoleic acid이나 알파 리놀렌산Alpha-Linolenic Acid 등은 체내에서 합성되지 않는 물질입니다. 이러한 물질은 반드시 식사로 보급해야 하는 필수 아미노산, 필수 지방산이라고 불리며, 영양 지도 시에 반드시 섭취하도록 하고 있습니다. 필수 아미노산이나 필수 지방산을 식사로 섭취하지 않으면 인체의 메커니즘은 유지할 수 없기 때문입니다.

하지만 당질의 경우, 반드시 식사로 섭취해야 하는 물질은 존재하지 않습니다. 인체에 포도당은 불가결한 물질이지만 간에서 당신생을 통해 당질 이외의 물질로부터 합성 가능하며, 더구나 간의 당신생은 매우 능력이 높기 때문에 외부로부터의 당질이 섭취되지 않더라도 필요한 포도당을 충분히 합성할 수 있기 때문입니다.

간은 아미노산이나 글리세롤, 젖산lactic acid을 사용하여 포도당을 합성합니다. 더구나 글루카곤glucagon이나 에피네프린epinephrine 등의 호르몬 작용에 의해 당신생을 위한 경로가 여러 개 있어서 인체의 포도당 합성 기능은 충분합니다. 외부로부터의 당질 섭취가 없어도 필요량의 포도당은 얼마든지 확보할 수 있는 체제가 갖추어져 있는 것입니다.

요컨대, 반드시 식사로 섭취해야 하는 필수 당질이라고 불릴 만한 물질은 존재하지 않습니다.

당질이 부족하면 뇌가 작동을 하지 못한다, 당질이 부족하면 근육이 줄어든다, 식사 속 당질이 없으면 적혈구가 움직이지 않는다… 이것들은 모두 생리학적 지식의 결여에서 비롯된 오해입니다.

필수당질이라고 불리는 물질이 존재하지 않는다는 것은 전 세계 영양학자의 상식입니다.

국제 식단에너지협의체International Dietary Energy Consultative Group의 보고에 따르면 '탄수화물(이 경우는 당질과 거의 같은 의미)의 이론적인 최소 필요량은 0이다'라고 명기되어 있습니다.[1] 또한, 미국의 식사 섭취기준에도 '탄수화물의 필요 최소량은 0이다'라고 기재되어 있습니다.

필수당질은 존재하지 않는다.

의료 관계자는 인간영양학적 지식으로서, 이것을 반드시 알아 두어야 합니다.

˙˙필수 아미노산

단백질은 인체를 구성하는 중심적인 물질이며, 체내의 근육이나 장기는 단백질로 되어 있고, 생명 활동을 조정하는 효소나 호르몬, 신경전달물질 등도 단백질을 재료로 합니다.

인체의 단백질은 끊임없이 분해와 재합성을 반복하며, 약 3%가 매일 교체되어 하루 250~300g의 단백질이 교체됩니다. 그중 식사로 하루에 공급되는 단백질 중 교체되는 부분은 100g 정도입니다.

세포 내의 단백질이 한도까지 충족되고, 잉여가 있으면 체액 속의 아미노산은 당신생에 의해 포도당의 재료로 사용되거나 분해되어 에너지로 쓰이거나, 주로 지방 또는 미량이지만 글리코겐glycogen으로 저장됩니다. 이 과정의 대부분은 간에서 일어납니다. 그러고도 남는 단백질은 요소尿素로 분해되어 배출됩니다. 식사로 새로운 단백질 보급이 부족하면 인체는 근육을 분해하여 생명 활동에 필요한 시스템의 부족분을 충당하려고 합니다.

따라서 식사 시에는 단백질 섭취가 불가결하며, 부족하면 근육이 감소하는 등 건강장애가 생깁니다.

인체의 단백질을 구성하는 것은 약 20종류의 아미노산이며, 그중 9종류는 체내에서 합성되지 않는 필수 아미노산으로 표1과 같은 특징이 있습니다. 근래에 히스티딘histidine은 어린이나 성인 모두에게 필수 아미노산이라는 것이 알려졌습니다.

이러한 필수 아미노산은 체내에서 합성되지 않으므로 반드시 식사로 보급해야 합니다. 식사 시에는 필요량의 단백질 섭취와 동시에 필수 아미노산 섭취도 불가결합니다.

당질제한식의 경우, 당질을 줄이는 만큼 고단백 식사가 되므로 필수 아미노산을 포함하여 인체가 필요로 하는 단백질을 충분히 공급할 수 있게 됩니다.

표1 체내에서 합성되지 않는 필수 아미노산

페닐알라닌 (phenylalanine)	뇌 등의 신경 사이에 작용하는 정보전달물질의 원료. 부족하면 기억력 저하, 우울증을 초래하기 쉽다.
트립토판 (tryptophane)	신경전달물질의 재료. 우울증 개선이나 노화방지 효과가 기대된다.
트레오닌 (threonine)	성장촉진, 간에 중성지방이 과도하게 축적되는 것을 막는다. 부족하면 식욕부진, 빈혈, 체중감소를 초래.
이소로이신 (isoleucine)	성장촉진, 혈관확장, 신경의 작용을 도우며, 간기능을 높인다.
류신(leucine)	간기능을 높이며, 근육을 강화한다. 과잉 섭취하면 면역력이 저하된다.
라이신(lysine)	세포의 수복, 당대사 촉진, 간기능 향상, 칼슘 흡수를 돕는다. 부족하면 피로감이나 어지러움, 구역질이 생기기도 한다.
발린(valine)	성장촉진, 혈액 속의 질소 균형 조절 등.
메티오닌 (methionine)	혈액 속의 가려움이나 통증을 일으키는 물질의 농도를 낮춘다. 항우울 작용이 있는 것으로 알려져 있다. 부족하면 붓기 쉬워진다.
히스티딘(histidine)	아이들은 체내에서 합성하지 못하는 물질. 성장촉진, 신경작용의 보조 등

¨ 지방의 분류

당질제한식을 하면 지방 섭취비율이 통상적인 식사에 비해 높아지므로 지방의 섭취에 대한 영양학적 지식이 필요합니다. 지방은 크게 3종류로 분류할 수 있습니다. 먼저 단백질이나 당 등과 결합한 복합지질이 있습니다. 인체의 세포막을 구성하는 인지질이나 당지질도 복합지질에 속합니다. 그 다음은 불감화물unsaponifiable matter인데, 콜레스테롤이 포함됩니다. 세 번째는 단순지질로 식품의 지방 대부분이 이것에 속합니다. 단순지질은 기름과 지방으로 분류됩니다. 식품이 되는 유지는 상온에서 액체인 것을 기름, 고체인 것을 지방으로 부릅니다.

지방은 1g당 9kcal라는 고열량이며 당질제한식에서는 당질 감소분을 지방 에너지로 충당하는 경우가 많아집니다.

음식 속 지방은 대부분 중성지방인데, 지방산과 글리세롤로 분해되어 흡수됩니다. 효율이 높은 에너지원으로서 이용될 뿐만 아니라, 세포나 혈액의 성분이 되거나 호르몬의 재료가 되어 인체의 중요 구성물로도 이용됩니다.

지방을 구성하는 지방산은 구조적 차이에 따라 포화지방산과 불포화지방산으로 분류됩니다. 포화지방산은 육류에 많이 들어 있으며, 불포화지방산은 식물에 들어 있는 경우가 많습니다. 어류에 많이 들어 있는 EPA(에이코사펜타인산)이나 DHA(도코사헥사엔산)은 불포화지방산입니다.

표2 요리에 사용되는 기름의 분류

(1) 포화지방산		
스테아르산(stearic acid), 팔미틴산(palmitic acid) 등. 식용 육류의 기름, 우유, 계란 등 동물성 지방에 많이 들어 있으며, 식물성 기름에도 들어 있다.		

(2) 불포화지방산		
① 1가 불포화지방산	ω-9 계열	올레산(oleic acid) 등
② 다가 불포화지방산	ω-6 계열	리놀레산(linoleic acid)(대부분의 식물유에 들어 있음), γ-리놀렌산(γ-linolenic acid), 아라키돈산(arachidonic acid) 등
	ω-3 계열	α-리놀렌산 (짙은 녹색 야채에 들어 있음), EPA(에이코사펜타인산), DHA(도코사헥사엔산) 등. 이 중 리놀레산과 α-리놀렌산은 체내에서 합성되지 않는 필수지방산

˙˙ 일본 지질영양학회의 제언

2002년, 일본 지질영양학회가 발표한 제언을 요약하겠습니다.

[본 학회는 1992년 이래, 필수지방산인 리놀레산linoleic acid의 섭취 과잉과 건강의 문제에 대하여 검토해 왔다. 그 결과, 일본인의 리놀레산 과잉섭취를 시정하는 방향으로 영양지도를 개선하는 것이 시급하다는 결론에 도달하였다. 심장/뇌혈관계 질환, histi형 암, 알레르기성 질환, 기타 염증성 질환 등, 리놀레산 과잉섭취의 폐해는 동물실험뿐만 아니라, 임상적으로도 명백해졌다]

리놀레산은 대부분의 식물성 기름의 주성분으로 현대의 식생활은 식물성 기름의 과잉섭취로 인한 리놀레산 과잉 상태입니다.

한편, 대다수의 영양학자가 적극 섭취를 권하고 있는 올리브 오일의 주성분은 리놀레산이 아닌 1가불포화지방산인 올레산oleic acid입니다.

또한 들깨기름의 주성분인 α-리놀렌산이나 생선기름에 많이 들어 있는 EPA나 DHA도 적극적으로 섭취해야 할 지방산입니다.

동물성 기름은 건강에 나쁘다는 이미지가 있지만, 흥미로운 것은 소고기 기름의 주성분은 올리브 오일과 마찬가지로 건강효과가 높은 올레산이라는 점입니다. 소고기 기름에는 포화지방산인 스테아르산stearic acid이나, 팔미틴산palmitic acid도 들어 있습니다.

일본 지질영양학회의 견해는 '동물성 기름은 식물성 기름보다 안전성이 높다'는 것입니다.

후생노동성은 포화지방산 (S) : 1가 불포화지방산 (M) : 다가 불포화지방산 (P)의 비율을 [S : M : P = 3 : 4 : 3]으로 할 것을 권장하고 있습니다.

·· 동물성은 건강하지 못하고 식물성은 건강하다는 이미지는 오류

당질제한식을 하면 고기와 생선 섭취가 늘어납니다. 그 때문에 동물성 기름의 섭취량이 늘어나게 됩니다. 현대의 식생활에서 오해받고 있는 것은 식물성 기름은 건강하고 동물성 기름은 건강하지 못하다는 선입견입니다.

식물성 기름인 리놀레산linoleic acid은 필수지방산이고, 반드시 식사로 섭취해야 하는 물질이지만 현대의 식생활에서는 과잉섭취가 문제시되고 있습니다.

이른바 식용유로 불리는 홍화씨유, 대두유, 옥수수유 등은 대부분이 리놀레산을 주성분으로 하며, 과잉섭취하기 쉽습니다.

하지만 일본 지질영양학회의 제언에도 있듯이 리놀레산 과잉섭취는 알레르기성 질환이나 뇌경색, 심근경색 등의 원인이 된다는 연구가 있습니다.

식물성 기름은 동물성 기름보다도 건강하다고 생각하기 쉽지만, 가장 일반적인 식물성 기름인 리놀레산은 과잉섭취하게 되면 건강에 위험하므로 이러한 인식은 문제가 있습니다.

한편, 정어리나 꽁치 등 등푸른 생선에 풍부하게 들어 있는 EPA나 DHA는 건강에 좋다는 것이 밝혀졌습니다. EPA는 혈액 속의 중성지방을 줄이고, 혈류를 좋게 하는 효과가 있으며 DHA는 기억력을 높이는 효과가 있습니다. EPA나 DHA의 효과는 에비던스가 있습니다. EPA나 DHA는 체내에서 합성되지만, 합성력은 그다지 높지 않으므로 식사로 섭취하는 것이 효율적입니다. DHA는 EPA로 합성되며, EPA는 α-리놀렌산에서 합성됩니다. 그 때문에 α-리놀렌산의 섭취도 건강에 좋습니다. 이것들은 ω-3 계열의 기름입니다.

또한, 1가 불포화지방산인 올레산oleic acid은 ω-9 계열로 다른 지방산에 비해 산화되기 어려우며, 동맥경화 예방효과가 인정되었습니다. 올레산oleic acid이 풍부한 올리브 오일을 전통적으로 많이 섭취해 온 지중해 지방 사람들에게 심근경색이 적다는 것이 역학적 연구로 확인되었으며 에비던스가 있습니다.

동물성, 식물성이라는 구별이 아닌, 과잉 섭취하기 쉬운 리놀레산 linoleic acid 등의 ω-6 계열을 줄이고 ω-9 계열이나 ω-3 계열 지방산을 적극적으로 섭취하도록 신경 써야 합니다.

∵ 콜레스테롤에 대하여

당질제한식을 하면 지방섭취 비율이 높아지기 때문에 콜레스테롤 수치 상승을 걱정하는 분들도 계십니다. 실제로는 지방대사 메커니즘에 의해 조정되기 때문에 식사 속 지방이 혈중 지질 상황을 악화시키는 관련성은 없습니다. 오히려 지방 상황을 악화시키는 것은 당질 과잉이며, 이것과는 별개로 콜레스테롤에 관한 오해에도 문제가 있습니다.

콜레스테롤은 동맥경화의 원인이라는 나쁜 인상을 갖기 쉽지만, 콜레스테롤은 세포막이나 남성 호르몬, 여성 호르몬 등의 구성 물질이며 인체에 중요한 물질이라는 점을 먼저 강조하고 싶습니다. 또한 혈액검사로 알 수 있는 LDL 콜레스테롤이 '유해 콜레스테롤'로 불리는 이유는 실제와는 달리 잘못된 이미지를 조장하고 있기 때문이며, 정확한 지식을 정리해서 이해해 둘 필요가 있습니다.

콜레스테롤은 지방이므로 혈액 속 물에는 녹지 않습니다. 혈액 속에 있을 때는 콜레스테롤의 주위를 단백질이 에워싸서 리포단백이라는 형태가 됩니다. 단백질은 친수성이 있어서 단백질로 에워싸면 물에 녹아들 수 있게 됩니다. 마찬가지로 중성지방도 단백질로 에워싼 킬로미크론chylomicron이라고 불리는 리포단백의 형태로 혈액 속에 존재합니다. LDL이나 HDL도 리포단백인데 단백질 내부에 콜레스테롤을 에워싸고 있습니다. LDL은 콜레스테롤을 말초조직 세포에 전달하는 작용을 하며, HDL은 말초에서 남은 콜레스테롤을 회수해서 간으로 옮깁니다.

다시 말해, LDL은 말초세포가 세포막을 만드는 재료를 옮기는 중요한 물질입니다. 그리고 HDL은 혈중 콜레스테롤 잉여를 줄여서 혈중지질 상황을 개선하는 역할을 합니다. 따라서 LDL과 HDL 모두 인체에 불가결한 것이며, HDL을 유익 콜레스테롤이라고 부르는 것은 정당하지만, LDL을 유해 물질로 여기는 것은 부당하다고 할 수 있습니다.

2007년 4월의 일본 동맥경화학회에 제출된 가이드라인에서 총 콜레스테롤 수치가 지질 이상증 진단 기준에서 제외된 것은 '총 콜레스테롤 고수치와 심근경색은 무관'하다는 연구가 나왔기 때문입니다. 2012년 4월의 새로운 가이드라인도 마찬가지입니다.

다시 말해, 총 콜레스테롤 수치가 높은 것만으로는 동맥경화가 생기지 않는다는 것이 현재의 견해인 것입니다.

콜레스테롤에 관하여 동맥경화 위험요인이 되는 것은 HDL 콜레스테롤이 낮고 LDL 콜레스테롤이 높은 상태입니다. LDL 콜레스테롤 중 실제로 문제가 되는 것은 산화 LDL 콜레스테롤입니다.

산화 LDL 콜레스테롤은 혈액 속 대식세포에 의해 이물질로 판단되어 포위되고 혈관 내피세포의 내부에 콜레스테롤을 축적시킵니다. 이것이 동맥경화의 원인이 되며, 심근경색 등의 위험이 되는 것입니다.

소립자 LDL 콜레스테롤이라는 고밀도의 작은 LDL은 산화 LDL 콜레스테롤로 변하기 쉽습니다. 중성지방이 높고 HDL 콜레스테롤이 낮을 경우, 소립자 LDL 콜레스테롤이 많이 존재할 가능성이 높아집니다.

타카오 병원의 데이터에 따르면, 당질제한식을 하면 중성지방이 정상치가 되고 HDL 콜레스테롤이 높아집니다. LDL 콜레스테롤 수치에 대해서는 저하, 불변, 상승이라는 3가지 경우가 보이며, 개인차가 크지만, 일단 상승한 사람도 대부분 반년에서 1년, 2년 정도면 정상치로 안정됩니다.

다시 말해, 소립자 LDL 콜레스테롤이 되는 중성지방과 HDL 콜레스테롤은 당질제한식을 하면 위험을 낮출 수 있으며, LDL 콜레스테롤도 그다지 위험 증가가 되지 않는 것입니다.

타카오 병원의 데이터는 에비던스라고 할 수 있을 만큼 엄밀한 디자인의 연구로 얻어진 것은 아니지만, 2형 당뇨병에 관하여 총 환자수 2,000사례 이상, 입원 환자수 800사례가 넘고 당질제한식으로 보면 일본 최대의 환자 수에 의한 데이터이며, 어느 정도의 설득력은 있다고 생각합니다.

˙˙ 고지방식인 케톤식의 안전성

고지방식의 안전성을 증명하는 것으로 케톤식이 있습니다.

소아 간질 중 극히 난치성인 것이 있는데 통상적인 약물을 사용해도 발작이 낫지 않는 경우가 있습니다. 그것을 치료하기 위해 이용되는 것이 케톤식입니다.

케톤식은 총 칼로리의 75~80%가 지방으로, 저희들이 권장하고 있는 당질제한식의 지방 비율 56%보다도 매우 높은 고지방식이라는 것을 알 수 있는데, 이 식사를 하면 난치성 간질이 낫습니다. 구미歐美에서는 1920년대부터 계속되고 있는 요법으로 일본에서도 소아과 영역에서 도입되고 있습니다. 주로 2~5세의 소아에게 사용되는데 맛에 대한 노력도 상당히 기울이고 있습니다. 하지만 아이가 성장하면 지속하기가 무척 어렵기 때문에 실제로는 2~3년 정도가 기준입니다. 한편, GLUT-1 결손증이라는 질환에 대해서는 출생 후 가능한 한 조기에 발견하여 케톤식을 개시하는 것이 유일한 치료법이며 평생 지속할 필요가 있습니다. GLUT-1 결손증은 희귀 질병으로 뇌세포가 포도당을 원활하게 이용할 수 없기 때문에 케톤체를 에너지원으로 이용합니다.

케톤식을 실천하면 당질이 거의 없기 때문에 인체 에너지원의 대부분이 케톤체가 되며, 뇌도 포도당이 아닌 케톤체를 주로 사용하게 됩니다. 케톤식의 효과에 대해서는 해명되지 않은 부분이 많지만, 케톤체 자체에 발작을 억제하는 효과가 있는 것이 아닌가라고 생각되고 있습니다. 또한 간질 발작을 억제할 뿐만 아니라, 무기력한 아이가 활발해지거나 과잉행동장애를 보이던 아이가 차분해지는 등, 정신이나 행동 면에서 효과도 있는 것으로 알려져 있습니다.

케톤식을 실시하면 혈중 케톤체 수치는 높아져서 2000~4000μM/mL이나 됩니다. 혈중 케톤체 기준치는 26~122μM/mL이므로 수십 배에 달하는 수치이지만 어디까지나 인슐린 작용이 유지된 생리적인 케톤체 상승으로 위험성은 없습니다. 이에 대한 안전성은 국제적으로 인정되고 있으며, 2010년에 영국의 가이드라인인 [코크란 라이브러리Cochrane Library], 2011년에는 영국 국립의료기술평가기구NICE에 각각 채택되었습니다.

지금까지 케톤식에 대한 효과는 인정되었지만 치료 선택지로서 공식적으로는 인정되지 않았으며, 가이드라인에는 '권장하지 않는다'라고 되어 있었습니다. RCT 등의 에비던스가 없다는 비판은 있지만 소아 난치성 간질 발작의 50%를 줄일 수 있다는 것이 연구로 확인되었기 때문에 [코크란 라이브러리] 등에 채택되게 된 것이 아닌가 생각됩니다. 또한, 일시적으로 산성혈증acidosis 상태가 되지만 잠시 시간이 지나면 정상적인 pH 값으로 되돌아오며, 위중한 부작용은 없다는 것이 인정되었습니다.

이러한 사실로 볼 때, 생리적 케톤체 수치의 상승에 관한 안전성이 인정되었음과 동시에 고지방식의 안전성에 대해서도 어느 정도 인정되었다고 생각할 수 있습니다.

•• 알코올 섭취

알코올(에탄올, 이하 동)에는 1g당 약 7kcal의 에너지가 있는데, 섭취 시의 이용효율은 약 70%이며, 간에서 분해할 때에 에너지를 소비하고, 체내에 대사물이 축적되는 일 없이 배출됩니다. 당질이나 지방과는 달리, 섭취해도 체중 증가작용이 없으며, 혈당치도 높이지 않으며, 인슐린 추가분비도 없습니다. 비타민이나 미네랄이 적기 때문에 '빈 칼로리empty calorie'라고도 불립니다. 또한 알코올은 간 이외에서는 에너지로서 이용할 수 없습니다.

종래의 당뇨병 치료식은 음주를 금해왔지만, 당질제한식은 적당량의 음주라면 금하지 않습니다. 다만, 알코올 자체에 당뇨병 마이너스 요인이 없더라도 술은 종류에 따라서는 당질이 많이 들어 있는 것도 있기 때문에 혈당치 상승을 초래합니다.

주류를 크게 나누면 양조주와 증류주가 있습니다.

양조주는 곡물이나 과실 등을 발효시켜서 만듭니다. 발효 과정에서 곡물 등에 함유된 당질이 알코올이 되지만 일부 당질은 남아 있습니다. 그렇기 때문에 양조주에는 발효 잔여물인 당질이 많이 들어 있는 것입니다. 양조주에는 맥주, 청주, 샤오싱주紹興酒 등이 있습니다. 또한 최근에 늘어나고 있는 맥주풍 발포주도 양조주입니다. 포도주는 적색, 백색 모두 양조주이기는 하지만 잔여 당질이 비교적 소량이기 때문에 혈당치 상승 위험은 낮습니다.

증류주는 양조주와 마찬가지로 곡물이나 과실 등을 발효시켜서 당질을 알코올로 바꾼 후, 그것을 가열하여 알코올만을 증류하여 추출한 것입니다. 증류 과정에서 발효 잔여물인 당질이 모두 제거되므로, 당질이 전혀 포함되어 있지 않습니다. 다시 말해, 증류주를 마셔도 혈당치 상승은 없습니다. 증류주에는 위스키, 브랜디, 보드카, 소주 등이 속합니다.

이 밖에 주류에는 칵테일이 있습니다. 칵테일 중 많은 것은 증류주에 당질이 많이 들어 있는 과일 주스 등을 첨가한 것이므로 혈당치를 높이는 음료입니다.

따라서 당질제한식의 입장에서 볼 때, 증류주를 선택한다면 음주는 가능한 것이 됩니다.

또한, 알코올을 분해하기 위해서 간에 부담을 주게 되므로 저혈당을 초래하는 경우가 있습니다. 이것은 알코올 분해에 필요한 보조 효소가 당신생의 보조 효소와 일부 겹쳐지는 관계로 인체에 독성 물질인 알코올 분해를 우선시키고 당신생을 미루기 때문에 공복 시에 알코올을 마시면 당신생이 억제되므로 저혈당을 일으키기 쉬워지는 것입니다. 인슐린이나 SUsulfonylurea약을 사용하는 사람은 알코올 섭취로 인한 저혈당에도 충분한 주의를 기울일 필요가 있습니다.

알코올음료를 무제한으로 마시는 것은 위험하므로 적정량에 신경 써야 합니다.

˙˙ 청량음료의 당질량

당질제한식에서 주의해야 할 것은 청량음료에 들어 있는 당질입니다. 단맛이 강한 통상적인 청량음료의 경우, 당질 평균농도는 10% 정도로 1L 섭취하면 100g이라는 놀랄만한 당질량이 됩니다.

근래에 문제시되고 있는 페트병 증후군은 1~2L의 페트병 들이 청량음료를 몇 병이나 마셔서 극히 단시간 만에 200g 이상의 당질을 섭취하는 등 급격한 고혈당을 몇 번이나 초래하는 것입니다.

액상과당은 매우 빨리 흡수되기 때문에 혈당치 상승도 급격하게 일어납니다. 페트병이 아닌 350ml 캔의 경우도 당질량은 35g이므로 2형 당뇨병 환자라면 100mg/dL이나 혈당치 상승을 일으켜서 글루코스 스파이크가 됩니다. 식사 속 당질량을 제한해도 청량음료를 섭취해서 글루코스 스파이크를 일으킨다면 혈관내피 손상이 일어나서 합병증 위험이 되며, 혈당조절이 흐트러지고 비만이 촉진되게 됩니다.

이것은 영양 드링크나 스포츠 드링크도 마찬가지인데, 당질농도와 당질 흡수 속도 때문에 혈당치 급상승이 일어납니다.

당질제한식을 실천할 경우, 단 맛 나는 청량음료나 영양 드링크, 스포츠 드링크의 당질은 위험하다는 인식을 해야 합니다.

또한 과일 주스나 야채 주스, 우유도 마찬가지입니다. 우유의 경우, 당질 비율은 5% 정도이지만 음료로 섭취하면 단번에 섭취하게 되기 때문에 전체 당질량은 상당히 늘어나게 되어 글루코스 스파이크를 초래하기 때문입니다.

음료를 선택할 때는 '당질 제로' 또는 '칼로리 제로' 표시가 있는 것이 좋습니다.

'칼로리 제로'의 경우, 당질량은 제로가 아니며, 합성 감미료 등을 사용하는 경우가 많습니다. 합성 감미료는 당질이지만 혈당 상승은 일어나지 않으며, 인체의 에너지로 이용되지 않습니다. 당 알코올인 에리스리톨도 마찬가지로 당질로서의 표시량에는 포함되지만 혈당치 상승을 초래하지 않기 때문에 당질제한 대상 밖의 물질입니다.

녹차나 우롱차 등의 차, 커피나 홍차 중에서 감미료를 넣지 않은 것은 당질을 주의할 필요가 없는 음료입니다. 차에도 엄밀하게는 탄수화물이 들어 있지만 대부분은 식이섬유이므로 혈당치 상승은 거의 없습니다.

커피나 차의 카페인이 혈당치를 다소 상승시킨다는 소규모 연구는 있지만 확정적인 결론은 아니며, 문제가 없는 것으로 여겨지고 있습니

다. 대규모의 연구에서는 커피 섭취와 인슐린 분비에는 관련성이 인정
되지 않고 있습니다.

커피의 경우, 대규모 역학조사에서 커피를 자주 마시는 사람이 당뇨
병 발병률이나 뇌졸중 발병률이 낮다는 결과도 보고된 바 있습니다.

•• 당뇨병 환자의 적정 섭취 에너지양에 대하여

현행 일본 당뇨병학회가 권장하는 '당뇨병 치료식'은 기본적으로 에
너지 제한(칼로리 제한)식입니다. 일본 당뇨병학회가 정한 '식품교환표' 기
준에 따라 당뇨병 환자의 적정 섭취 칼로리를 설정한 것을 보면, 남성은
1400~1800kcal, 여성은 1200~1600kcal가 권장되고 있습니다. '식품교환
표'상의 적정 섭취 칼로리 산출방법은 다음과 같습니다.

섭취에너지양 = 신체활동량 × 표준체중

표준체중(kg) = 신장(m) × 신장(m) × 22

신체활동 기준 → 데스크워크 등 25~30kcal/kg 표준체중

서 있는 업무 : 30~35kcal/kg 표준체중

힘쓰는 업무 : 35~ kcal/kg 표준체중

이처럼 일본에서는 당뇨병 환자의 적정 섭취 칼로리는 표중 체중을
기준으로 산출하고 있지만, 국제적으로는 기초대사량으로 설정하는 방

법이 일반적이며, 표준체중을 기준으로 한 방법이 아닙니다.

국립 건강/영양 연구소의 [후생노동성, 일본인의 식사섭취 기준] (2010년)의 해설에 있는 추정 에너지 필요량 범위는 18세 이상의 성인의 경우 다음과 같은 기준으로 되어 있습니다. 이것은 기초대사량을 바탕으로 섭취 칼로리를 설정한 것입니다.

신체활동 레벨이 낮은 사람

　　남성 : 1850~2250kcal/일

　　여성 : 1450~1700kcal/일

신체활동 레벨이 보통인 사람

　　남성 : 2200~2650kcal/일

　　여성 : 1700~1950kcal/일

신체활동 레벨이 높은 사람

　　남성 : 2500~3050kcal/일

　　여성 : 2000~2300kcal/일

식품교환표에 따른 권장 사항인 남성 1400~1800kcal, 여성 1200~1600kcal는 후생노동성의 설정에 비해 크게 낮으며, 더구나 표준체중을 바탕으로 한 설정의 타당성에는 의문이 남습니다.

하지만, 현시점에서는 적정 섭취 에너지양에 관한 명확한 에비던스가 존재하지 않는 상황이므로 식품교환표의 설정을 부당하다고 단정 지을 수는 없습니다.

다만, 종래의 당뇨병 치료식의 칼로리 설정 산출방법에는 의문이 있다는 점, 설정 에너지양이 너무 낮을 가능성이 있다는 점은 기억해 두어야 할 것입니다.

적어도 당질제한식을 실천할 경우에는 적정 섭취 에너지양에 대한 사고방식을 유연하게 갖는 것이 좋습니다. 실제로 당질제한식을 실천하면 섭취 에너지양이 식품교환표의 설정보다 상당히 많아지는 경우에도 건강한 몸 상태를 유지하고 체중도 개개인에게 가장 양호했던 시기의 수준으로 안정됩니다.

저의 사견으로는 환자 개인에게 가장 몸 상태가 좋고, 너무 마르지 않으며, 너무 뚱뚱하지도 않은 상태, BMI 20~25 미만의 체중을 유지하는 섭취 에너지양을 적정하다고 판단하는 것이 현실적이라고 생각합니다.

[참고문헌]

1) Bier DM, Brosnan JT, Flatt JP, et al: Report of the IDECG Working Group on lower and upper limits of carbohydrate and fat intake. International Dietary Energy Consultative Group. Eur J Clin Nutr. 53: Suppl 1: 177-178, 1999.

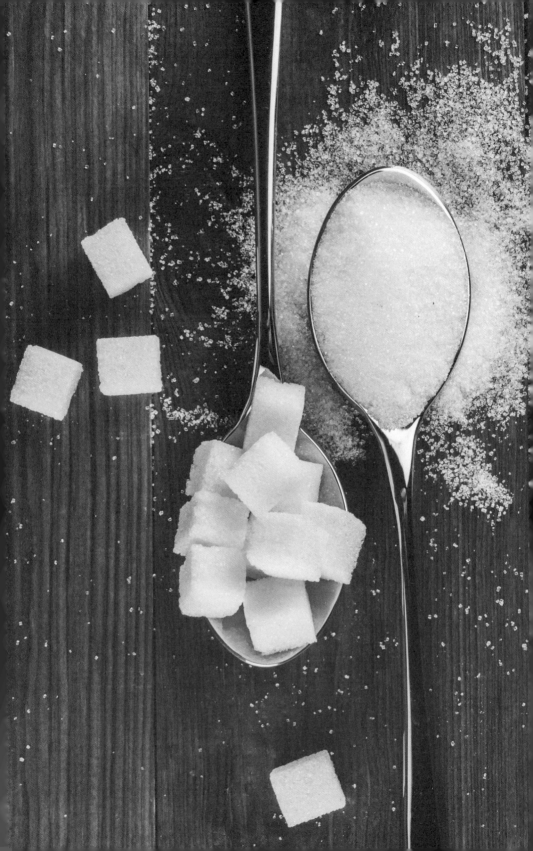

제7장

당질제한식의
실제

˙˙타카오 병원에서 지도하고 있는 당질제한식

이 장에서는 제가 근무하고 있는 타카오 병원에서 도입하고 있는 당질제한식에 대해서 데이터와 함께 구체적으로 소개하겠습니다.

타카오 병원에서는 당뇨병 환자에게 다음과 같은 당질제한식을 지도하고 있습니다(표1).

1. 슈퍼 당질제한식 : 매 끼니마다 주식을 포함한 당질이 많은 식품을 피하고, 한 끼당 당질량 20g 이내를 기준으로 한다. 20g보다 적은 것은 상관없음. 타카오 병원의 급식 메뉴는 1식 9~17g 정도로 평균 12.8g 정도. 적극적으로 야채를 섭취하고 비타민류, 특히 비타민C의 보급에 힘쓴다. 당질의 대부분은 야채로부터 나온 것이다. 영양보급을 충분히 하는 것에 신경 쓴다. 극단적인 대식가나 살이 빠지기 힘든 체질인 경우를 제외하고는 칼로리에 대해 기본적으로 제한하지 않으며, 단백질과 지방 섭취량에 대해서도 제한하

지 않는다. 매 끼마다 식후 고혈당을 피하고, 혈당조절, 체중감소 모두 효과가 높으며, 합병증 예방효과도 높다. 하루 총 당질량은 30~60g 정도이다.

2. 스탠더드 당질제한식 : 조식 또는 중식에 하루 1식만 가볍게 주식을 섭취한다. 석식은 반드시 주식을 피한다. 섭취하는 주식은 현미나 전립분 밀가루를 사용한 빵이나 파스타 등 GI지수가 낮은 것을 권장한다. 하루 한 번에 한하여 식후 고혈당을 초래하기 때문에 혈당조절이나 체중감소 효과는 슈퍼 당질제한식보다 낮다. 다만, 하루 총 당질량은 110g 정도로 미국 당뇨병학회ADA 등이 정의하는 '하루 총당질량 130g 이내'를 충족하며, 치료효과는 충분한 것으로 인정된다.

치료효과는 분명히 1이 높지만 현실 식생활에서는 중식 때 당질제한이 힘들다는 문제가 있기 때문에 2를 표준으로 삼고 있습니다. 샐러리맨 등의 경우, 중식은 집 밖에서 먹는 경우가 많으며 주식 등 당질이 많

표1 식사요법에 따른 3대 영양소의 에너지 비율

	당질	지방	단백질
스탠더드 당질제한식	약27%	약45%	약28%
슈퍼 당질제한식	약12%	약56%	약32%
종래의 당뇨병 치료식	약55~60%	약20~25%	약20%

은 식품을 피하는 식사가 어렵기 때문입니다.

하지만, 주식을 섭취할 경우에도 식후 고혈당은 되도록 피하는 것이
바람직하다는 것은 말할 것도 없으며, 고혈당을 피하기 위한 다음과 같
은 노력을 권유하고 있습니다.

한 가지는 췌장에 부담을 주지 않는 약물을 사용하는 것입니다. 알파
글루코시다아제 억제제alpha-glucosidase inhibitor를 이용하여 당질의 분해/
흡수를 늦추거나 췌장에 대한 부담을 극히 짧은 시간으로 제한하는 속
효형 인슐린 촉진제를 사용하여 식후 고혈당을 예방합니다.

또 하나는, 유산소 운동의 효과를 이용하는 것입니다. 당질섭취 개시
로부터 30분 후에 30분 정도 산책 등 운동을 하는 것을 권합니다. 보행
정도의 운동이라도 30분 정도 지속하면 근육세포는 인슐린 추가분비가
없어도 GLUT-4를 세포 표면으로 부상시켜서 혈당을 수용합니다. 인슐
린 작용이 부족한 당뇨병 환자라도 유산소 운동을 함으로써 식후 혈당
치를 내릴 수 있는 것입니다.

이러한 노력을 함으로써 스탠더드 당질제한식을 할 경우에도 식후
고혈당을 최소한으로 줄이도록 지도하고 있습니다.

또한 타카오 병원에서는 석식만 당질을 피하는 식사도 지도하는 경
우가 있습니다. 이것은 '쁘띠 당질제한식'이라고 부르는데, 당뇨병 치
료식으로서의 당질제한식은 아닙니다. 이 식사를 하면 하루 당질량이
130g을 넘게 되므로 올바른 의미에서 '당질제한식'이라고는 할 수 없
습니다. 어디까지나 당뇨병이 발병하지 않은 사람 중 메타볼릭 신드롬

metabolic syndrome 등으로 체중 감소만을 목표로 할 경우에만 **효과**가 있는 식사법입니다.

·· 당질제한식의 정의와 적용

미국 당뇨병학회가 저탄수화물식, 다시 말해 당질제한식으로 정의하고 있는 것은 '하루 당질량 130g 이내의 식사'입니다. 이 정의는 번스타인Richard K. Bernstein 의사도 인정하고 있으며, 이것이 지켜지지 않는 식사는 당질제한식이라고 부를 수 없다고 저 역시 생각합니다.

현재, 당질제한식은 공식적인 정의가 없는 상태이며, 종래의 당뇨병 치료식보다도 당질량 또는 당질비율을 줄인 식사를 모두 당질제한식이라고 부를 수 있습니다. 하지만, 식후 고혈당을 막고 인슐린 추가분비의 필요량을 줄이며, 체중을 줄이는 등의 효과가 인정되는 것은 하루 당질량 130g 이내의 식사뿐이므로, 그 이외의 경우를 당질제한식이라고 부르는 것은 적절치 못합니다.

[당뇨병 치료식으로서의 당질제한식이란 하루 당질량 130g 이내의 식사이다]

실제로 현시점에서는 이것이 당질제한식의 최소한의 정의라고 생각합니다. 아울러 권장하는 것은 저 자신이 11년간 실천하고 있는 슈퍼 당질제한식의 하루 당질량 30~60g인데, 이것이라면 확실하게 식후 고혈당과 고인슐린 혈증을 예방할 수 있습니다.

다음으로 당질제한식의 적용에 대해서도 현재 공식적인 가이드라인은 없습니다. 지금까지의 경험과 생리학적 사실을 바탕으로 저의 사견에 따른 적용범위를 설정해 보았습니다.

신부전, 간경변, 췌장염, 장쇄지방산 대사이상증이 있는 경우는 적용 예외

인슐린 주사나 SU약 내복을 하고 있는 경우는 반드시 의사의 지도하에 실시

당질제한식을 하면 상대적으로 고단백식이 되기 때문에 신기능이 일정 이상 저하되고 혈청 크레아틴 수치가 높은 경우에는 적용할 수 없습니다. 또한 간경변이 있는 경우는 당신생 기능이 부족한 상태이며 저혈당을 초래할 위험이 있으므로 당질제한식은 적용할 수 없습니다. 당질제한식은 지방 비율이 높아지므로 활동성 췌장염이 있는 경우도 적용할 수 없습니다. 장쇄지방산 대사이상증은 희귀한 질병이지만 지방산을 원활하게 이용할 수 없으므로 적용할 수 없습니다.

당질제한식은 개시 후 즉시 효과가 나타납니다. 인슐린 주사나 SUsulfonylurea약을 기존의 양으로 사용하면 당질제한식으로 식후 고혈당이 개선되기 때문에 상대적으로 인슐린 과잉 상태가 되어 저혈당의 위험이 생깁니다. 따라서 인슐린 제제와 SUsulfonylurea약을 감량하거나 중지할 필요가 있으며, 의사의 지도 감독이 불가결합니다.

·· 타카오 병원의 교육 입원

당질제한식 지도의 실제 사례로 타카오 병원에서 실시 중인 교육입원에 대해 소개하겠습니다.

타카오 병원에서는 월평균 15명의 당뇨병 환자가 당질제한식 치료를 희망하여 입원합니다. 타카오 병원은 쿄토에 있으며 먼 곳에서 오신 환자가 당질제한식으로 당뇨병 자기관리를 할 때에 필요한 지식을 교육하기 위한 컨트롤/교육 입원을 실시 중입니다.

입원 기간은 기본 14일간으로, 이 기간 동안 혈당조절이 대폭 개선됨과 더불어 식사치료를 배우시게 되므로 당질제한식에 필요한 지식을 충분히 습득하실 수 있다고 생각됩니다. 인슐린 주사를 하고 있는 분은 21~28일간 입원을 고려합니다. 이렇게 실제 체험을 통하여 '혈당치를 상승시키는 것은 당질뿐이다'라는 생리학적 사실을 실감하시게 하는 것입니다.

그러면 컨트롤/교육 입원의 내용을 설명하겠습니다.

입원기간 중에 2회 정도 1일 7~8회 식전/식후/수면 전의 혈당치를 측정합니다. 이 검사를 '혈당치 하루변동 검사'라고 합니다. 입원 1일째와 2일째는 일부러 종래의 '당뇨병 치료식(고당질)'을 섭취하도록 하고, 내복약이나 인슐린 주사는 지금까지와 같이 실시하며, 2일째에 하루변동검사를 합니다. 입원 3일째부터는 종래의 당뇨병 치료식과 동일한 칼로리의 '슈퍼 당질제한식'으로 전환하고 4일째에 하루변동검사를 합니다. 입원하여 슈퍼 당질제한식을 섭취하고 혈당치 하루변동검사를 실시하는 곳은 일본에서 타카오 병원 이외에는 없습니다.

이처럼, 동일한 칼로리의 '종래 당뇨병 치료식'과 '당질제한식' 양쪽을 섭취하여 혈당치 하루변동을 검사함으로써, 두 가지 치료식에 따른 효과의 차이를 실시간으로 확인할 수 있습니다.

당질제한식의 혈당조절 효과가 얼마나 큰가를 실감할 수 있을 뿐만 아니라, 혈당치를 올리는 것은 당질뿐이며 단백질, 지방은 올리지 않는 다는 것을 몸소 체험함으로써 당질제한식에 대한 동기부여를 높이는 것입니다.

또한 2형 당뇨병 환자의 경우, 3일째에 한 끼 당질량 20g 이하의 슈퍼 당질제한식으로 전환하고부터는 내복약을 중지합니다. 슈퍼 당질제한 식만으로 실시간 식후 혈당치가 개선되므로 내복약이 불필요해지기 때문입니다.

인슐린 주사를 하고 있는 경우는 인슐린 단위를 먼저 1/3 이하로 줄이는데, 통상 입원 2주간으로는 조금 시간이 부족하며 3~4주간 경과를 보면 확실하게 치료효과가 나타납니다. 인슐린 감량은 2형 당뇨병뿐만 아니라 1형 당뇨병의 경우도 마찬가지입니다.

2형인 환자로 내인성 인슐린 분비 능력이 어느 정도 남아있는 경우에는 인슐린 이탈이 가능한 경우가 있지만, 1형은 최소한의 인슐린 주사는 필요합니다.

조절이 개선되면 다음 단계는 일부러 식사 때 소량의 당질을 섭취하도록 하여, 알파 글루코시다아제 억제제alpha-glucosidase inhibitor나 속효형 인슐린 분비촉진제의 효과가 개별 환자에게 어느 정도의 효과를 가져오는가를 확인하는 실험을 합니다. 이것은 퇴원 후 어쩔 수 없이 식사 중 당질 섭취를 하게 되는 경우에 대비하여, 어느 정도의 당질량을 섭취했을 때 어떤 약을 사용하면 식후 고혈당을 막을 수 있는지를 사전에 조사해 두기 위해서입니다. 예를 들면 한 끼에 밥 100g(2/3 공기)을 섭취할 경우, 식전 30초 전에 알파 글루코시다아제 억제제alpha-glucosidase inhibitor인 글루코바이Glucobay Tab. 100mg를 1정 복용합니다. 식후 2시간 혈당치가 180mg/dL이 되는 것을 최소한 140mg/dL을 목표로 합니다. 베이슨이나 세이블로 시험해도 괜찮습니다. 목표를 달성할 수 없을 때에는 2회째 실험에 글루코바이와 함께 속효형 인슐린 분비촉진제인 글루패스트Glufast Tab를 함께 복용합니다. 이와 같이, 식후 고혈당을 억제하기 위한 약에 대해서는 개별 환자의 상태에 따라 유연하게 대응합니다.

또한 목표 혈당치를 달성하기 위한 방법으로, 섭취 당질량을 증감하여 개별 환자의 허용 범위를 확인할 수도 있습니다. 기간적으로 여유가 있는 경우에는 밥 이외에 빵이나 우동에 대해서도 허용량을 확인합니다.

당질섭취로 인한 식후 혈당치 상승이나 약물의 효과는 개인차가 있으므로, 양쪽 모두 적정량은 개인마다 달라집니다.

또한, 영양지도 시에는 식사량의 개인차도 고려하여 보통 타입, 소식 타입, 대식 타입에 따라 유연하게 대응합니다. 음식의 기호도 사람마다 다르므로 단 것을 좋아하는 사람은 혈당치를 올리지 않는 디저트류를 소개하거나, 술을 좋아하는 사람은 음주 시의 주의사항을 세밀하게 지도합니다. 이처럼, 당질제한식이라는 원칙은 같아도 한 사람 한 사람의 다양성에 맞는 어드바이스를 하도록 힘쓰고 있습니다.

입원 중에는 종래의 당뇨병 치료식과 슈퍼 당질제한식으로 각각 1회 씩 하루변동검사을 계측하고 그 후로는 주에 3회 정도 아침 공복 시 혈당치와 중식 후 2시간 혈당치를 측정합니다. 혈당치 하루변동을 아는 것이 당뇨병 치료에 중요하다는 인식이 자리 잡아 가고 있습니다. ACCORDAction to Control Cardiovascular Risk in Diabetes 이후 단순히 식후 고혈당을 막는 것뿐만 아니라, 저혈당을 초래하지 않도록 하면서 혈당 하루변동폭을 작게 유지하여 혈관 질환 위험을 줄이는 것이 중요하다는 것이 알려졌기 때문입니다. 동일한 칼로리라도 당질을 많이 섭취하는 식사는 인슐린 주사나 경구 혈당 강하제를 사용해도 식후 혈당치가 200mg/dL을 넘는 경우가 많습니다. 한편, 한 끼 당질량이 20g 이내인 당질제한식이라면 개인차는 있지만 식후 혈당치는 140mg/dL 이내로 억제할 수 있는 경우가 많습니다.

Columm

C펩티드(C-peptide)

인슐린 분비능력은 통상적으로 혈중 인슐린 농도를 측정하여 판단하는데, 인슐린 주사를 하는 사람의 경우, 외인성 인슐린과 내인성 인슐린의 구별을 할 수 없으므로 정확한 측정이 힘듭니다.

이럴 경우, 혈중 C 펩티드 수치를 계측함으로써 내인성 인슐린양을 측정할 수 있습니다.

인슐린이 합성되기 전단계의 물질인 프로인슐린이 분해되면 C 펩티드와 인슐린이 형성됩니다. C펩티드는 인슐린과 같은 비율로 혈액 속에 분비되며, 거의 분해되지 않은 채로 뇨중에 배출됩니다.

하루치 소변을 모두 모아서 뇨중 C펩티드 수치를 계측하면 24시간의 내인성 인슐린 분비량을 알 수 있습니다. 1형뿐만 아니라, 2형의 경우에도 인슐린 주사를 하는 사람의 인슐린 분비능력을 확인하는 데에 C펩티드 수치 계측은 유효합니다.

입원 중에는 내장지방 CT나 경동맥 초음파 등 당뇨병과 관련된 검사도 실시합니다. 또한 요당 측정이나 1일 축뇨에 대한 요중 C펩티드 측정도 하여 인슐린 분비능력을 체크합니다. 아침 공복 시의 혈중 인슐린이나 C펩티드를 조사함으로써 인슐린 기초분비가 어느 정도인가를 파악합니다. 인슐린 저항성 검사나 인슐린 추가분비능력 검사도 실시합니다.

컨트롤/교육입원의 목적을 정리하겠습니다.

- 당질제한식 치료로 혈당조절을 양호하게 한다.
- 동일한 칼로리의 [종래의 당뇨병 치료식(고당질식)]과 [당질제한식]을 지속적으로 경험하여 혈당치 하루변동을 계측하고, 식후 고혈당 상승에 커다란 차이가 있다는 것을 환자 스스로 확인한다.

•• 혈당 컨트롤 데이터 ① 약을 사용하지 않는 케이스

타카오 병원에 입원하신 2형 당뇨병 환자의 증례를 몇 가지 소개하겠습니다. 먼저 약물을 사용하지 않는 경우의 증례입니다 (표2, 그림1).

2형 당뇨병인 여성으로 연령은 28세, 검사 시의 당화혈색소HbA1c는 6.5%NGSP(이 장 이하 동문)입니다. 혈당치 하루변동을 보시기 바랍니다. 1400kcal로 종래의 당뇨병 치료식의 비율인 60%의 당질을 섭취했을 때와, 동일한 칼로리의 슈퍼 당질제한식을 섭취했을 때의 비교입니다. 약물은 사용하지 않았습니다.

이분의 경우, 종래의 당뇨병 치료식을 하면 공복 시 혈당치는 88mg/dL로 양호한 상태였습니다. 하지만 조식으로 식빵 2장의 주식을 섭취하자 식후 2시간 혈당치가 321mg/dL으로, 심한 식후 고혈당이 생겼습니다. 당질제한식으로 전환한 후, 식후 2시간 혈당치는 87~106mg/dL으로, 식후 혈당 목표치인 140 mg/dL을 크게 밑돌아, 전혀 식후 고혈당이 생기지 않았습니다.

이어서 혈당치 변동을 나타낸 그래프를 보면, 종래의 당질이 많은 당뇨병 치료식은 식전과 식후 혈당치 차이가 최대 233mg/dL이 되어, 거대

표2 혈당치 하루변동 : 2형 당뇨병 28세 여성 HbA1c 6.5%(NGSP)

	당뇨병 치료식(고당질) 1400kcal 2005.8.24, 약 없음	슈퍼 당질제한식 1400kcal 2005.8.26, 약 없음
조식 전 혈당	88mg/dL	64mg/dL
조식 후 2시간 혈당	**321mg/dL**	87mg/dL
중식 전 혈당	**212mg/dL**	77mg/dL
중식 후 2시간 혈당	**178mg/dL**	100mg/dL
석식 전 혈당	88mg/dL	80mg/dL
석식 후 2시간 혈당	**261mg/dL**	106mg/dL
취침 전 혈당	**222mg/dL**	82mg/dL

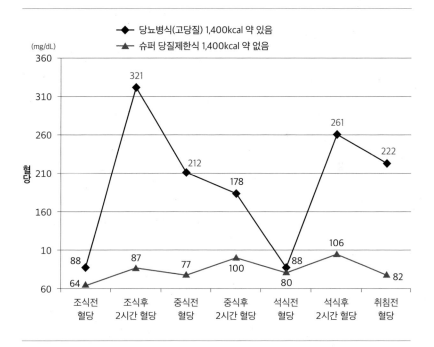

그림1 혈당치 하루변동 그래프 : 2형 당뇨병 28세 여성 HbA1c 6.5% (NGSP)

한 글루코스 스파이크가 발생한 것을 알 수 있습니다. 그에 반해, 슈퍼 당질제한식을 했더니 하루 혈당치 변동이 거의 없었습니다. 안정된 상태를 유지하고 있는 것을 알 수 있습니다.

종래의 당뇨병 치료식 섭취 시의 검사에서는 공복 시 혈당치 88mg/dL, 당화혈색소HbA1c 6.5%이므로 평가기준에 따르면 양호한 조절이 됩니다. 하지만, 그 실태는 300mg/dL이 넘는 식후 고혈당과 급등락 혈당으로 인한 평균 혈당변동폭 증대가 일어나고 있으며, 산화 스트레스가 큰 위험이 되고 있는 것을 알 수 있습니다. 다시 말해, 이 여성의 HbA1c는 얼핏 보기에는 양호하지만, 실제로는 질이 나쁜 것이라고 할 수 있습니다.

2일 후, 마찬가지로 약물을 전혀 사용하지 않은 상태로 1400kcal의 슈퍼 당질제한식을 섭취한 후 하루변동검사를 실시했습니다. 3식 모두 식전 식후 혈당치는 모두 기준치 이내이며, 식후 고혈당도 없고 평균 혈당변동폭도 매우 작은, 이상적인 조절상태입니다.

이처럼, 당질제한식으로 실현되는 하루변동이 작은 상태를 지속하여 달성한 HbA1c의 양호한 조절은 산화 스트레스 위험이 없는 질이 높은 조절이라고 할 수 있습니다. 이 증례에서는 당질제한식을 하면 약물 없이도 식후 고혈당을 막고 글루코스 스파이크가 없이 혈당치 하루변동폭이 적은 상태를 유지할 수 있다는 것을 알 수 있습니다.

˙˙혈당 컨트롤 데이터 ② 약을 사용하는 케이스

다음 증례는 약을 사용하는 케이스입니다(표3, 그림2)

2형 당뇨병 환자인 남성으로 연령은 65세, 검사 시 HbA1c는 7.4%, 입원 이전부터 아마릴과 메디트를 복용하고 있습니다. 첫째 날과 2일째는 남성이므로 하루 에너지양 1600kcal로 종래의 당뇨병 치료식을 하셨고, 아침에 1mg, 저녁에 0.5mg의 아마릴, 하루 3정의 메디트를 복용하셨습니다.

2일째 하루변동을 보면, 공복 시 혈당치가 114mg/dL이며, 조식 후 2시간에는 244mg/dL로 급상승하여 130mg/dL이나 혈당치가 올라서 커다란 글루코스 스파이크가 생겼습니다. 고혈당은 그대로 중식 전까지 지속되어 혈당치는 178mg/dL, 확실하게 혈관내피를 손상하는 180mg/dL에 가까운 상태였습니다. 중식 후 2시간에 188mg/dL으로 올랐으며, 석식 전에는 130mg/dL로 일단은 혈관내피 손상 위험관리의 지표가 되는 140mg/dL를 밑돌았지만, 석식 때 당질을 섭취하자 다시 상승하여 168mg/dL까지 오릅니다.

이처럼, 내복약을 쓰더라도 식후 고혈당은 막지 못하였으며, 3번의 글루코스 스파이크가 일어났습니다.

3일째부터는 슈퍼 당질제한식으로 전환하고 약물 복용은 모두 중단했습니다.

4일째 하루변동검사에서는 분명하게 혈당치 안정이 보였습니다. 약물을 사용하지 않았음에도 불구하고 식후 혈당치 상승은 2~35mg/dL로

표3 혈당치 하루변동 : 2형 당뇨병 65세 남성 HbA1c 7.4% (NGSP)

아마릴 아침 1mg, 저녁 0.5mg, 메디트 3정 → 휴약

	당뇨병 치료식(고당질) 1600kcal 2010.6.15, 약 있음	슈퍼 당질제한식 1600kcal 2010.6.18, 약 없음
조식 전 혈당	114mg/dL	105mg/dL
조식 후 2시간 혈당	**244mg/dL**	**140mg/dL**
중식 전 혈당	**178mg/dL**	115mg/dL
중식 후 2시간 혈당	**188mg/dL**	117mg/dL
석식 전 혈당	130mg/dL	96mg/dL
석식 후 2시간 혈당	**168mg/dL**	113mg/dL
취침 전 혈당	114mg/dL	98mg/dL

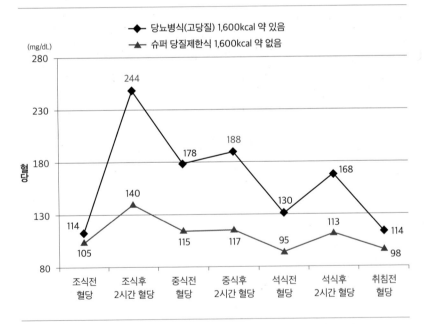

그림2 혈당치 하루변동 그래프 : 2형 당뇨병 65세 남성 HbA1c 7.4% (NGSP)

대폭 줄었으며, 글루코스 스파이크를 일으키지 않았습니다. 조식 후 2시간 혈당치가 140mg/dL이므로 하루 동안 1회만 경계형 레벨이지만 그 후 하루변동은 모두 기준치 이내를 유지했으며, 혈관내피 손상 위험 지표인 식후 2시간 혈당치 140mg/dL을 거의 하루 종일 밑돌았습니다.

이 증례에서는 내복약을 사용해도 종래의 당질이 많은 당뇨병 치료식을 하면 식후 고혈당 글루코스 스파이크를 막지 못했습니다. 따라서, 합병증 위험을 줄이지 못한 것입니다.

한편, 내복약을 중지해도 당질제한식을 하면 식후 고혈당과 글루코스 스파이크를 막을 수 있었습니다. 당질제한식을 하면 약물에 의존하지 않고도 혈당조절이 양호해지고, 식후 고혈당(글루코스 스파이크)을 막고, 하루변동폭을 작게 줄일 수 있다는 것을 나타내고 있습니다.

원래 내복약을 복용하던 환자이므로, 종래의 당뇨병 치료식 섭취 시와 비교하여 약물에 의존하지 않아도 된다는 당질제한식의 장점을 분명하게 알 수 있는 증례입니다.

˙˙ 혈당 컨트롤 데이터 ③ 인슐린 주사를 하는 케이스

다음은 인슐린 주사를 하는 2형 당뇨병 여성환자의 증례입니다(표4, 그림3). 먼저 입원 전의 데이터를 간단하게 정리해 보겠습니다.

2005년 5월, 당뇨병 진단 시에는 공복 시 혈당치 : 231mg, HbA1c 11.0% 인슐린 개시, 휴머로그 25믹스 8단위×3/일, 동년 10월에 [주식을 안 먹으면 당뇨병은 좋아진다]라는 책을 구입하여 스스로 당질제한식 실천.

2006년 3월, 공복 시 혈당치 : 125mg, HbA1c 6.5%, 휴머로그 25믹스 6단위×2/일로 감량.

이어서, 입원 시의 상황입니다. 2006년 8월19일, 입원 시 연령은 60세이며, 발병으로부터 1년 3개월 경과했습니다. 입원 시의 공복 시 혈당치는 137mg/dL, 당화혈색소HbA1c는 6.8%이므로 HbA1c를 보는 한, 스스로 당질제한식을 실천하고 인슐린 주사를 감량했으며, 혈당조절은 어느 정도 개선되었던 상태라고 생각됩니다.

먼저, 지금까지의 증례와 마찬가지로 종래의 당뇨병 치료식을 했을 때의 혈당치 하루변동을 보겠습니다. 하루 섭취 칼로리는 1200kcal이며, 인슐린 주사는 입원 전과 마찬가지로 했습니다.

조식 전 공복 시 혈당치가 117mg/dL로 조금 높은 수치이며, 조식 후에 154mg/dL, 중식 전에는 일단 아침과 같은 정도의 수치로 내려갔지만, 중식 후에 다시 155mg/dL로 상승했습니다. 석식 전에 다시 내려가지만 석식 후에는 216mg/dL이라는 식후 고혈당이 생겼으며, 취침 전 혈당치는 140mg/dL로 조금 높은 수치입니다. 인슐린 주사를 2회 맞았지만 하루에 3회, 식후 2시간 혈당치가 140mg/dL을 넘겼고 석식 후에는 200 mg/dL 이상이 되었습니다. 혈당치 하루변동폭도 매우 큽니다.

다시 말해, HbA1c 6.8%라는 수치만으로 본다면 조절은 나쁘지 않

표4 혈당치 하루변동 : 2형 당뇨병 60세 여성 2006년 8월, HbA1c 6.8% (NGSP)
2005년 5월, 당뇨병 발병 시에는 HbA1c 11.0% (NGSP), 2012년 8월 6.1% (NGSP)

	당뇨병 치료식(고당질) 1200kcal 휴머로그 25믹스4단위x2/일 2010.8.19	슈퍼 당질제한식 1200kcal 인슐린 없음 2006.8.24
조식 전 혈당	**117mg/dL**	88mg/dL
조식 후 2시간 혈당	**154mg/dL**	121mg/dL
중식 전 혈당	118mg/dL	99mg/dL
중식 후 2시간 혈당	**155mg/dL**	111mg/dL
석식 전 혈당	118mg/dL	94mg/dL
석식 후 2시간 혈당	**216mg/dL**	110mg/dL
취침 전 혈당	**140mg/dL**	97mg/dL

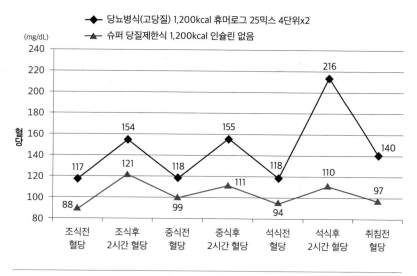

그림3 혈당치 하루변동 그래프 : 2형 당뇨병 60세 여성 2006년 8월, HbA1c6.8%(NGSP)

지만 당질이 많은 식사를 하면 식후 고혈당(글루코스 스파이크)이나 평균 혈당변동폭 증대가 일어나서 합병증을 촉진할 위험이 있는 질이 나쁜 HbA1c인 것입니다.

이어서 5일 후의 혈당 하루변동치를 보겠습니다. 이때는 1200kcal의 슈퍼 당질제한식을 섭취하였고 인슐린 주사는 중지했습니다. 식후 고혈당은 없었으며, 분명하게 혈당치 하루변동 폭이 작아진 것을 알 수 있습니다. 최저치는 공복 시 88mg/dL, 최고치는 조식 후 2시간의 121mg/dL이며, 하루 종일 혈당변동 폭은 극히 작았습니다. 또한 식후 2시간 혈당치는 모두 140mg/dL을 밑돌았으며, 공복 시 혈당치도 양호하여 모두 기준치 이내입니다.

다시 말해, 슈퍼 당질제한식을 도입함으로써, 인슐린 주사 없이도 식후 고혈당과 글루코스 스파이크를 막고, 하루 혈당 변동도 매우 작아진 것입니다.

이 여성은 2013년 현재 인슐린과 내복약을 쓰지 않은 상태로 당화혈색소HbA1c 6.0%입니다.

·· 타카오 병원의 800사례 이상의 케이스

이상의 3가지 증례는 특수한 케이스가 아니며, 종래의 당뇨병 치료식과 슈퍼 당질제한식에 의한 극히 표준적인 혈당치 하루변동 케이스입니다.

타카오 병원에는 2013년 6월까지 800명이 넘는 당뇨병 환자가 입원하셨으며, 특히 근래 5년간은 연간 120명 이상이 입원하셨습니다. 기본적으로 대부분의 입원환자에게 지금까지 소개한 증례와 같은 혈당치 하루변동을 계측하였는데, 많은 증례에서 같은 양상의 데이터를 얻었으며 앞서 소개한 증례는 특별한 사례가 아닙니다.

이처럼 입원 후 식사를 엄격히 관리하여 조사한 데이터에 있어서, 당뇨병 환자가 1인분의 당질을 섭취하면 내복약은 물론 인슐린 주사나 SUsulfonylurea약을 사용해도 대부분의 경우 200mg/dL이 넘는 식후 고혈당이 발생합니다.

하지만, 슈퍼 당질제한식을 섭취하면 대부분의 경우에서 내복약을 쓰지 않고 혈당변동폭이 극히 작아지며, 식후 고혈당을 막을 수 있었습니다. 인슐린 주사도 속효형, 초속효형 등은 1/3 이하로 감량할 수 있습니다. 지효형 인슐린은 3/4~2/3 이하로 감량할 수 있는 경우가 많았습니다. 내인성 인슐린이 어느 정도 남아 있는 2형 당뇨병이라면 입원 중에 인슐린 이탈이 가능한 경우도 있었습니다.

˙˙ 혈당 컨트롤의 추이를 나타내는 데이터

당질제한식을 계속했을 경우, 혈당조절이 어떻게 되는지 추이를 보겠습니다(그림4).

33세 남성으로 2011년 5월에 건강진단으로 당뇨병이 밝혀졌고, 당화혈색소HbA1c가 12.2%, 공복 시 혈당치 338mg/dL이었습니다. 3년 전의 건강진단 시에는 정상이었습니다. 이분의 부친이 타카오 병원의 환자였기 때문에 당뇨병을 알게 된 시점부터 슈퍼 당질제한식을 스스로 개시하였습니다. 개시로부터 1개월 후에 타카오 병원에 오셨을 때는 이미 상당히 개선된 상태였으며, HbA1c는 8.8%, 공복 시 혈당치는 87mg/dL이었습니다.

그림4의 그래프는 1년 3개월의 당화혈색소HbA1c 추이를 나타낸 것입니다.

당질제한식 개시로부터 4개월 후에는 HbA1c 5.4%가 되었고, 이후에도 HbA1c는 6.2% 미만의 우수한 조절상태, 또는 6.8% 미만의 양호한

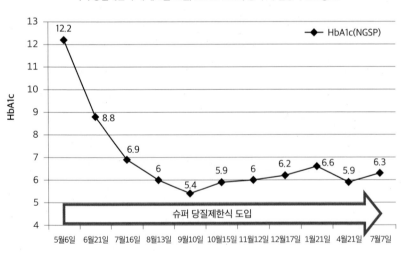

그림4 당질제한식에서만 보이는 HbA1c 경과 : 2형 당뇨병 33세 남성

조절상태를 보였습니다. 내복약은 기본적으로 먹지 않은 채로 슈퍼 당질제한식을 실천했습니다. 아주 가끔씩 글루코바이 100mg을 복용하고 소량의 주식을 섭취하는 경우가 있습니다.

이 증례는 당뇨병이 발병하고 비교적 조기이므로 극히 순조로운 회복을 보이고 있습니다. 슈퍼 당질제한식으로 췌장의 β세포가 휴식할 수 있게 되어 회복되었기 때문에 1개월 반 만에 공복 시 혈당치가 정상화되었습니다.

이처럼, 당뇨병력이 짧은 증례에서는 슈퍼 당질제한식을 지속하면 빠른 단계에서 당화혈색소HbA1c가 양호한 조절 레벨이 되며, 그 후로 안정적으로 같은 레벨을 유지합니다.

당뇨병력이 10년, 20년 이상으로 길고, 췌장의 β세포가 이미 많이 손상된 경우는 슈퍼 당질제한식을 해도 아침 공복 시 혈당치가 좀처럼 기준치까지 내려가지 않는 경우도 있습니다.

** 당질제한식을 약 11년간 계속하고 있는 에베 코지의 데이터

당질제한식을 장기간 지속하고 있는 사례로서, 저 자신의 데이터를 소개하겠습니다.

2002년에 당뇨병 발병이 확실해진 당시에는 아직 당질제한식을 하지 않고 있었으며, 복부 CT에 의한 내장지방 진단을 포함하여 메타볼릭 신드롬(대사증후군) 기준을 모두 충족한 상태였습니다. 신장 167cm, 체중 66kg, 혈압은 140~150/90~100mmHg의 범위이며, 외래 환자를 본 후에는 180/110mmHg가 되는 경우도 있었습니다. CT로 조사한 내장지방은 127cm² 였습니다.

저의 당뇨병을 알게 되었을 때, 즉시 슈퍼 당질제한식을 개시하였으며, 반년 후에는 체중이 10kg 감소, 혈당치도 HbA1c도 정상치로 개선되었으며, 대사증후군 기준치도 모두 정상으로 되돌아왔습니다.

당질제한식 개시로부터 약 11년 경과한 2012년 12월의 데이터는 다음과 같습니다(괄호 안의 수치는 정상치).

연령 62세, 신장 167cm, 체중 56kg

공복 시 혈당치 : 106mg/dL (110 미만)

당화혈색소(HbA1c) : 5.6% (6.2 미만)

혈중 케톤체 농도 : 514μM/L (26~122)

아세트초산 : 117μM/L (13~69)

3하이드록시낙산 : 397μM/L (76 이하)

요중 케톤체 : 음성

요산치 : 3.0mg/dL (3.4~7.0)

TC : 256mg/dL (150~219)

TG : 88mg/dL (50~149)

HDL 콜레스테롤 : 116mg/dL (40~98)

LDL 콜레스테롤 : 122mg/dL (140 미만)

HbA1c, 공복 시 혈당치 모두 정상 범위이며 당질제한식으로 상대적으로 고지방 식사를 했지만 중성지방과 LDL 콜레스테롤도 정상치입니다. 총 콜레스테롤은 다소 높은 수치이지만, 동맥경화학회의 2007년 가이드라인 이후, 총 콜레스테롤 수치는 지표에서 제외되었습니다. HDL 콜레스테롤은 116mg/dL로 높은 수치이며, 지방 상황은 양호한 것으로 생각됩니다.

LH비(LDL 콜레스테롤/HDL 콜레스테롤)은 1.05입니다. LH비는 동맥경화 예방을 위해서는 2.0 이하가 바람직하며, 고혈압이나 당뇨병 등 복수의 성인병을 지니고 있는 사람, 심근경색이나 뇌경색 등의 재발 예방을 위해서는 1.5 이하가 바람직하다고 여겨지고 있습니다.

식후 고혈당은 평소대로의 당질제한식을 섭취한다면 전혀 일어나지 않았으며, 140mg/dL을 훨씬 밑도는 수치이지만 당질을 1인분 섭취하면 200mg/dL이 넘습니다.

다시 말해, 저는 당질제한식을 하면 정상인이고, 당질을 섭취하면 당뇨병 환자가 되는 셈입니다.

그리고, 혈중 케톤체에 대해서 말하자면, 검사 시에는 기준치의 5배가량의 높은 수치였습니다. 과거 11년간 슈퍼 당질제한식을 실천 중인 저의 혈중 케톤체 수치는 300~1200μM/L의 범위에서 추이하고 있습니다.

이 검사에서는 pH 수치는 계측하지 않았지만, 2009년 3월에 동맥 혈액가스 검사를 했을 때 혈중 케톤체는 712μM/L로 상기 데이터가 나왔을 때보다도 다소 높은 수치였지만 pH는 7.45로 정상치였으며, 대사성

산중Metabolic acidosis은 없었습니다.

제5장에서 정리한 바와 같이 인슐린 작용이 일정 레벨 이상으로 유지되고 있다면 케톤체가 어느 정도 상승해도 생리적으로 정상이며, 전혀 위험하지 않습니다. 실제로 pH 수치는 정상이고 체내 완충작용으로 조정되고 있다는 것을 알 수 있습니다. 아마도 농경 이전의 인류의 혈중 케톤체 기준치는 저와 비슷한 정도였을 것으로 생각됩니다.

요중 케톤체는 음성입니다. 심근이나 골격근에서의 케톤체 이용이 높은 효율로 진행되었으며, 신장의 재흡수도 증가하고 있는 것으로 생각됩니다.

약 11년간 지속해도 저의 데이터를 보는 한, 당질제한식으로 위험을 초래한 흔적은 아무것도 없으며, 혈당조절이나 지질脂質 상황 모두 양호하게 유지되었으며 동맥경화 위험요인은 전혀 없습니다.

저의 데이터 역시 특별한 사례가 아닙니다. 타카오 병원에서 빠른 단계부터 당질제한식을 개시한 다른 환자의 경우도 마찬가지입니다. 슈퍼 당질제한식을 엄격하게 실천하는 한, 혈당치, 당화혈색소HbA1c, 중성지방, HDL 콜레스테롤, LDL 콜레스테롤 등 동맥경화 위험요인이 되는 지표는 모두 1~2년 만에 기준치 이내로 유지됩니다. 가족성 고콜레스테롤혈증과 가족성 중성지방 혈증 등은 별개의 질병으로, 내복약이 필요합니다. 또한 슈퍼 당질제한식을 엄격하게 실행하지 못하고 당질을 많이 섭취한 사람은 중성지방 고수치나 LDL 콜레스테롤 고수치가 좀처럼 개선되지 않는 경우가 있습니다.

타카오 병원의 데이터로 본 당질제한식의 효과

타카오 병원의 800명이 넘는 입원환자의 데이터와 2000명이 넘는 통원 환자의 데이터로부터 당질제한식의 효과에 대해 어떠한 경향이 보이는가 정리해 보았습니다.

① 혈당조절에 대하여

- 식후 고혈당이 거의 발생하지 않음.
- 하루 평균 혈당변동폭도 극히 작아진다.
- 기초분비가 어느 정도 유지된 단계라면 공복 시 혈당치도 개선된다.
- 당화혈색소(HbA1c)도 신속하게 개선된다.

② 인슐린에 대하여

- 추가분비 인슐린의 필요성이 극히 적다.
- 피폐해진 췌장의 β세포가 휴식하여 회복된다.

③ 지질(脂質) 상황에 대하여

- 중성지방 수치는 신속하게 개선된다.
- HDL 콜레스테롤은 증가한다.
- LDL 콜레스테롤은 개인차가 있으며, 개시 후 얼마 동안은 저하, 불변, 상승의 3가지로 나뉜다. 2년 정도 장기간 지속하면 기준치가 되는 사례가 많다.
- 총 콜레스테롤 수치는 저하, 불변, 상승으로 개인차가 있다.

④ 약물 사용에 대하여

• 불필요해지거나, 최소한으로 줄일 수 있다.

또한, ③의 HDL 콜레스테롤 증가에 대해서는 증가율에 개인차가 있으며, 대부분의 사람은 20~90% 증가합니다. 극히 드물게 거의 증가하지 않는 경우도 있는데, 원인에 대해서는 밝혀지지 않았습니다.

이어서, 당뇨병과 관련된 다른 검사 데이터에 대해서, 당질제한식에 의한 변화를 정리해 보았습니다.

① 요산치는 저하, 불변, 상승으로 개인차가 있다. 상승한 경우는 반년~1년 만에 회복되는 경우가 많다. 칼로리가 부족하면 요산치가 상승하므로 요주의.

② 혈중요소질소(BUN)는 초기에 다소 증가 경향을 보이는 경우가 많지만, 시간이 지나면 안정된다.

③ 크레아틴 수치는 불변

④ 칼륨 수치는 불변

⑤ 혈중 케톤체는 현행 기준치보다 높아지지만 생리적인 것이다.

⑥ 요중 케톤체는 당초 3~6개월은 양성이지만 그 후 음성으로 되돌아온다. 케톤식에 가까운 레벨의 엄격한 당질제한식으로 혈중 케톤체 수치가 2000μM/L이 넘게 되면 요중 케톤체가 양성이 된다. 케톤식의 경우에는 수년에 걸쳐 요중 케톤체가 양성이 된다.

⑦ 지방간에 부수되는 GPT나 γGTP 고수치는 개선된다.

간 기능에 관해서는 특별히 문제가 없습니다. 케톤체 상승은 이미 언급한 바와 같이 생리적인 것이므로 문제가 아닙니다. 지방간은 확실하게 개선됩니다.

ᵒᵒ 실제 지도 ① 불가피한 당질섭취는 약으로 대응

타카오 병원에서 어떻게 당질제한식을 환자에게 지도하고 있는지 실제적인 노하우를 소개하겠습니다.

당질제한식을 실천하고 있는 환자로부터 가장 많은 질문을 받는 것은 '때때로 주식을 먹어도 괜찮은가'라는 것입니다.

당질제한식을 실시하면 곧바로 혈당치가 개선되고 혈당조절의 지표인 당화혈색소HbA1c도 한 달에 1~2% 정도 개선됩니다. 환자는 효과를 보고 자신을 얻게 되므로 당질제한식을 지속하는 동기부여가 되는 한편, '이만큼 좋아졌으니'라는 방심도 하게 됩니다. '한 달 한 번 정도라면 초밥이나 우동을 먹어도 괜찮지 않을까'라고 생각하는 것은 어쩔 수 없는 부분도 있습니다. 일본인의 식생활에는 쌀이나 밀가루를 사용한 맛있는 요리가 많고, 참는 것은 고통입니다. 또한 사회적인 만남 때문에 타인과 식사를 함께하는 경우도 있습니다.

종래의 당뇨병 치료식이나 통상적인 식사는 매 끼니마다 식후 고혈당을 일으키며, 매일 최소 3회 글루코스 스파이크를 초래하는 것에 비해, 한 달에 한 번 정도의 식후 고혈당이라면 합병증 등의 위험은 거의 없다고 생각할 수도 있습니다.

하지만, 의사의 입장에서는 위험이 있다는 걸 알고서도 식후 고혈당을 초래하는 당질 섭취를 쉽게 용인할 수는 없습니다.

그래서 저는 주식을 섭취하는 경우에 한해서 내복약을 처방하는 경우가 있습니다. 글루코바이, 베이슨, 세이블 등의 알파 글루코시다아제 억제제alpha-glucosidase inhibitor나 글루패스트, 스타시스 등의 속효형 인슐린 분비촉진제를 처방하고, 주식 섭취 시의 식후 고혈당을 되도록 억제하도록 합니다. '베이슨 + 글루패스트'의 복합제인 글루패스도 선택지 중 하나입니다. 효과에는 개인차가 있으므로, 타카오 병원의 교육입원 시에 하는 것처럼, 주식 섭취 직전에 이러한 약물을 복용한 후 식후 고혈당을 측정해 두면, 효과적인 처방을 할 수 있습니다.

목표로 삼는 식후 혈당치는 1시간 180mg/dL 미만, 2시간 140mg/dL 미만이 바람직합니다. 한 종류의 약으로 목표 달성이 어려울 경우에는 병용도 검토합니다.

식사 직전 30초 정도에 복용하도록 합니다만, 식후 고혈당을 억제하는 힘은 어떤 약이라도 그다지 강하지 않기 때문에 대량의 당질 섭취에는 대응할 수 없습니다. 어쩔 수 없이 주식을 먹게 되더라도 되도록 양을 줄이고, 가능하다면 현미나 전립분 밀가루 등을 사용한 식품을 선택하도록 지도하고 있습니다.

** 알파 글루코시다아제 억제제alpha-glucosidase inhibitor 의 실제

경험으로 얻어진 사견을 조금 곁들여서 알파 글루코시다아제 억제제 alpha-glucosidase inhibitor의 특징에 대해 정리해 보겠습니다.

글루코바이, 베이슨, 세이블은 모두 알파 글루코시다아제 억제제alpha-glucosidase inhibitor에 속하는 약물들입니다. 전분과 같은 다당류는 α 아밀라제라는 소화효소의 작용으로 2당류(맥아당이나 자당)나 올리고당으로 분해됩니다. 아울러, 2당류나 올리고당은 말타아제, 수크라아제, 글루코아밀라제 등의 효소로 단당(포도당, 과당, 갈락토스 등)으로 분해되어 소장에서 체내로 흡수됩니다. 말타아제, 수크라아제, 글루코아밀라제 등의 효소를 총칭하여 알파 글루코시다아제라고 부릅니다. 이 알파 글루코시다아제의 작용을 저해함으로써 장관에서 당질 분해/흡수를 지연시키고, 식후 고혈당을 억제하는 약물이 알파 글루코시다아제 억제제alpha-glucosidase inhibitor입니다.

작용 기제로 볼 때, 췌장의 β세포에는 전혀 영향을 주지 않으므로 SU sulfonylurea약처럼 지친 췌장을 채찍질하는 결점은 없습니다. 식후 고혈당을 억제하는 효과는 어느 정도 있지만, 부작용으로는 복부 팽만감이나 설사를 유발하는 경우가 있습니다. 이것은 알파 글루코시다아제 억제제alpha-glucosidase inhibitor에 의해 분해가 지체되어 장에 남은 당질이 발효되기 때문에 생깁니다.

알파 글루코시다아제 억제제alpha-glucosidase inhibitor는 메이커로부터 식사 직전 복용이 권장되고 있습니다. α-글루코시다제 저해약은 복용 후 30분 정도가 가장 큰 효과를 기대할 수 있으며, 그 후 서서히 효과가 저감되어 120분 만에 소실된다고 합니다. 식전 30분에 복용하는 등 시간이 너무 빠르면, 가장 효과가 큰 시기를 놓치게 되는 경우가 있으므로 직전 복용이 효과적입니다. 너무 빨리 복용할 경우, 약리 효과가 저감되어 섭취한 당질에 의한 혈당 상승효과를 억제하는 작용이 약해지기 때문입니다. 거꾸로 본래는 식전에 복용해야 하지만 복용을 잊어버린 경우에 식사 도중에 복용해도 어느 정도의 효과는 기대할 수 있으며, 복용하지 않는 것보다는 좋다고 할 수 있습니다.

알파 글루코시다아제 억제제alpha-glucosidase inhibitor는 2당류(맥아당, 자당, 유당 등)가 글루코스로 변환되는 것을 저해하는 약인데, 베이슨이나 세이블은 알파 글루코시다아제 저해작용만을 지닙니다. 글루코바이는 거기에 α-아밀라제 저해작용도 더해져서 전분이 올리고당으로 변환되는 것을 저해하기 때문에 보다 강력하게 식후 고혈당을 억제합니다. 하지만 방귀나 설사 등의 부작용도 생기기 쉽다고 합니다. 저의 경우는 환자의 생활의 질을 생각해서 일정 이상의 부작용이 있을 경우 사용 중지를 원칙으로 하고 있습니다.

적정량 사용 시의 효과는 다음과 같이 되어 있지만 개인차가 있으며, 그다지 효과가 없는 사람도 있습니다.

- 글루코바이는 혈당의 1시간 수치를 50mg/dL, 2시간 수치를 40mg/dL 내린다.

- 베이슨은 혈당의 1시간 수치를 40mg/dL, 2시간 수치를 30mg/dL 내린다.
- 세이블은 혈당의 1시간 수치를 60mg/dL, 2시간 수치를 20mg/dL 내린다.

세이블의 경우, 1시간 수치를 크게 내리며, 2시간 수치는 그다지 내리지 않는 것이 특징인데, 너무 빨리 복용하면 효과를 얻기 힘들 것으로 생각됩니다.

제 경험에 비추어 볼 때, 어떤 약을 복용해도 상기 수치만큼 혈당치가 내려가지 않는 분도 있을 것으로 생각됩니다.

식후 고혈당을 피해야 하는 것은 식후의 급격한 혈당치 상승(글루코스 스파이크)이 활성산소를 증가시키고, 활성산소 처리 기능을 저하시켜서 2중으로 산화 스트레스를 증대시키기 때문입니다. 산화 스트레스란, 생체의 산화 반응과 항산화 반응의 균형이 깨져서 산화 반응이 항진한 상태를 말하는데, 생체에게 바람직하지 못하며, 세포의 DNA, 세포막상의 인지질이나 단백질 등을 손상시킵니다. 혈관내피 세포가 손상되어 동맥경화가 진행되고, 장래의 대혈관 장애(심근경색, 뇌경색) 위험이 됩니다.

최근의 지속당 측정CGM 시스템을 이용한 연구에서 알파 글루코시다아제 억제제alpha-glucosidase inhibitor가 DPP-4 억제약보다도 1일 평균혈당 변동폭 증대를 막는다는 데이터도 있으며, 앞으로 평가가 높아질 가능성이 있다고 할 수 있습니다. 알파 글루코시다아제 억제제alpha-glucosidase inhibitor가 심혈관 질환을 억제할 수 있다는 에비던스도 있습니다.

경계형 내당능 장애(IGT(식후 혈당치 140~199mg/dL))인 그룹 약 1400명을 대상으로 '심혈관 질환' 발병율을 플라시보군과 아카르보스(글루코바이)군으로 3년간 비교한 연구에서, 아카르보스군이 상대적으로 53%의 심혈관 질환을 억제할 수 있었다고 합니다.([JAMA] 게재 [STOP-NIDDM] 시험)[1]

이 논문의 발표 당시에는 데이터가 너무 좋아서 오히려 경계 대상이 되었지만, 최근 CGM의 데이터로 보면 어느 정도 납득할 수 있습니다. 다만, 알파 글루코시다아제 억제제alpha-glucosidase inhibitor를 내복하더라도, 당뇨병 환자가 대량의 쌀밥 등을 섭취하면, 식후 혈당치는 200mg/dL을 넘기게 되므로 절제가 필요합니다. 가능한 한 당질제한식을 하는 편이 약물에 의존하지 않고 식후 고혈당을 예방할 수 있는 길입니다.

˙˙ 속효형 인슐린 분비 촉진제의 특징

알파 글루코시다아제 억제제alpha-glucosidase inhibitor와 더불어 타카오 병원에서 당질제한식을 실천하는 분께 자주 처방하는 약은 속효형 인슐린 분비촉진제입니다.

글루패스트나 스타시스, 패스틱 등은 글리니드 계열 약물에 속하며, 속효형 인슐린 분비촉진제로 분류됩니다. 복용 즉시 작용하기 시작하여 약 2시간의 효과를 기대할 수 있습니다. SUsulfonylurea약에 비해 작용 시간이 짧으며, 췌장에 끼치는 영향이 적은 점이 특징입니다.

타카오 병원의 경험에 비추어 볼 때, 이러한 약물도 효과는 한정적이며 복용해도 당뇨병 환자가 흰 쌀밥을 150g 섭취하면 대부분의 경우 식후 혈당치는 200mg/dL을 넘기게 됩니다. 입원 환자에게 사용한 데이터를 보면 개인차가 있지만 혈당을 내리는 효과는 20~60mg/dL 정도입니다.

또한 효과는 개인차가 커서 글루패스트를 복용하고 쌀밥을 100g 섭취해도 식후 2시간 혈당치가 180mg/dL이 되는 분도 있습니다. 이상적으로는 식후 2시간 혈당치 140mg/dL 미만이 목표지만, 드문 경우이기 때문에 180mg/dL라도 괜찮습니다. 알파 글루코시다아제 억제제alpha-glucosidase inhibitor와 병용도 가능하며, 단독 처방으로는 식후 혈당치가 충분히 내려가지 않는 경우에도 '글루코바이+글루패스트'라면 식후 2시간 혈당치가 180mg/dL 미만이 되는 경우가 있습니다.

어쩔 수 없이 당질을 섭취하게 될 때 약물로 식후 고혈당을 억제한다면 약효의 개인차를 고려하여 유연하게 처방하는 것이 좋습니다.

˙˙실제 지도 ② 임신 전 당뇨병의 당질제한식

당뇨병으로 진단된 사람이 임신을 하면 '임신 전 당뇨병'이 됩니다. 기존에는 당뇨병이 아니었지만 임신 중에 처음으로 당뇨병 기준을 충족하게 되는 것은 '임신성 당뇨병'이라고 하여 다른 개념입니다.

임신 중에는 여러 가지 질병에 사용할 수 있는 약물이 한정되는데, 당뇨병 약물에 대해서는 인슐린 제제만 사용 가능하며 SU약 등은 쓸 수 없습니다. 따라서 임신 중에는 약물에 의한 혈당조절이 어려우며, 당뇨병 환자가 주치의로부터 임신 허가를 받기 위해서는 혈당치 기준으로 임신 전 공복 시 혈당치 100mg/dL 미만, 식후 2시간 혈당치 120mg/dL 미만, 당화혈색소HbA1c 6.4% 이하로 설정되어 있습니다.

당뇨병으로 임신 중일 때의 조절 목표는 '임신 전 당뇨병', '임신성 당뇨병' 모두 같으며 모두 같으며, 공복 시 혈당치 100mg/dL 미만, 식후 1시간 혈당치 140mg/dL 미만, 식후 2시간 혈당치 120mg/dL 미만, HbA1c 6.2% 미만입니다. 임신 전 당뇨병이라도 임신 전 목표와 임신 중 목표를 달성한다면 특별히 문제될 것은 없습니다. 세끼 모두 당질제한식을 한다면 많은 경우 인슐린 주사 없이 혈당조절이 가능하므로 대부분의 환자가 충분히 목표를 달성할 수 있습니다. 아직 임신 전 당뇨병에 대한 당질제한식의 에비던스가 되는 연구는 없지만, 현재까지 임신 중에 당질제한식을 실천한 사례에 있어서 이상이 보고된 것은 없으며, 문제가 없는 것으로 생각됩니다.

또한, 1920년대 전반까지 구미歐美에서는 '당뇨 전 임신', '임신성 당뇨병' 임산부 대부분에게 대부분에게 당질제한식을 지도했던 사실이 있었지만 1921년 인슐린이 발견된 후, 당질제한이 완화되기 시작했습니다.

본래 농경 이전의 인류는 700만 년간 당질제한식으로 임신, 출산, 육아, 일상생활을 해왔기 때문에 안전성에 대한 걱정은 필요 없을 것으로 생각됩니다. 인슐린이 필요 없어지는 경우가 늘어난다는 이점을 생각하면 현실적인 선택지라고 생각됩니다.

2013년 1월13일, 국립 교토국제회관에서 개최된 제16회 일본 병태 영양학회 연차 학술 집회에서 매우 중요한 발표가 있었습니다. [임신성 당뇨병에 당질제한 식사요법 도입]이라는 주제로 무네다 마타니티 클리닉의 무네다 테츠오 의사, 카와구치 관리영양사, 나가이 클리닉, 마츠모토 관리영양사, 이케다 영양관리사, 와타나베 영양관리사가 발표하였으며, 당질제한식이 임신성 당뇨병에 유익하고 순산이 많았다고 보고했습니다.

˙˙ 실제 지도 ③ 지나치게 살이 빠질 경우에는 저칼로리를 의심

당질제한식을 실천한 후 살이 많이 빠지는 경우가 있는데, 대부분은 저칼로리에 의한 것입니다. 당질제한식은 혈당조절을 개선하는 효과와 더불어 체중감소효과가 있는데, 섭취 칼로리가 충분하다면 과도하게 체중이 빠지는 일은 없으며, 적정 체중으로 안정됩니다. 다만, 소식 타입의 환자 중 결과적으로 저칼로리가 되어 살이 빠지는 경우가 있습니다.

당질제한식은 당질을 줄이는 대신에 고지방, 고단백 식사를 하게 됩니다. 주식을 먹지 않고 반찬만 먹게 되므로 반찬으로 칼로리를 섭취하려면 상당한 양을 먹어야 하기 때문에 배가 부를 때까지 먹어도 충분한 칼로리 섭취를 할 수 없는 경우가 종종 생깁니다. 실제로 타카오 병원에 입원하신 고령의 2형 당뇨병 환자분은 한 끼당 500kcal의 슈퍼 당질제한식을 모두 섭취하지 못하는 소식 유형이셨습니다. 타카오 병원에서는 이런 경우 간식으로 칼로리 보급을 하도록 합니다. 아몬드, 캐슈넛, 땅콩 등을 20~30알 정도 먹어도 당질량은 3~5g 정도이므로 글루코스 스파이크의 걱정도 없으며, 하루에 2회 정도는 먹어도 괜찮습니다.

그래도 칼로리가 부족할 경우, 통상적인 당뇨병 환자에게는 권하지 않지만 과일 섭취를 지도합니다.

과일의 당질에는 혈당을 거의 올리지 않는 과당이 포함되어 있으며, 혈당 상승은 전분이 많은 곡물에 비해 대체로 절반 정도입니다. 과일에는 포도당이나 자당, 에리스리톨 등도 들어 있으며 그 비율은 과일에 따라 다릅니다. 과일 중에서도 아보카도는 100g당 당질량이 0.9g으로 매우 적고 칼로리도 높기 때문에 적합합니다. 그 밖의 과일도 1회당 당질량이 10g 이하라면 칼로리 부족에 대한 대책으로 섭취해도 괜찮습니다. 과일에 들어 있는 당질 중 과당은 중성지방으로 변하기 쉽고 체중증가로 이어지기 쉬운 물질입니다. 당질량 10g 이하가 되는 기준은 딸기 7알, 사과 1/4개, 파파야 1/2개, 자몽 1/4개, 귤 1/2개, 멜론 1/4개, 복숭아 1/2개 등입니다.

또한, 칼로리 부족을 보충하는 수단으로서 올리브 오일을 적극적으로 사용할 것을 권장합니다. 당질제한식으로 살이 너무 빠지는 분은 견과류, 적당량의 과일, 올리브 오일이라는 3가지 식품을 섭취하도록 지도하면 좋습니다.

또한 당질제한식으로 혈당조절이나 혈중 지질脂質 상황이 개선되었지만 손발이 저린다는 환자가 계시는데, 이 경우 역시 하루 섭취 칼로리가 1000kcal로 저칼로리가 문제였습니다. 저림이나 피로감 등을 느끼는 경우도 에너지 부족이 원인일 가능성이 높으므로 섭취 칼로리를 체크할 필요가 있습니다.

•• 실제 지도 ④ 검약 유전자를 지닌 경우와 대식가 타입

당질제한식은 비만해소 효과가 있습니다. 비만은 인슐린 저항성 증대로 이어지므로 개선할 필요가 있는데, 당질제한식의 치료효과 중 하나입니다.

하지만, 종종 비만인 당뇨병 환자가 당질제한식을 해도 살이 빠지지 않는 경우가 있습니다. 이런 경우는 전체의 1할 미만이며 여성에게 많습니다. 대책으로는 섭취 칼로리를 조금 줄이는 것입니다. 당질제한식은 기본적으로 섭취 칼로리 제한을 하지 않지만, 체중감소가 필요한데도 기초대사량이 적어서 살이 빠지지 않는 경우는 '당질제한+칼로리제한'이라는 대응이 필요합니다.

교토부립 의과대학 임상 교수로 비만 외래를 보고 있는 요시다 토시히데 씨에 따르면, 일본인 여성의 평균 기초대사량은 1200kcal/일이지만, 개별적으로 보면 600~2400kcal/일로 큰 편차가 있다고 합니다.

만일 기초대사량이 800kcal/일밖에 안 된다면 하루 소비 에너지가 평균보다도 400kcal나 적기 때문에 통상적인 당질제한식으로는 살이 빠지지 않는 것을 이해할 수 있습니다. 그래서 칼로리 제한을 하는 것입니다. 여성은 1000~1200kcal/일, 남성은 1400~1600kcal/일을 기준으로 합니다.

이처럼, 기초대사량이 적은 사람의 경우, '검약 유전자'를 지니고 있을 가능성을 생각할 수 있습니다. 검약유전자설은 가설이지만, 지지하는 학자도 많습니다.

1995년 미국 아리조나주에 거주하는 네이티브 아메리칸인 피마Pima족에게서 $\beta 3$ 아드레날린 수용체의 유전자 변이가 발견되었는데 이 유전자를 지닌 사람은 기초대사가 낮아서 당뇨병이나 비만이 되기 쉽다고 보고되었습니다. 낮은 에너지로 생존 가능한 체질이므로 검약유전자라 부르는 것입니다. 검약 유전자는 일본인에게도 비교적 많이 보이는데, 지방 축적이 쉽고 소비하기 힘든 체질입니다. 검약 유전자를 지닌 경우, 통상적인 당질제한식에 칼로리 제한을 더하여 비만해소를 하도록 지도할 필요가 있습니다.

또한 대식가라서 비만해소를 할 수 없는 경우도 있습니다. 이런 경우에는 칼로리 제한이 아닌 후생노동성이 권장하는 표준 섭취 칼로리의 식사를 지도합니다. 신체 활동 레벨이 낮은 경우, 기준으로는 여성은 1450~1700kcal/일, 남성은 1850~2250kcal/일로 합니다.

˚˚ 실제 지도 ⑤ 탄수화물 의존증에 대한 대응

세끼 모두 당질을 대폭 제한하는 슈퍼 당질제한식을 할 경우, 드물지만 짜증을 내거나 정신적으로 불안정해지는 분이 계십니다. 대부분은 탄수화물 의존증이 의심됩니다. 탄수화물 의존증은 일본에서는 익숙하지 않은 단어지만 미국에서는 인식이 정착된 질병입니다.

식사와 빈번한 간식을 통해 깨어있는 시간 동안 많은 당질을 섭취하고 혈당치가 상승함으로써 일종의 행복감을 얻으며 의존증이 생깁니다.

세끼 식사로 통상적인 당질 섭취를 하더라도 간식을 먹지 않는다면 하루 12시간 정도는 공복 상태가 되어 당신생을 하게 됩니다. 하지만, 일상적으로 당질을 빈번하게 섭취하는 생활을 지속하고 세끼 식사 이외에도 당질이 많은 과자류나 음료를 밤늦도록 몇 번씩이나 섭취하면 외부로부터 섭취된 당질이 혈당으로 변하기 때문에 당신생을 할 시간이 거의 없어지고 간의 당신생 기능이 저하됩니다.

그 때문에 슈퍼 당질제한식으로 당질이 매우 적은 생활을 하게 되면 혈당치가 낮아지면서 정신적으로 불안정해지기 쉽습니다. 아울러 극단적으로 당신생 기능이 쇠퇴한 경우에는 매우 드물게 저혈당을 일으키는 경우도 생각할 수 있습니다. 대부분의 경우 저혈당을 일으킬 정도까지는 되지 않기 때문에 우선 서서히 당질이 적은 생활에 몸을 적응시켜서 당신생 기능의 회복을 기다립니다.

대책으로는 완전하게 당질을 제한하는 것은 석식만으로 하고, 조식에는 주식 등을 소량 섭취하거나 세끼 모두 통상의 1/3 정도의 주식을 섭취하는 방법 등이 있습니다. 이처럼 일단은 당질을 조금 줄이는 것부터 시작한다면 1~2개월 만에 당신생 기능이 회복되는 경우가 많습니다.

다만, 탄수화물 의존증은 니코틴 의존증과 유사한 면이 있어서 벗어나려면 본인의 자각과 의지가 많이 필요합니다.

˙˙실제 지도 ⑥ DPP-4 억제약과 SU약의 조합은 저혈당을 주의

약물 조합을 하는 데 있어서 저의 블로그에 게재된 공개 댓글을 바탕으로 실례를 검토해 보겠습니다.

47세 남성, 신장 168cm, 체중 56kg, 수시 혈당치가 300mg/dL 전후로 상당히 높으며, HbA1c는 14.2%였습니다. 주치의로부터 네시나정(25mg, DPP-4 억제약)과 그리메피리드정(3mg)을 처방받았습니다. 그리메피리드는 SU(sulfonylurea)약이며 아마릴의 제네릭(복제약)입니다.

스탠더드 당질제한식을 개시하고 1개월 정도 경과한 시점에 조식 후 4시간의 혈당치가 90mg/dL이었습니다. 이분의 경우, 저의 저서를 참고로 당질제한식을 실천했는데, 급격한 혈당치 개선과 90mg/dL이라는 수치에 당혹스러워하는 상황입니다.

이 정도의 혈당이라면 저혈당이 우려스럽기는 합니다. 당질제한식은 효과가 매우 빨리 나타나기 때문에 약물 사용에는 신중할 필요가 있습니다. 네시나와 그리메피리드의 조합은 표준적인 치료지만 그리메피리드 3mg은 저혈당의 위험이 있습니다. 일본 당뇨병학회의 권장에 따르면 DPP-4 억제약과 병용할 경우, 그리메피리드 사용량은 2mg/일 이하입니다.

당질제한식을 할 경우에는 SU약의 사용을 줄이는 편이 저혈당 위험을 피할 수 있습니다. 저혈당 방지를 위하여 일단 그리메피리드를 중지한 후에 경과를 보는 것이 좋습니다.

가능하면 슈퍼 당질제한식으로 전환하고, 네시나 복용만으로 혈당치와 당화혈색소HbA1c가 개선된다면 SU약은 중지합니다. 조절이 양호해지면 네시나도 중지할 수 있습니다. 만일 개선이 멈춘다면 메트글루코를 추가로 복용할 것을 고려합니다. 신장 기능이 정상이라면 메트글루코도 좋은 약이라고 생각합니다. 또한 이런 경우처럼 약물을 사용하는 사람이 당질제한식을 실천할 경우에는 주치의와 상담할 필요가 있습니다.

Columm

기능성 저혈당증Functional hypoglycemia

기능성 저혈당증은 1924년 미국의 실 해리스Seale Harris에 의해 지적된 질환으로 혈당치 저하에 따른 정신적/신체적 증상을 나타냅니다. 피로감, 기력 저하, 졸음, 집중력 저하, 건망증, 불안, 짜증, 두통, 어지러움, 발한, 떨림, 근육통, 단 음식에 대한 비정상적인 욕구, 비정상적인 공복감 등의 증상을 보입니다. 기능성 저혈당증은 당질을 섭취한 후 혈당치가 상승해서 추가 분비된 인슐린이 기초 분비 인슐린의 20배, 30배 수준이 되었을 때, 빠르면 2시간, 통상적으로는 4시간에서 5시간 정도에 증상이 나타나는 경우가 많습니다. 대부분의 기능성 저혈당증은 인슐린의 과잉분비 또는 지연분비가 원인입니다.

가족 중에 2형 당뇨병인 사람이 있는 경우에는 내당능이 정상형이고 당뇨병이 발병하지 않는 사람이라도 인슐린 추가분비가 지연되어 기능성 저혈당을 일으키는 사례가 있습니다. 혈당치가 경계형이거나 경증 당뇨병인 경우에는 인슐린 분비능력은 아직 남아 있으며 2형 당뇨병에서는 인슐린 추가분비가 지연되는 것이 특징이기 때문에 기능성 저혈당을 일으키는 경우를 생각할 수 있습니다. 아울러 가족 중에 2형 당뇨병인 사람이 없고 내당능이 정상형이라도 인슐린 추가분비 과잉으로 인한 기능성 저혈당도 있으며 이것은 젊은 층에 많으며 초중등학생에게도 있을 수 있습니다.

어느 쪽이든 [당질섭취로 인한 혈당치 상승 → 인슐린 과잉분비 또는 분비지연 → 기능성 저혈당]이라는 공식이 성립됩니다.

일본에서 기능성 저혈당증은 그다지 인지되지 않고 있지만 구미(歐美)에서는 인식이 정착된 질병입니다. 일본에서도 신중하게 문진을 해보면 이 증상을 나타내는 경우가 꽤 있으며, 실제로는 상당수의 환자가 존재할 것으로 생각됩니다.

본래 인체의 혈당조절 메커니즘으로 볼 때, 혈당치가 상승하여 인슐린 추가분비가 일어나더라도 혈당치가 정상으로 돌아오면 추가분비도 멈추게 됩니다. 그런데 추가분비 과잉의 경우와 분비가 지연되는 경우에는 필요 이상으로 혈당치가 내려가게 됩니다.

이상과 같이 기능성 저혈당은 인슐린 추가분비 과잉 또는 분비 지연에 의해 일어나므로 당질제한식을 하면 개선될 가능성이 있습니다. 당질제한식의 경우 식사로 섭취하는 당질량이 적기 때문에 인슐린 추가분비가 원천적으로 줄게 되고 과잉분비나 지연도 일어나기 힘들기 때문입니다.

·· 실제 지도 ⑦ 1형 당뇨병은 당질제한식 실천과 함께 당질관리를

1형 당뇨병 환자가 당질제한식을 실천하면 일반적으로 식전에 주사하는 노보래피드Novorephid 등의 초속효형 인슐린의 단위를 1/3 정도 이하로 감량할 수 있습니다. 슈퍼 당질제한식의 경우, 1회 식사의 당질량은 10~20g이 기준인데, 1형 당뇨병의 경우 체중 64kg이라면 1g의 당질로 혈당치가 5mg/dL 상승하는 것이 기본입니다. 섭취한 당질량이 10g 정도 달라지면 노보래피드Novorephid의 단위도 변하므로 조정해야 합니다.

또한 2형 당뇨병에서는 혈당치 상승으로 이어지지 않는 단백질 섭취도, 내인성 인슐린 분비가 0인 1형 당뇨병의 경우에는 혈당치 상승을 초래합니다. 번스타인Richard K. Bernstein 의사에 따르면, 단백질 1g 섭취로 1

형 당뇨병 환자의 혈당치는 0.94mg/dL 상승한다고 하지만, 개인차가 있습니다.

1단위의 노보래피드Novorephid가 어느 정도 혈당치를 내리는가는 개인차가 있으므로 사전에 확인해 두어야 합니다. 그리고 식사로 섭취하는 당질에 따라 상승이 예상되는 혈당치 폭에 맞춰서 노보래피드의 단위를 정하면 식후 고혈당을 피하면서도 저혈당도 일어나지 않게 됩니다. 여유가 있을 경우, 단백질 양까지 계산하면 혈당치 난고하乱高下를 더 효과적으로 막을 수 있습니다. 다만, 혈당 상승의 대부분은 당질섭취로 인한 것이므로 당질량 계산만 해도 양호하게 조절할 수 있습니다. 또한 1형 당뇨병이라도 내인성 인슐린이 아직 남아있는 경우에는 단백질은 혈당치를 거의 상승시키지 않습니다.

섭취하는 당질량에 맞춰서 인슐린 단위를 정하는 것은 당질관리식 그 자체입니다. 당질관리식은 구미에서는 1형 당뇨병 환자의 통상적인 식사이며, 일본에서도 소아과 영역에서는 많이 확산되었습니다. 당질관리식의 사고방식으로 당질제한식을 실천하면 섭취 당질량이 적기 때문에 초속효형 인슐린의 단위와 식후 혈당치 상승폭과의 부정합이 일어나기 힘들어집니다.

작은 혈당상승을 작은 단위의 인슐린으로 조정하는 편이 오차가 작고, 커다란 혈당상승을 큰 단위의 인슐린으로 조정하려고 하면 오차가 커지기 쉽습니다. 그렇기 때문에 1형 당뇨병이라도 당질제한식을 실천하는 편이 혈당관리가 쉽고 혈당치 난고하를 줄일 수 있습니다. 이것은 자신이 1형 당뇨병 환자인 번스타인 의사도 저서에서 언급했습니다. 이와 같이 1형 당뇨병에는 당질제한식을 실천하면서 혈당관리를 하는 것이 좋습니다.

아울러, 기초분비 인슐린 대신 주사하는 지속형 랜터스, 레베밀 등의 단위는 저의 경우 환자의 아침 공복 시 혈당치가 90~125mg/dL이 되도록 조정합니다. 70~109 mg/dL을 목표로 하고 싶지만, 1형뿐만 아니라 2형 역시 인슐린 주사를 맞을 경우 가장 주의해야 할 것은 저혈당이므로 저혈당을 초래하지 않기 위해 약간 높은 수치로 하고 있습니다. ACCORD 시험에서도 밝혀진 바와 같이, 약물에 의한 혈당조절은 저혈당 위험이 매우 높기 때문에 지속형 인슐린의 단위가 너무 많아서 저혈당을 초래하는 것만은 피해야 합니다.

Columm

내인성 인슐린이 0인 경우, 단백질이 혈당치를 높인다

정상인 및 2형 당뇨병 환자에 있어서는 [당질만이 혈당치를 상승시키고 단백질, 지방은 혈당치를 올리지 않는다]는 것이 2004년 이후 미국 당뇨병학회의 견해입니다. 한편, 1형 당뇨병에 관해서는 지방이 혈당치를 상승시키지 않는다는 것에 대해서는 이견이 없지만, 단백질이 상승시키는지 여부는 판단하지 않고 있습니다.

스스로가 1형 당뇨병 환자인 번스타인(Richard K. Bernstein) 의사는 [1형 당뇨병 환자는 1g의 단백질이 약 0.94mg/dL의 혈당치를 상승시킨다]는 견해를 가지고 있습니다.

저는 현시점에서 [1형의 경우에도 내인성 인슐린이 어느 정도 남아 있을 경우에는 단백질은 혈당치를 거의 올리지 않는다. 하지만 내인성 인슐린이 0인 경우에는 번스타인 의사의 주장대로 체중 64kg인 사람은 0.94mg/dL(개인차 있음)의 혈당치를 상승시킨다]고 생각합니다. 이것은 타카오 병원에 입원하신 30명 이상의 1형 당뇨병 환자를 당질제한식으로 치료해 본 결과 얻어진 견해입니다.

그러면, 내인성 인슐린이 0인 경우, 왜 단백질이 혈당치를 상승시키는 것일까요? 아미노산 중에서 류신(leucine), 아르기닌(arginine), 라이신(lysine)은 인슐린을 분비시킵니다. 그리고 소고기 성분에는 류신, 아르기닌, 라이신이 들어 있습니다. 정상인이 등심 스테이크를 200g 먹어도 혈당치는 3mg/dL도 상승하지 않습니다. 인슐린만 분비된다면 저혈당이 되겠지만 저혈당이 되지 않는 이유는 인슐린과 함께 인슐린 길항 호르몬인 글루카곤(혈당상승작용 있음)도 분비되어 효과가 상쇄되기 때문입니다.

그렇다면 본론으로 들어가겠습니다. 내인성 인슐린이 0인 1형 당뇨병 환자의 경우, 소고기 등의 단백질을 섭취하면 류신 등의 아미노산으로 인해 글루카곤은 분비되지만, 인슐린은 분비되지 않습니다. 이러한 일방적인 글루카곤 분비로 인해 간에서의 글리코겐 분해와 당신생이 촉진되어 혈당치가 상승하는 것으로 생각됩니다. 원래 2형 당뇨병이라도 내인성 인슐린이 0이 되어 인슐린

의존상태인 당뇨 환자는 단백질로 혈당치가 상승할 가능성이 있습니다. 하지만 내인성 인슐린이 0인 경우, 섭취한 단백질이 직접 혈당으로 변하는 것이 아니라 글루카곤에 의한 당신생으로 혈당치가 상승하는 것으로 생각됩니다.

·· 실제 지도 ⑧ 요산치의 변화는 개인차가 크다

당질제한식은 상대적으로 고단백식입니다. 고단백식을 하면 요산치가 상승한다고 여겨지지만, 실제로는 그렇게 단순한 관계가 아닙니다.

타카오 병원의 데이터를 보면 당질제한식을 실천한 결과 요산치가 감소하는 사람, 변함없는 사람, 증가하는 사람의 3가지 패턴이 보이며, 상당한 개인차가 있습니다. 요산치는 개인의 체질에 좌우되는 듯합니다. 다만, 칼로리가 너무 낮은 식사를 하면 어떤 내용의 식사를 하더라도 요산치가 상승하는 일이 있으므로 주의가 필요합니다. 예를 들어 절식요법을 실시하면 대부분의 사람이 요산치가 높아집니다.

하지만 케톤체 수치가 높을수록 요산치가 높아진다고는 할 수 없습니다.

예를 들면 슈퍼 당질제한식을 11년간 지속하고 있는 저의 경우, 케톤체 수치는 300~1200μM/L로 높은 수치이지만, 요산치는 일관되게 2.4~3.1mg/dL(기준치 3.4~7.0)으로 낮은 수치를 보이고 있습니다.

통상적으로 당질제한식을 하면 일단은 요산치가 오르지만 1년 정도 경과할 무렵에는 원래대로 되돌아오는 경우가 많으므로 요산치가 높아지더라도 경과를 봐야 합니다. 다만, 과거에 통풍 발작을 일으킨 적이 있는 경우에는 내복약 처방도 고려해야 합니다. 통풍발작 경험이 없는 사람은 기준치를 조금 넘는 정도라면 경과를 보는 것이 좋다고 생각합니다.

통풍 전문가인 前카고시마대학병원 내과 교수인 오사메 미츠히로 씨에 따르면, 식사보다도 스트레스나 비만이 요산치에 영향을 크게 끼친다고 합니다(참고 『통풍발작은 맥주를 마시면서도 고칠 수 있다』 오사메 미츠히로 저, 소학관 2004년). 오사메 선생에 따르면 요산치에 영향을 크게 끼치는 것은 다음 순서라고 합니다.

1. 스트레스 2. 비만 3. 대량의 음주 4. 격렬한 운동 5. 푸린체의 과잉섭취

오사메 선생이 지적하는 스트레스는 정신적인 것입니다. 예를 들면 오사메 선생께서는 학회에서 강연을 하실 때 요산치가 가장 상승하고 학회가 종료되면 내려가지만, 음주는 거의 상관없었다고 합니다. 여기에 특수한 사례로서 '단식이나 극단적인 저칼로리 시의 요산치 상승'을 가장 위에 두어도 좋을 것 같습니다. 단식은 강력한 육체적 스트레스를 줄 수 있기 때문입니다.

어쨌든 식사가 요산치에 끼치는 영향은 비교적 적으며, 당질제한식으로 케톤체 수치가 상승한다고 요산치가 반드시 상승한다는 단순한 패턴은 없습니다.

˙˙실제 지도 ⑨ 당질제한식과 LDL 콜레스테롤 수치

당질제한식을 한 후 LDL 콜레스테롤 수치에는 개인차가 큽니다. 상승, 불변, 강하라는 3가지 패턴이 있는데, 대부분의 경우 1~2년간 지속하면 정상치로 되돌아옵니다.

그중에는 개시 수개월 후의 LDL 콜레스테롤 수치가 정상치를 넘는 경우도 있으며, 이때는 약물로 조절해야 하는가를 판단해야 합니다.

결론부터 말하자면 저는 일정기간 경과를 보는 것이 좋다고 생각합니다.

콜레스테롤은 동맥경화의 원흉이라는 이미지를 갖기 쉽지만 원래 인체의 필수 물질이며, 생체의 모든 세포막 구축에 필요합니다.

간에서 합성되고 장간순환으로 제어 조정됩니다. 음식으로 섭취한 콜레스테롤이 적을 경우에는 간에서 합성이 늘어나고, 섭취한 콜레스테롤이 많을 경우에는 간에서 합성이 서서히 감소되어 조정됩니다. 실제로 미국의 대규모 RCT에서 5만 명 정도의 폐경기 여성을 대상으로 평균 8년간에 걸쳐 지방섭취 열량 비율 20%로 강력하게 지도한 그룹은 대조군(지방섭취 열량비율 30%)에 비해 총 콜레스테롤 수치에 차이가 없었습니다.[2][3][4]

환자 중에는 당질제한식을 시작하기까지 생선, 현미, 채식을 실시하던 사람도 드물게 있었으며, 콜레스테롤을 식사로 거의 섭취하지 않는 식생활을 하는 경우도 있었습니다. 그런 경우, 간에서 콜레스테롤 합성이 높아질 것으로 예상되지만 당질제한식으로 전환하면 식사 속 콜레스테롤이 간에서 합성되는 콜레스테롤에 더해져서 일시적으로 혈청 콜레스테롤 수치가 매우 높게 나타납니다. 이처럼 식사로 섭취하는 콜레스테롤이 증가했을 경우의 혈청 콜레스테롤 수치의 변화는 개인의 상황에 따라 상당한 차이가 나타납니다. 하지만 당질제한식을 지속하면 간에서의 콜레스테롤 합성이 조정되어 정상치로 되돌아오게 됩니다.

따라서 당질제한식을 개시한 후 얼마간 혈청 콜레스테롤 수치가 상승되더라도 과도적인 현상이며, 간의 조정 상황을 얼마간 보는 것이 좋다고 생각합니다. 도저히 지나칠 수 없는 정도의 높은 수치라면 약물 사용을 검토해야 하는데, 그 경우에는 스타틴 계열의 약물이 아니라 제티아 등 식사 속 콜레스테롤 흡수를 억제하는 약물을 선택하는 것이 바람직합니다. 당질제한식을 실시 중일 경우에는 제티아가 극적인 효과를 나타냅니다.

참고로 일본 지질영양학회의 견해에 따르면 '콜레스테롤 수치가 높은 편이 오히려 장수할 가능성이 높다'고 되어 있습니다.

또한 미국 내과의사회는 1996, 2004, 2007년에 반복적으로 성명을 발표하여 '콜레스테롤 수치를 측정할 필요가 있는 것은 남성 35세 미만, 여성 45세 미만으로 가족성 고콜레스테롤 혈증이 의심되는 사람뿐'이라고 하였으며, 미국 심장병학회는 2010년에 '심혈관계 질환 증상이 없는 사람은 혈압이나 콜레스테롤 검사를 5년에 한 번 하면 된다'고 하였습니다.

참고로 2011년에 영국의 치료 가이드라인인 [코크란 라이브러리 Cochrane Library]는 '건강진단에서 콜레스테롤 수치가 높을 뿐인 사람에게

스타틴 처방은 필요없다'고 결론지었습니다.

˙˙ 실제 지도 ⑩ 식후 운동과 혈당치

당질제한식을 하는 과정 중에 어쩔 수 없이 식사로 주식 등 당질이 많은 식품을 섭취해야 할 경우가 있습니다. 타카오 병원에서는 그럴 경우에 대비해서 글루코바이나 베이슨 등의 알파 글루코시다아제 억제제 alpha-glucosidase inhibitor나 글루패스트 등 속효형 인슐린 분비촉진제를 직전에 복용하고, 식후 고혈당을 피하도록 환자에게 지도하고 있습니다.

하지만, 주식을 먹어야 하는데도 글루코바이를 휴대하지 않았거나 복용을 잊어버린 경우도 있으며, 그럴 경우에는 유산소 운동의 효과를 이용하도록 권합니다. 근육 세포의 GLUT-4는 인슐린 작용이 없어도 일정 강도 이상의 운동을 하면 세포 표면으로 부상하기 때문에 인슐린 작용부족인 사람이라도 혈당을 수용할 수 있게 되어 혈당치를 내립니다. 이때는 유산소 운동이 효과적이라고 알려져 있으며, 식사 개시 30분 후에 30분간의 유산소 운동을 하는 것이 효율적이라고 알려져 있으며, 일본 당뇨병학회에서도 '식후 운동'을 권장하고 있습니다.

다만, 운동이 인슐린 작용과 상관없이 혈당치를 내리는 효과가 있다는 것은 확실하지만, 과언은 할 수 없습니다. 前 토카이 대학 의학부 교수인 오구치 요이치 씨는 당뇨병 환자 중 운동효과가 별로 없는 경우가 있다는 연구를 2009년 일본 당뇨병학회 연차보고에서 발표했습니다.

이 발표는 토카이 대학과 타카오 병원에 의한 식후 혈당치에 관한 당질 제한식의 효과와 운동효과를 조사한 공동연구를 배경으로 한 것입니다.

결론을 요약하자면 다음과 같습니다.

1. 기초분비 인슐린이 일정 수준 이상 부족한 단계의 당뇨병 환자에게는 운동효과가 거의 없다.

2. BMI 25 이상인 당뇨병 환자도 운동효과는 거의 없다.

다시 말해, 기초분비가 매우 적거나 비만인 당뇨병 환자는 운동효과를 기대할 수 없다는 것입니다. 거꾸로 말하면 보통 체형이며 인슐린 기초분비가 어느 정도 남아있는 사람은 유산소 운동이 효과적이라는 뜻이기도 합니다. 참고로 저는 기초분비 인슐린이 1.6~3.2μU/mL(정상치 3~15)로 적은 편이지만, 이 정도의 기초분비가 있다면 운동효과는 분명히 있습니다.

실제 지도 ⑪ 당뇨병성 망막병증diabetic retinopathy에 대한 효과

당뇨병 3대 합병증 중 당뇨병성 망막병증diabetic retinopathy이 있습니다. 그렇기 때문에 당뇨병 환자는 정기적인 안과 검진이 필요합니다. 조기 발견 당뇨병이라면 당질제한식을 하면 이론적으로 당뇨병성 망막병증 위험을 대폭 줄일 수 있을 것으로 기대됩니다. 평균 혈당변동폭 증대와 식후 고혈당이라는 최대의 산화 스트레스를 발생시키지 않고 혈관병변 위험을 대폭으로 개선할 수 있기 때문입니다.

지금까지의 데이터로 볼 때 단순 망막병증 단계라면 증식망막병증으로의 진행을 저지할 수 있으며, 당화혈색소HbA1c 6.2% 미만인 혈당 컨트롤이 우수한 단계를 유지한다면 망막병증 개선을 기대할 수 있습니다. 일본 당뇨병학회는 2013년 6월 1일부터 실시한 신기준으로 합병증 예방을 위해 7.0% 미만을 목표로 하였으며, 앞으로 검토가 필요합니다.

HbA1c 10.9%, 혈당치도 250~300mg/dL로 높아서 인슐린 치료를 받는 여성 중, 망막병증으로 인해 레이저 치료를 받은 경우를 소개하겠습니다. 당질제한식을 개시한 후 3개월 만에 HbA1c 6.4%, 혈당치는 식후 1시간 110mg/dL로 내려갔으며, 인슐린 단위도 1/3 정도로 감량, 망막병증 진행이 멈추었기 때문에 레이저 치료도 중지하였고 월 1회의 안저검사로 상태를 보는 상황이 되었습니다.

또한 중증 망막병증으로 수술을 받은 경우에도 당질제한식으로 예후가 양호해진 경우가 있습니다. 40세 남성으로 HbA1c 13.4%, 공복 시 혈당치 400mg/dL의 당뇨병이고, 중증 증식 망막병증으로 유리체와 백내장 수술을 받은 경우가 있습니다. 수술 전에 당질제한식을 개시하여 반년 후 HbA1c 6.2%, 공복 시 혈당치 90mg/dL로 큰 폭의 개선이 있었으며, 수술 후 경과도 매우 양호하여 안과의의 예상은 수술 후에도 교정 시력으로 0.1 정도밖에 회복되지 않을 것으로 예상되었지만 실제로는 나안裸眼, 맨눈으로 1.2까지 회복되었습니다.

이러한 경우를 단순히 일반화할 수는 없겠지만 망막병증에는 혈당조절을 양호하게 유지하는 것이 중요하며, 특히 당질제한식을 하면 하루 변동이 매우 적기 때문에 세소혈관細小血管 장애의 위험이 작아져서 예방뿐만 아니라 진행 지연이나 망막병증 수술 예후에도 좋은 결과를 줄 가능성이 높습니다. 다만, 당질제한식을 개시하기 이전에 망막병증이 진행되거나 발각되지 않는 경우도 있습니다. 당질제한식을 개시한 후에 이전부터 진행되던 망막병증이 밝혀진 경우에는 당질제한식에 의한 망막병증이라고 오해하지 않도록 주의해야 합니다.

또한 당뇨병성 망막병증diabetic retinopathy에 대해서는 약물로 급격한 혈당조절 개선이 있을 경우, 일시적으로 증상이 악화되는 경우가 있습니다.

약물로 인한 급격한 개선으로 왜 망막병증이 악화되는지는 현재까지 밝혀지지 않았으나, 당질제한식으로 급속하게 혈당조절이 개선된 경우에는 지금까지 망막병증 악화는 없었습니다. 이에 대한 저의 사견은 제8장에서 말씀드리겠습니다.

Columm

당뇨병성 망막병증diabetic retinopathy

장기간 지속된 고혈당으로 망막의 세소혈관이 손상되어 출혈, 백반, 망막부종 등의 초기병변이 발병합니다. 이것이 진행되면 망막 박리나 유리체 출혈을 일으켜서 시력장애에 빠지게 됩니다.

당뇨병성 망막병증(diabetic retinopathy)은 1. 정상 2. 단순망막병증 3. 증식 전 망막병증 4. 증식 망막병증이라는 순서로 진행됩니다.

망막의 초기 병변 단계에서 발견하면 혈당조절을 좋게 함으로써 진행을 멈추게 할 수 있습니다. 어느 정도 진행된 망막병증은 실명 예방을 위하여 광응고 요법을 합니다. 연간 약 3000명이 당뇨병성 망막병증(diabetic retinopathy)으로 실명합니다. 2002년 조사결과에 따르면 녹내장(24%)에 이어서 당뇨병성 망막병증(diabetic retinopathy)(20%)은 실명 원인으로 제2위입니다. 이러한 사실은 [종래의 당뇨병식+약물요법]이 결코 효과를 발휘하지 못했다는 증거라고 할 수 있습니다.

당질제한식으로 혈당조절이 양호해지면 당뇨병 망막병증 예방은 물론, 초기병변 단계에서 진행을 멈출 수 있습니다. 아울러 타카오 병원의 데이터에 따르면 어느 정도 진행된 당뇨병성 망막병증(diabetic retinopathy)이 초기단계로 개선된 경우도 있습니다.

실제 지도 ⑫ 당질제한식에 SUsulfonylurea약은 요주의, 글리벤클라미드Glibenclamide는 위험

슈퍼 당질제한식을 하면 식후 고혈당 위험이 거의 없으며 2형 당뇨병은 경구 혈당강하제가 대부분의 경우 필요 없어집니다. 엄격하게 실천하는 많은 분들이 약물사용 없이 혈당조절을 우수한 수준(당화혈색소(HbA1c) 6.0% 미만)으로 유지하고 있으며 저 자신도 HbA1c 5.4~5.7%를 유지하고 있습니다.

다만 스탠더드 당질제한식의 경우 하루에 한 번 주식을 먹으며 슈퍼 당질제한식의 경우에도 가끔씩 대인관계상 당질이 많은 식품을 먹어야 할 경우가 있습니다. 그럴 때에는 글루코바이 등의 알파 글루코시다아 제 억제제alpha-glucosidase inhibitor이나 글루패스트 등의 속효형 인슐린 분 비촉진제를 식사 직전에 복용해서 식후 고혈당을 억제하도록 지도합니다.

이러한 방법으로 대부분의 경우는 혈당을 우수한 레벨로 유지할 수 있지만, 당질제한식을 제대로 실행하지 못해서 좀처럼 HbA1c가 7.0% 미만으로 되지 않는 분도 있습니다. 이런 경우에는 타카오 병원에서도 SU약을 처방하는 경우가 있습니다.

저는 SU약을 처방할 때, 기본적으로 아마릴Amaryl Tab을 선택합니다. 아마릴은 제3세대 SU약입니다. 한편, 오이글루콘 등의 글리벤클라미드 는 제2세대 SU약인데, 심근장애를 일으킬 위험이 있다고 알려져 있습니다.

글리벤클라미드는 췌장 β-세포막의 칼륨 ATP 채널뿐만 아니라 미토 콘드리아나 심근세포의 칼륨ATP 채널도 억제합니다. 이 때문에 심근 장애를 일으킬 가능성이 확실하게 높아집니다. 실제로 글리벤클라미드 를 복용하는 사람은 심근경색 가능성이 유의미하게 높았다는 연구보고 가 있습니다.

글리벤클라미드는 제약회사에서도 문제가 있다고 느끼는 듯합니다. 오이글루콘을 제조하는 회사에 근무하는 관계자가 '판매 중지를 하고 싶은데 처방하는 의사가 아직 있어서 못 하고 있다'며 한숨 쉬는 것을 들은 적이 있습니다.

한편, 제3세대인 아마릴 등의 글리메피리드는 췌장 β-세포의 칼륨 ATP 채널에만 작용하고 미토콘드리아나 심근세포의 칼륨ATP 채널에는 영향을 주지 않으므로 심근에 대한 악영향이 없습니다. 그렇기 때문에 어쩔 수 없이 SU약을 처방할 때에는 아마릴을 극히 소량 선택합니다.

다만, SU약에는 β-세포를 장시간 채찍질하는 측면이 있다는 점과 식후 고혈당을 별로 예방하지 못하고 공복 시 저혈당을 일으키기 쉽다는 결점이 있습니다. 다시 말해, SU약은 평균 혈당변동폭 증대를 일으키기 쉬운 약이라고 할 수 있습니다. 따라서 최근에는 거의 사용하지 않고 있습니다.

˙˙ 실제 지도 ⑬ 당뇨병성 신증diabetic nephropathy은 제 3기 A까지는 회복의 가능성이 있다

당질제한식 실천으로 합병증을 예방할 수 있을 뿐만 아니라 이미 합병증이 생긴 경우에도 경증이라면 회복될 가능성이 있습니다.

당뇨병성 신증의 경우, 제 경험상 제3기 A까지는 회복되는 경우가 있습니다. 이것은 자신이 1형 당뇨병 환자로서 당질제한식을 실천하고 있는 번스타인 의사의 경우에도 해당되는데, 그 역시 제3기 A(현성신증 전기)에서 제1기(신증전기)까지 회복되었다고 합니다.

어떤 2형 당뇨병 환자는 당질제한식을 개시하기 이전에는 당화혈색소HbA1c 11%를 넘었고 당뇨병성 신증 제3기 A로 현성 단백뇨가 양성이었습니다. 당질제한식을 실천하고 1년 후에 HbA1c는 5.3%로 우수한 조절상태가 되었으며 신증도 회복되었고 단백뇨는 음성화, 아울러 요중 미량 알부민도 크레아틴 보정치 5.0으로 정상치가 되었습니다. 그 후 혈당조절, 신증 검사치 모두 양호한 상태가 지속되어 거의 회복되었다고 할 수 있습니다.

요단백 양성 (제3기) → 요단백 음성, 요중 미량 알부민 양성(제2기) → 요중 미량 알부민 음성 (제1기)

위와 같은 단계를 거쳐서 당뇨병성 신증diabetic nephropathy이 확실하게 회복된 것으로 생각됩니다.

더구나 이 경우에는 당질제한식을 지속하여 2년 후에는 50g 정도의 당질을 섭취해도 식후 고혈당을 일으키지 않으며 식후 2시간 혈당치는 110 mg/dL 정도로 내당능도 정상화되었으며 β세포가 많이 회복되었습니다.

이 경우와 같이 성공하는 경우만 있는 것은 아니지만 당뇨병성 신증 diabetic nephropathy의 경우 제3기A나 제2기부터 개선되었다는 보고가 많이 있습니다.

·· 실제 지도 ⑭ 새벽현상에 대응

당질제한식을 하면 식후고혈당 조절이 신속하게 양호해지는데 그중에는 아침 공복 시 혈당치가 다소 높은 상태로 좀처럼 내려가지 않는 경우도 있습니다.

일반적으로 당질제한식을 지속하면 기초분비 인슐린이 어느 정도 나오는 사람은 공복 시 혈당치도 정상치 또는 정상치에 가까운 수준으로 안정됩니다. 하지만 당질제한식과는 관계없이 당뇨병인 사람에게 있는 현상으로 기초분비가 적은 사람 중에는 취침 후 8~10시간까지 혈당치가 상승하는 경우가 있는데, 이것을 '새벽현상'이라고 부릅니다.

예를 들면 1형 당뇨병 환자인 번스타인Richard K. Bernstein 의사는 충분량의 지속형 인슐린을 취침 전에 주사해도 기상 시 혈당치가 20~100mg/dL 상승한다고 그의 저서에서 밝히고 있습니다.

새벽현상의 기제는 완전히 해명되지 않았지만 이른 아침에는 다른 시간대보다 췌장이 혈액 중에 순환하는 인슐린을 더 불활성화시킨다는 설이 있습니다. 인슐린이 주사에 의한 것이든 체내에서 합성된 것이든 마찬가지일 것으로 생각됩니다.

인슐린 주사를 하지 않는 사람의 경우, 이른 아침 공복 시에는 기초분비 인슐린이 순환되는 시간대이므로 정상적인 사람의 경우 간의 불활성화 부분이 인슐린 생산을 증가시켜서 조정하지만, 당뇨병 환자라서 기초분비 인슐린이 부족한 사람은 새벽현상을 일으키는 것으로 생각됩니다.

공복 시에는 혈액 속의 인슐린이 한밤중에도 적의適宜분비되어 간의 당신생을 조정합니다. 하지만 2형 당뇨병 환자는 정상적인 사람만큼 필요량의 인슐린이 분비되지 않기 때문에 야간 당신생 제어를 할 수 없는 경우가 많습니다.

이처럼 인슐린 기초분비가 부족하면 야간에는 췌장의 당신생을 제어할 수 없게 되어 조조공복 시 혈당치가 높아지게 되는 것입니다.

새벽현상의 개선을 위해서는 다음과 같은 대책이 있습니다.

1. 슈퍼 당질제한식을 지속하여 췌장의 β세포를 휴식시키고, 기초분비의 회복을 기다린다.
2. 근육 트레이닝으로 근육량을 늘린다.
3. 유산소 운동을 하여 인슐린 작용을 좋게 한다

이 세 가지를 끈기 있게 지속함으로써 내복약을 늘리지 않고 대응하는 방법이 있습니다.

또한, 에쿠아, 쟌피아, 그랙티브, 네시나, 트라젠타 등의 DDP-4 억제약을 지속적으로 복용하여 췌장의 인슐린 분비능력이 개선되었다는 보고도 있으므로 이러한 약물을 사용하는 선택도 생각해 볼 수 있습니다.

위와 같은 대책으로 인슐린 분비능력이 개선되면 조조공복 시 혈당치가 개선될 가능성이 있습니다. DPP-4 억제약에는 글루카곤 분비 억제 작용도 있으므로 한밤중에 간의 당신생을 조금 줄일 수 있을 것으로 기대됩니다.

혈중 농도를 확보하기 위해서 하루 1회 타입의 DPP-4 억제약을 석식

전에 투여하고 조조공복 시 혈당치 개선을 도모하기도 합니다.

만일 그래도 개선되지 않을 경우에는 메트포르민(피구아나이드약)을 복용하여 간의 당신생을 억제하는 선택도 있습니다. 참고로 메트포르민은 미국 당뇨병학회의 권고에 따르면, 2형 당뇨병 환자에게 제1선택 약물입니다.

메트글루코(메트포르민)는 신기능 장애가 없는 사람에게는 좋은 약이지만 양이 많으면 설사나 구역질 등의 소화기 증상을 일으키는 경우가 있습니다. 이런 경우에는 석식 후 1회 2~3정을 복용하여 부작용 없이 조조공복 시 혈당치를 개선합니다.

조조공복 시 혈당치가 140 mg/dL 미만인 경계형이라면 위험은 상당히 감소합니다. 목표는 정상치인 조조공복 시 혈당치 110 mg/dL 미만입니다.

˚˚ 실제 지도 ⑮ 당질제한식과 췌장염에 대하여

당질제한식을 실천하면 상대적으로 고단백, 고지방식이 됩니다. 그렇기 때문에 '기름진 음식을 먹으면 췌장이 나빠지지 않는가'라는 걱정을 하는 분이 계십니다.

하지만, 고단백 고지방식으로 췌장에 악영향이 생긴다는 에비던스는 없습니다.

다만 기존에 어떤 요인에 의해서 췌장염이 발병하여 활동성인 경우,

고단백 고지방식을 섭취하면 췌장의 효소 분비를 촉진하여 악화되기 쉽습니다. 이 때문에 활동성 췌장염이 있는 분에게는 당질제한식을 적용하지 않습니다. 이것은 어디까지나 기존에 췌장염이 있는 경우이며, 고단백 고지방식으로 췌장염 발병 위험이 상승하는 것은 아닙니다. 급성 췌장염이 치료된 후에는 당질제한식을 실천해도 괜찮습니다.

급성 췌장염 입원 사유는 80% 이상이 담도질환과 알코올 과음이 차지합니다. 나머지 20%는 아자티오프린azathioprine, 설파살라진Sulfasalazine, 푸로세미드Furosemide 등의 약물, 지질이상증을 합병한 에스트로겐 사용, 유행성 이하선염 등의 감염, 고중성지방혈증 등입니다.

다시 말해, 고단백 고지방식으로 췌장염이 생기는 것이 아니라 췌장염의 발병원인 중 하나인 고중성지방혈증이 당질제한식으로 신속하게 개선되므로 오히려 췌장염 예방이 될 가능성이 있습니다.

췌장염 발병의 발단이 되는 것은 1500~2000mg/dL이라는 극단적인 고중성지방혈증인데 슈퍼 당질제한식을 엄격하게 실시할 경우, 중성지방 수치는 40~80mg/dL 정도가 되며 100mg/dL을 넘는 경우는 없습니다.

때때로 아밀라제 수치가 기준치를 약간 넘는 분이 계시지만, 또 다른 증상이 없다면 임상적인 의미는 거의 없으며 당질제한식을 실천해도 걱정 없다고 생각합니다.

또한 당질제한식은 고단백 식사이므로 BUNblood urea nitrogen이 기준치를 넘는 경우도 있지만 크레아틴 수치나 혈청 시스타틴 CCystatin C 수치가 정상이라면 생리적인 현상이며 걱정할 것은 없습니다.

HOMA-β^{homeostasis model assessment β-cell function}, HOMA-R^{homeostasis model assessment ratio}, 인슐린 분비지수

인슐린 추가분비능력 검사로 자주 사용되는 것은 HOMA-*β*가 있습니다. HOMA-*β*는 다음 계산식으로 산출합니다.

HOMA-β = 360 × 공복 시 인슐린(IRI) 수치 (μU/mL) ÷ [공복 시 혈당치] (mg/dL) − 63]

수치는 40~60이 정상입니다.

공복 시 혈당치가 130mg/dL 이하라면 인슐린 분비능력 지수로서 신뢰도가 높아집니다. 인슐린 추가분비 중 초기분비능력은 인슐린 분비지수^{insulinogenic index : II}로 알 수 있습니다. 75g 경구 포도당 부하시험^{OGTT} 등을 할 때 체크할 수 있습니다.

II = (30분 IRI 수치 − 공복 시 IRI 수치) ÷ (30분 혈당치 − 공복 시 혈당치)

당뇨병 환자의 II는 0.4 미만입니다. 경계형이라도 0.4 미만인 사람은 장래에 당뇨병이 되기 쉽습니다. 또한 인슐린 저항성의 지표가 되는 것이 HOMA-R인데 계산식은 다음과 같습니다.

HOMA-R = 공복 시 혈당치 × 공복 시 IRI 수치 ÷ 405 (수치 단위는 HOMA-β와 같음)

수치가 클수록 인슐린 저항성이 강하며, 정상치는 1.6 이하, 2.5 이상이면 인슐린 저항성이 있는 것으로 간주합니다. 공복 시 혈당치가 140mg/dL 이하라면 신뢰도가 높은 지표입니다. 2002년에 당뇨병이 발견되어 약 10년 경과한 시점인 저 자신의 데이터를 가지고 두 가지 지표를 사용해 보겠습니다.

<2012년 12월 15일 에베 코지의 검사 데이터>
공복 시 혈당치 106mg/dL (정상치 110 미만)
공복 시 IRI치 4.0μU/mL (기준치 3~15)
이 데이터를 사용하면 다음과 같이 됩니다.
HOMA-β : 35.1(낮은 수치이면 인슐린 분비능력이 저하)
HOMA-R : 1.0(인슐린 저항성은 정상)

2011년 9월의 HOMA-β가 23.8이므로 약간 개선 경향을 보입니다.

인슐린에는 24시간 지속적으로 나오는 기초분비와 당질을 섭취했을 때에 대량으로 나오는 추가분비가 있습니다. 일반적으로 공복 시 IRI는 기초분비능력과 인슐린 저항성 평가에 사용합니다. 당

부하 후의 IRI는 추가분비능력 평가에 사용합니다.

HOMA-β는 공복 시 혈당치와 공복 시 IRI치로 계산하는데 [당뇨병 전문의 연수 가이드북 개정 제4판] (일본 당뇨병학회편, 진단과 치료사, 2009년)의 183페이지를 보면, 경구 혈당부하 시험 후 2시간 수치의 인슐린 분비량과의 상관관계가 큰 것으로 밝혀졌습니다. 이 수치가 높으면 인슐린 추가분비 과잉 타입, 낮으면 추가분비 능력이 저하된 타입입니다.

투병기간이 긴 당뇨병 환자는 HOMA-β가 기준치를 밑도는 경우가 많으며 저 또한 그렇습니다. 저의 경우는 기초분비 인슐린도 기준치 하한이거나 약간 밑도는 경우가 많지만 공복 시 혈당치는 대체로 95~109mg/dL 입니다. 때때로 110~125mg/dL인 경우도 있습니다.

인슐린 저항성은 HOMA-R로 계산하는데 공복 시 IRI가 기준치 상한에 가까운 수치, 또는 초과할 경우, 그것만으로도 인슐린 저항성이 있을 가능성은 높아집니다.

공복 시 IRI 수치의 기준치는 검사시설에 따라 다른데, 3~15μU/mL 정도입니다. 저의 사견으로는 공복 시 IRI가 9나 10 정도 기준 이내라도 다소 높을 때에는 많은 경우 인슐린 저항성이 있다고 생각합니다.

또한 정상인으로 공복 시 IRI가 2μU/mL 정도의 낮은 수치인데도 공복 시 혈당치가 70mg/dL인 사람도 있습니다. 저 자신도 공복 시 IRI가 1.8μU/mL로 낮을 때에 공복 시 혈당치가 96mg/dL인 경우도 있습니다. 현행 공복 시 IRI 기준치는 당질을 통상적으로 먹는 정상인의 기준치이므로 다소 높다고 생각합니다.

기본적으로는 공복 시 IRI가 낮고 공복 시 혈당치가 정상이라면 매칭이 좋은 편이며 바람직하다고 할 수 있습니다. 인슐린은 인체에 불가결한 물질이지만 과잉 분비되면 발암이나 알츠하이머병의 위험이 되므로 소량의 분비만으로 건강할 수 있다면 그보다 좋은 것은 없습니다.

부기2

당뇨병성 신증과 요중 미량의 알부민

당뇨병 3대 합병증 중 하나로 신증이 있습니다. 현재, 연간 16,000명 이상이 당뇨병성 신증으로 인공투석을 하고 있습니다. 신증이 진행되어 인공투석이 필요한 사태를 피하기 위해서는 신증의 조기발견과 식후 고혈당 예방에 따른 대책이 중요합니다.

당뇨병성 신증의 조기진단은 단백뇨 검사로는 불충분합니다.

신증의 가장 초기 단계는 고혈당에 의한 세소혈관細小血管 손상으로 신사구체 혈관에 변화가 일어나고 미량의 알부민이 나타납니다. 뇨검사로 미량 알부민을 조사하면 단백뇨 검사보다도 조기 단계에서 신증 진단이 가능합니다. 따라서 당뇨병 환자는 3~6개월에 한 번 요중 미량 알부민 검사를 받는 것이 바람직합니다.

당뇨병성 신증 병기는 다음과 같습니다.

제1기 신증 전기(腎症前期)

제2기 조기 신증기(早期腎症期) : 미량 알부민뇨 양성

제3기A 현성신증 전기(顯性腎症前期) : 단백뇨 1g/일 미만

제3기B 현성신증 후기(顯性腎症後期) : 단백뇨 1g/일 이상

제4기 신부전기(腎不全期) : 고질소혈증, 단백뇨

제5기 투석요법기

요중 미량 알부민 측정은 아침 첫 소변이 바람직한데, 수시 소변도 보정을 하면 측정 가치가 있습니다. 수시 소변으로 측정할 경우, 운동이나 일내변동, 일차변동이 크므로 동시에 크레아티닌 수치를 측정하여 보정하고, 요중 알부민 지수(mg/g 크레아티닌)로 나타냅니다. 또한 서로 다른 날에 3회 검사하여 2회 양성이라면 당뇨병 조기신증으로 진단하는데, 건강보험이 적용되는 것은 3개월에 1회뿐입니다.

알부민 지수 평가는 다음과 같습니다.

30mg/g 크레아티닌 미만 → 정상

30mg/g 크레아티닌 이상 300mg/g 크레아티닌 미만 → 미량 알부민뇨

300mg/g 크레아티닌 이상 → 현성 단백뇨

단위 시간당 알부민 배설률은 μg/분으로 나타내며, 축뇨가 필요하지만 수시 소변보다도 정확하게 병태를 나타냅니다. 낮시간의 소변은 운동의 영향을 받으므로 야간 또는 24시간 축뇨를 사용합니다.

미량 알부민이 출현하는 조기현증 단계라면 혈당조절이나 강압제에 의한 혈압조절로 개선을 기대할 수 있습니다.

당질제한식에 의한 혈당조절은 식후 혈당치를 상승시키지 않으므로 합병증 전반에 유효하며, 제3기A까지의 당뇨병성 신증에 가장 유력한 선택자입니다.

부기3

신부전 마비와 위 배설 지연

번스타인 의사가 그의 저서에서 지적한 미주迷走 신경장애에 따른 위부전 마비胃不全 麻痺와 위배설 지연胃排泄遅延은 물론 일본의 당뇨병 환자에게도 있으며, 당뇨병 나환, 후기 합병증의 하나입니

다. 다만 일본에서는 번스타인 의사가 지적하는 만큼 많지는 않습니다. 빈도에 대한 언급은 어렵지만, 호로비츠Horowitz 등은 1형 당뇨병의 56%, 2형 당뇨병의 30%에 위배설 지연이 있다고 보고했습니다.

[개정 제4판 당뇨병 전문의 연수 가이드북] (일본 당뇨병학회편, 진단과 치료사, 2009년)의 216페이지에 위기능 검사항목이 있는데 '당뇨병 자율신경 장애에 의한 위장장애는 식도, 위, 소장에서 직장에 이르기까지 이상이 인정된다'는 기재가 있습니다. 아울러, '위운동 장애에 따른 위배설 지연은 혈당조절 상태 불안정의 원인이 되며, 당뇨병 유병기간이 긴 1형 당뇨병 환자에게 자주 보인다'고 되어 있습니다.

이것은 일본의 2형 당뇨병 환자에게는 그다지 빈도가 높지 않은 것으로 생각되며, 제가 진료하는 2형 당뇨병 환자에 있어서도 위부전 마비와 위배설 지연으로 인한 혈당조절 불안정은 거의 경험한 적이 없습니다.

타카오 병원의 800명 이상의 입원환자에게도 위배설 지연이 원인으로 생각되는 혈당조절 불안정이 있었던 사례는 2~3% 미만이었습니다. 다시 말해, 입원 중에 예상 밖의 식후 고혈당 등으로 어려움에 처하는 경우는 거의 없으며, 양호한 조절 상태입니다.

[참고문헌]

1) Chiasson JL, Josse RG, Gomis R, et al: Acarbose treatment and the risk of cardiovascular disease and hypertension in patients with impaired glucose tolerance: the STOP-NIDDM trial. JAMA,290: 486-494, 2003.

2) Prentice RL, Caan B, Chlebowski RT, et al: Low-fat dietary pattern and risk of invasive breast cancer: the Women's Health Initiative Randomized Controlled Dietary Modification Trial. JAMA, 295: 629-642, 2006.

3) Beresford SA. Johnson KC. Ritenbaugh C. et al: Low-fat dietary pattern and risk of colorectal cancer: the Women's Health Initiative Randomized Controlled Dietary Modification Trial. JAMA. 295: 643-654, 2006.

4) Howard BV. Van Horn L. Hsia J. et al: Low-fat dietary pattern and risk of cardiovascular disease: the Women's Health Initiative Randomized Controlled Dietary Modification Trial. JAMA. 295: 655-666, 2006.

제8장

당질제한식의
가능성

·· 당뇨병 치료효과 이외의 가능성도 있다

지금까지는 주로 당질제한식의 당뇨병 치료효과에 대하여 확실한 에비던스와 생리학적인 사실을 바탕으로 유효성과 안전성을 검토해 봤습니다.

하지만, 타카오 병원에서의 수많은 치료경험에 비추어 볼 때, 당질제한식은 더 많은 가능성이 있다고 생각합니다.

아직 증명된 사실은 아니지만 저 개인의 지견知見으로 얻어진 당질제한식의 가능성에 대하여 말씀드리고자 합니다.

·· β세포 회복, 발병 예방, 합병증 회복 등 당뇨병에 대한 추가적인 효과

당질제한식이 혈당조절을 개선하고 비만을 해소하는 효과가 있다는 것은 수많은 에비던스로 증명되었으며, 그 이유는 생리학적으로 납득할 만한 것입니다.

여기에 더해 실제 치료경험에서 당뇨병에 대한 다른 효과도 있다는 느낌을 받았습니다.

먼저 경험상 거의 확실하다고 생각되는 것은 당질제한식을 지속하면 췌장의 β세포가 휴식을 취해서 인슐린 분비능력이 회복되는 경우가 있다는 것입니다.

당뇨병은 인슐린 저항성과 분비능력 저하로 인해 인슐린 작용부족을 일으키는 병인데, 일단 일단 당 독소로 상실된 β세포의 능력은 좀처럼 회복되지 않는다고 여겨져 왔습니다.

하지만 당질제한식을 지속하는 사람 중에는 분명하게 내당능耐糖能이 회복된 경우가 종종 있습니다. 이것은 단순한 인상이 아니라, 인슐린 분비지수나 C펩티드C-peptide를 조사하여 확인합니다. 또한 식후 혈당치 개선으로 내당능 회복이 보이는 경우도 종종 있으며, 예를 들면 당뇨병 발병 시에는 밥 한 공기를 먹으면 확실하게 200mg/dL을 넘었던 식후 2시간 혈당치가 슈퍼 당질제한식 개시 3년째에 140mg/dL을 넘지 않게 되어 내당능이 정상형 수준까지 개선된 분도 계십니다.

식사 속 당질을 제한하면 인슐린 추가분비가 극히 소량으로 족하므로 β세포는 주로 기초분비만 하면 됩니다. 하루 3회 식사뿐만 아니라, 간식으로 먹는 케이크나 야식으로 먹는 라면 등, 현대 일본인의 식생활에는 하루 5회나 대량의 추가분비 인슐린이 필요합니다.

일본인의 경우는 인슐린 분비능력이 부족하여 당뇨병이 발병하는 사람이 많고, 당질을 먹어도 정상인만큼 분비되지 않는 상태가 되는데, 하루에 5회나 인슐린 추가분비를 강요받는 생활은 β세포로서는 크나큰 고통이며, 그것이 쌓여서 피폐해지고 분비능력이 저하되는 것입니다. 이 고통스러운 추가분비를 극히 소량으로 제한하는 것이기 때문에 β세포는 많은 휴식을 취할 수 있게 되고, 회복의 가능성이 생기는 것이 아닐까요.

당질제한식이라고 해도 식사 속 당질량은 0이 아니며, 1회 식사당 10~20g 정도의 당질을 섭취하는데, 추가분비는 극히 소량으로 되는 것이 사실이며, 상대적으로 β세포의 휴식으로 이어져서 회복되는 경우도 있는 것으로 생각됩니다.

당질제한식에 의한 β세포의 회복은 반드시 연구로 증명되기를 희망합니다.

다음으로 가능성이 있는 것은 당질제한식으로 당뇨병 발병 예방효과가 있다는 것입니다.

당뇨병이 발병하지 않은 대사증후군 환자에게 당질제한식을 지도한 결과, 대사증후군 진단기준이 모두 개선된 경우가 대부분이었습니다. 그중에는 아직 당뇨병형이나 경계형이 아니지만 식후 1시간 혈당치가 매우 높고 장래의 당뇨병 발병 위험이 있는 경우도 있었는데, 당질제한식을 지속함으로써 이것 역시 개선되어 발병 위험이 없어졌습니다. 또한 경계형의 경우는 당질제한식으로 혈당치가 정상으로 되돌아와서 내당능이나 인슐린 분비지수가 정상화된 경우도 있습니다.

데이터로 보면 당질제한식이 당뇨병 발병을 예방하는 것으로 생각됩니다.

당뇨병 발병 위험이 되는 것은 식사 속 당질 섭취로 인한 급격한 혈당치 상승과 대량의 인슐린 추가분비로 생각됩니다. 내당능이나 인슐린 분비능력 모두 문제가 없는 사람도 당질을 섭취하면 어느 정도의 혈당치 상승이 생기며, 대량의 인슐린 추가분비가 일어납니다. 고혈당 상태는 β세포를 손상시키며 대량의 인슐린 추가분비로 β세포는 피폐해집니다.

정상인 사람은 식사로 당질을 대량 섭취해도 180mg/dL이 넘는 식후 고혈당이 되지는 않지만 어느 정도의 고혈당 상태가 됩니다. 내당능이 정상인 사람도 혈당부하지수GL: Glycemic Load가 높은 식품을 섭취하면 식후에는 160~170mg/dL 정도의 고혈당이 되서 인슐린 추가분비를 대량으로 하게 됩니다.

이것이 당뇨병 발병 위험이라고 저는 생각하며 '글루코스 미니 스파이크'라고 부릅니다. (그림 1) 일상적인 식생활 속에서 대량의 인슐린 추가분비를 매일 반복하는 것이 몇 년간 지속되면 마침내 β세포가 피폐해져서 인슐린 분비능력 부족이 되고, 당뇨병에 걸리게 됩니다.

현미, 생선, 채식 등이 건강에 좋다고 하는데 실제로 성인병 등 발병이 적은 이유는 비교적 낮은 혈당지수GI: Glycemic Index의 식사이기 때문에 글루코스 미니 스파이크를 일으키지 않기 때문으로 생각할 수 있습니다. 또한 글루코스 미니 스파이크로 인해 당질대사뿐만 아니라 지방대사, 단백질대사 등 인체의 대사기능이 전체적으로 흐트러지게 되므로

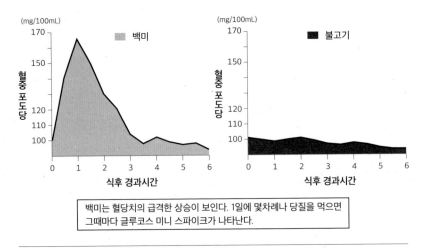

백미는 혈당치의 급격한 상승이 보인다. 1일에 몇차례나 당질을 먹으면 그때마다 글루코스 미니 스파이크가 나타난다.

그림1 글루코스 미니 스파이크 (백미와 불고기)

알레르기성 질환을 악화시키는 요인이 될 수 있습니다.

정상인 사람이 당질제한식을 하면 고혈당 상태도 없고 인슐린 추가 분비도 적어져서 당뇨병 발병 위험은 극히 작아집니다.

예방효과는 대규모의 장기간 역학적 연구로 증명되어야 하며, 현시점에서 확실한 에비던스는 없습니다. 급속하게 증가하고 있는 당뇨병의 현실을 생각할 때, 당질제한식의 당뇨병 예방효과에 대한 연구가 시급합니다.

세 번째 가능성은 당뇨병성 합병증의 회복입니다.

앞 장에서도 말씀드린 바와 같이, 타카오 병원의 치료 실적에는 당뇨병성 신증의 경우, 제3기A까지라면 제1기까지 회복된 사례가 많습니다. 이와 같은 회복은 자신이 당뇨병 신증 제3기 A였던 번스타인Richard K.

Bernstein 의사의 저서에도 기재되어 있습니다. 또한 당뇨병성 망막병증도 회복된 경우가 있으며 당뇨병성 신경장애는 경증 단계에서 당질제한식을 개시하면 대부분의 경우 회복되었습니다. 이처럼 3대 합병증이라고 불리는 세소혈관성 합병증은 실제로 회복된 사례가 드물지 않습니다.

당뇨병성 신증 등은 일단 발병하면 서서히 진행된다는 것이 현재까지 서양의학의 상식입니다. 물론 타카오 병원의 실적은 에비던스가 될 만한 연구는 아니지만 주치의로서의 실감에 기반하여 어느 정도 수준의 세소혈관성 합병증이라면 당질제한식으로 회복될 가능성이 있다고 생각됩니다.

Columm

당뇨병성 신경장애

고혈당으로 인한 대사장애 인자와 세소혈관(細小血管)장애 인자가 복잡하게 관여하여 당뇨병성 신경장애가 출현합니다. 신경장애는 고혈당이 지속되면 악화합니다.

대사이상의 비교적 조기 단계에서 자각증상으로는 근육통, 쥐, 저림, 이상감각 등이 있습니다. 대사이상이 지속되면 건반사 저하, 신경전달속도 저하 등 검사 데이터의 이상이 나타납니다. 더 진행되면 신경 변성 등 기질적인 불가역성 신경장애가 발생합니다.

① 다발성 신경장애 : 임상적으로 문제가 되는 것은 사지 말단의 좌우 대칭성 동통(천자통, 전격통 등), 이상감각(지끈지끈, 얼얼, 작열감 등)을 특징으로 하는 유통성 신경장애입니다. 통증 때문에 잠을 잘 수 없는 경우도 있습니다.

② 자율신경이상 : 저혈당, 기립성 저혈압, 심근허혈, 위무력감, 변통이상, 방광장애 등이 있습니다.

③ 발기장애ED : 당뇨병 신경장애로 장골~음부동맥의 혈관확장부전이 발생하여 ED(Erectile Dysfunction)가 됩니다.

④ 단일신경장애 : 영양혈관이 폐쇄되어 뇌신경마비가 일어나는 경우가 있는데 95% 이상이 3개월 이내에 자연치유됩니다. 외안근 마비(동안신경, 활차신경, 외전신경), 안면신경마비 등이 있습니다.

네 번째는 대혈관성 합병증 예방입니다.

뇌경색이나 심근경색 등의 대혈관성 합병증은 식후 고혈당이 위험요인이 된다는 것이 증명되었습니다. 당질제한식은 식후 고혈당을 막으므로 이러한 질환의 예방효과가 있다는 것은 납득할 수 있습니다. 또한 혈당치의 하루 변동폭이 큰 것도 혈관내피를 손상시킨다고 알려져 있는데, 당질제한식을 하면 하루 변동폭이 작게 유지되므로 예방을 기대할 수 있을 것입니다. 아울러 ACCORD(Action to Control Cardiovascular Risk in Diabetes) 이후에 명확해진 저혈당 위험도 당질제한식을 하면 약물 필요성이 매우 적어지므로 낮아집니다.

또한 역학적 증명은 되어있지 않으나 당질제한식으로 산화 스트레스가 경감하여 혈관내피가 지켜지고 뇌경색이나 심근경색이 예방된다는 것은 여러 가지 면에서 충분히 기대할 수 있습니다.

이상과 같이, 당질제한식은 혈당조절 개선이나 체중감소 이외에도 다양한 면에 효과가 있을 가능성이 있습니다.

˙˙ 당뇨병성 망막병증과 당질제한식에 관한 가설

'급속한 혈당치 개선으로 당뇨병성 망막병증의 일시적인 악화나 안저출혈을 일으키는 경우가 있다'는 정설이 있습니다.

인슐린 주사나 SUsulfonylurea약 등의 약물로 혈당치가 개선될 경우, 개선속도가 빠를수록 망막병증 악화율이 높다는 논문보고가 있으며, 일상적인 임상에서 당뇨병 전문의라면 경험으로 이와 같은 사실을 확인할 수 있습니다.

사실 저도 처음에는 당질제한식으로 인슐린 주사 이상으로 신속하게 혈당조절이 좋아진 사실 때문에 망막병증 악화를 걱정했습니다.

하지만, 1999년에 타카오 병원에서 당질제한식 지도가 시작된 이래, 당질제한식에 의한 망막병증 악화는 없었습니다.

왜 약물에 의한 급속한 혈당조절 개선이 망막병증 악화로 이어지는지, 의학적 원인은 아직 해명되지 않았습니다. 따라서 왜 당질제한식으로 혈당조절이 급속하게 개선되어도 망막병증이 악화되지 않는지도 원인불명입니다.

그러면, 왜 약물로 인한 조절개선과 당질제한식으로 인한 개선이 망막병증 악영향 유무에 차이가 있는지에 대해서 어디까지나 사적인 가설을 말씀드려 보겠습니다.

인슐린 주사 등의 약물로 조절이 개선될 경우, 평균혈당치는 급속하게 정상치에 근접하지만 다른 대사이상은 개선되지 않습니다. 중성지방이나 산화LDL, 램난트 콜레스테롤RLP과 같은 지방대사나 아미노산 대사이상은 그대로이며, 또한 고인슐린 혈증도 있습니다.

다시 말해, 부분적으로 혈당치만 내려도 인체 전체의 대사는 개선되지 않은 것이므로 세소혈관細小血管 속이나 모세혈관 속의 혈액성분 내용도 혈당 이외에는 개선되지 않은 셈입니다.

혈당치가 높다는 것은 물론 좋지 않지만, 인체는 나쁜 상태로라도 항상성을 유지하려고 합니다. 그런데 혈당 부분만을 급속하게 내려 버리면 전체 항상성이 무너져서 망막병증 악화로 이어질 가능성이 있다고 생각됩니다.

또한 인슐린 등으로 혈당치를 내릴 경우, ACCORDAction to Control Cardiovascular Risk in Diabetes에서도 밝혀진 바와 같이 저혈당 빈도는 반드시 증가합니다. 아울러 식후 고혈당도 웬만큼 인슐린 단위와의 매칭이 좋지 않으면 반드시 일어나게 됩니다. 다시 말해, 당질을 섭취하면서 약으로 당화혈색소HbA1c를 개선해도 저혈당과 식후고혈당의 위험이 반드시 생기는 것입니다.

한편, 당질제한식의 경우, 개선되는 것은 혈당치뿐만이 아니라, 중성
지방, 산화 LDL, 램난트 콜레스테롤RLP 등 지방대사와 아미노산대사 모
두가 개선됩니다. 그렇기 때문에 인체의 항상성이 유지되며 급속한 혈
당치 개선이 있어도 저혈당과 식후 고혈당의 위험이 없기 때문에 망막
병증 악화를 초래하지 않는 것이 아닌가라고 생각됩니다.

이 또한 가설이지만 이미 인슐린 주사나 SUsulfonylurea약을 사용하던
사람이 어느 시점부터 당질제한식을 개시하여 혈당조절이 급속하게 개
선된 경우에도 인슐린 주사 등의 약물 사용량이 감소되므로 대사 전반
이 개선되어 당뇨병성 망막병증이 발병하기 힘들어진다고 생각됩니다.

아울러, 과거에 고혈당으로 이미 망막병증이 발병한 경우에도 당질
제한식으로 혈당조절이 양호한 상태가 유지되면 망막병증 진행은 서서
히 멈추는 것으로 생각되며, 시간이 지나면 어느 정도 개선될 가능성도
있습니다. 이것은 몇 가지 경우에서 실제로 확인되었습니다. 다만, 당질
제한식으로 혈당조절이 양호해져도 당뇨병성 망막병증이 반드시 개선
되는 것은 아니며, 극적인 개선이 이루어지지도 않습니다. 어디까지나
개선된 경우가 드물지 않다는 것입니다.

혈당조절이 급속하게 개선됨에도 불구하고 망막병증 악화를 초래하
지 않는다는 사실은, 당질제한식의 효과가 인체에 무리없는 형태로 일
어난다는 것을 나타낸다고 생각합니다.

˙˙알레르기성 질환에 대한 효과

타카오 병원에서 당질제한식을 실천하고 있는 분 중에는 당뇨병과는 관계없이 다른 합병증을 가진 경우도 있습니다. 당뇨병 치료로서 당질제한식을 실시하는 중 다른 질환의 개선이 보이는 경우입니다.

예를 들면 아토피성 피부염을 동반하고 있는 경우, 개선이 보입니다. 전원이 그런 것은 아니지만 상당히 높은 비율로 호전되었고 그중에는 오랜 세월 앓고 있던 아토피성 피부염이 많이 호전된 경우도 있습니다. 건조 피부가 개선되어 촉촉한 피부가 되는 것은 대부분의 사람에게서 보이는 바람직한 변화 중 하나입니다.

또한, 꽃가루 알레르기가 개선되는 경우도 있습니다. 예를 들면 당뇨병 환자가 당질제한식을 실천하여 꽃가루 알레르기가 개선되었다는 보고가 종종 있으며, 당뇨병이 아닌 타카오 병원의 직원이 당질제한식을 자발적으로 시험한 결과 꽃가루 알레르기 증상이 약물 없이 완전히 사라졌습니다. 개선 정도에는 개인차가 있으나 당질제한식 실천자 중 꽃가루 알레르기가 있는 분은 증상이 경감되었다고 합니다.

당질을 거의 먹지 않는 식생활을 전통적으로 지속해 온 이누이트에게는 알레르기성 질환이 거의 없다는 보고가 있는데, 당질제한식은 알레르기성 질환에 효과가 있을 가능성이 있습니다.

ᵔᵔ치매에 대한 효과

당뇨병과 알츠하이머병의 관련을 나타내는 연구가 몇 가지 있습니다.

먼저 큐슈 대학이 실시한 히사야마쬬 연구에서는 1985년 시점에서 치매가 없었던 65세 이상의 주민 826명을 15년간에 걸쳐서 추적조사한 결과, 당뇨병 환자와 당뇨병 예비군인 사람은 알츠하이머병이 발병할 위험이 4.6배 높다고 보고하였습니다.

1999년 [뉴롤로지]에 게재된 노틀담 연구에서는 고령의 당뇨병 환자에게 뇌혈관성 치매가 발병하는 상대 위험도는 2.0배, 알츠하이머형 치매는 1.9배 높다고 보고했습니다.[1]

아울러, 인슐린 치료를 받고 있는 당뇨병 환자는 알츠하이머형 치매의 발병 위험이 4.3배 높다고 보고했습니다.

2004년 [Diabetes]에 게재된 J. 잭슨 박사 등의 연구는 알츠하이머병 환자의 약 80%가 2형 당뇨병 또는 내당능 이상이라고 보고했습니다.

알츠하이머병은 뇌세포에 β 아밀로이드가 침착하는 것이 원인으로 알려져 있습니다. 그리고 β 아밀로이드를 분해하는 것은 실제로는 인슐린 분해효소입니다.

사쿠라이 타카시 씨(국립 장수의료연구센터 치매 센터 외래부장)에 따르면, 고 인슐린 혈증이 있으면 인슐린 분비효소가 인슐린 분해에 급급해져서 β 아밀로이드를 분해할 여력이 없어지므로 β 아밀로이드가 혈액 속에 남기 쉽다는 것입니다. 혈중 β 아밀로이드가 높은 수치가 되어 뇌세포에 침착되면 알츠하이머병 위험이 높아집니다. 이처럼 고인슐린 혈중이 알츠하이머병의 위험이 됩니다.

이상의 사실로 생각해 보면 당뇨병(고혈당)이 있으면 알츠하이머병이 되기 쉽다고 할 수 있으며, 인슐린 농도가 높은 것도 위험요인입니다.

현재까지 조절이 양호한 당뇨병에서 알츠하이머병 위험이 어떤지에 대한 역학적인 조사는 없습니다.

하지만, 알츠하이머병 위험이 되는 고혈당과 고인슐린혈증이 모두 당질제한식으로 개선되므로 알츠하이머병에 예방적으로 작용할 가능성이 높다고 생각합니다.

고인슐린혈증, 고혈당, 비만의 발암 위험

당뇨병과 발암 위험에 관한 연구는 상당수 존재하며, 많은 지견이 얻어졌습니다. 당질제한식이 암에 효과적으로 작용할 가능성이 있는지를 검토하기 위하여 관련 연구를 정리해 보겠습니다.

고인슐린혈증에 관해서는 2005년 미국 당뇨병학회ADA에서 캐나다의 사만다 박사가 보고하였는데, 나중에 논문화되어 에비던스가 되었습니다.[2]

10,309명의 당뇨병 환자를 대상으로 인슐린 분비를 촉진하지 않는 메트포르민Metformin을 사용하는 그룹과 인슐린 주사를 하는 그룹을 비교하여 후자의 암으로 인한 사망률이 1.9배 높으며, 인슐린 분비를 촉진하

는 SUsulfonylurea약을 복용하는 그룹에서는 1.3배 높아진다고 보고하였습니다.

사만다 박사는 '내인성이건 외인성이건 순환하는 인슐린 레벨이 증가하면 종양의 진전이나 사망률이 높아진다'는 것을 시사했습니다.

같은 결과를 나타내는 연구는 일본에도 있습니다. 2007년 후생노동성 연구반이 발표한 연구에 따르면 '혈중 인슐린 수치가 높은 남성은 낮은 남성에 비해 최대 3배 정도 대장암에 걸리기 쉽다'고 하였습니다.

연구팀에서는 일본인의 생활습관과 암, 뇌졸중, 심근경색 등의 관련을 조사하는 다목적 코호트 연구를 실시하고 있습니다. 코호트 내 증례 대조연구로서 1990년부터 2003년까지 전국 9개 지역의 40~69세 남성 약 4만 명을 추적조사하였으며, 보존 혈액을 이용하여 인슐린 분비량 측정에 사용되는 C펩티드C-peptide의 혈중 농도와 대장암 발병과의 관계를 조사했습니다.

그 결과, 남성은 C펩티드 농도가 높으면 발병 위험이 상승하는 경향을 확인하였습니다. 가장 농도가 높은 그룹의 위험은 가장 낮은 그룹의 3.2배였습니다. 특히 결장암에서 이 경향이 강한데 위험이 3.5배였습니다.

이 연구 논문은 2007년 The International Journal of Cancer에 게재되었으며 에비던스가 되었습니다. [3]

아울러, 같은 잡지에 2009년 12월 유방암 발병과 고인슐린혈증의 관련에 대해 조사한 코호트 연구가 있습니다.

폐경 후 여성에 대한 역학적 조사Women's Health Initiative clinical trials에서 5,450명을 평균 8년간 추적하고 190명의 유방암 발병이 있었습니다. 분석 결과, 폐경 후 여성은 공복 시 고인슐린혈증이 유방암 위험이 되었고 고혈당은 유방암과 관련이 없었다고 보고하였습니다.[4]

공복 시 고인슐린혈증인 여성은 일본에서는 그다지 보이지 않습니다. 하지만 일본인 여성이라도 비만이고 인슐린 저항성이 높고 고인슐린혈증의 경우는 유방암 발병 위험이 있다고 생각해야 할 것입니다.

이상과 같이 세 가지 모두 대규모 코호트 연구이며 신뢰할 수 있다고 생각되는데, 고인슐린혈증은 발암의 위험이 된다는 것을 나타내고 있습니다.

고인슐린혈증으로 인한 발암 기제는 인슐린이 각종 조직의 성장인자라는 것에 관련이 있다고 여겨집니다. 동물실험에서는 고인슐린혈증이 각종 암세포 형성이나 증식에 관여한다는 보고가 있습니다.

다음으로 고혈당과 발암 위험에 관한 연구를 정리하겠습니다.

2007년 및 2011년에 국제 당뇨병연합IDF이 낸 [식후고혈당 관리에 관한 가이드라인]에 따르면 식후 고혈당은 암 발병 위험과 관련이 있다고 되어 있습니다.

'식후 고혈당은 췌장암 발병에 관여할 가능성이 있다'고 결론내린 연구가 2000년 [JAMA The Journal of the American Medical Association]에 게재되었습니다.[5]

성인 남녀 35,658사례를 대상으로 한 대규모 전향적 코호트 연구로,

췌장암 사망률과 부하 후 혈당치의 사이에 강한 상관관계가 인정되었다고 하였습니다. 부하 후 혈당치 121mg/dL 미만으로 유지된 사람에 비해 부하 후 혈당치가 200mg/dL을 웃도는 사람의 췌장암 발병 상대 위험은 2.15배였습니다. 이러한 관련성은 여성보다도 남성이 강하게 인정되었습니다.

이처럼 부하 후 혈당과 췌장암 발병 위험 상승의 관련을 인정한 연구는 그 밖에도 많습니다.

2005년 [JAMA]에 게재된 한국의 Jee 씨 등의 연구는 공복 시 혈당치 140mg/dL 이상에서 남녀 모두 악성 종양의 발병 위험이 유의미하게 상승한다고 보고했습니다. [6]

췌장은 남녀 모두에서 현저하게, 남성은 식도, 간, 결장과 직장, 여성은 간과 자궁경부 종양 위험이 상승하였습니다.

또한 1995년 [전미 영양건강조사]는 남성 당뇨병 환자 그룹에서 악성 종양 발병 위험이 유의미하게 높았다고 보고했으며, 고혈당과 발암 위험과의 관련을 지적했습니다.

고혈당으로 인한 발암 기제는 가설로서, 고혈당에 의해 활성산소가 발생하고, 조직의 산화 스트레스가 항진하여 DNA 장애가 발생하고, 발암 위험이 될 가능성이 있다고 되어 있습니다. 또한 고혈당 자체도 DNA 장애를 일으키며, 발암 요인이 될 가능성이 있습니다.

비만 또한 발암 위험을 상승시키는 것으로 알려졌습니다.

2007년에 세계 암연구 기금은 다음과 같은 보고를 했습니다. [7]

· 1960년 이후 세계 각지에서 쓰여진 50만 건의 연구보고로부터 7000건을 선정하여 암과 체중, 식사와의 관계를 분석

· BMI 20~25 미만으로 유지하는 것이 바람직하며, 비만이 식도, 췌장, 대장, 유방, 자궁체부, 신장 등 각종 암의 위험을 확실하게 높인다. 담낭암 위험도 올릴 가능성이 있다.

이 보고 또한 '비만 → 인슐린 저항성 → 고인슐린 혈증 → 발암'이라는 도식으로 생각하면 지금까지 보아온 결론과 일치합니다.

이상, 고인슐린 혈증, 고혈당, 비만은 발암 위험요인이며 그것이 에비던스로 증명된 셈입니다.

·· 당질제한식에 의한 발암 예방의 가능성

고인슐린혈증, 고혈당, 비만은 발암 위험이 된다는 것을 알았습니다. 당질제한식을 실천하면, 이 세 가지는 모두 제거되므로 이론적으로는 발암 위험을 낮출 가능성이 있습니다.

다시 말해, 당질제한식을 실천하면 식도, 췌장, 대장, 유방, 자궁체부, 신장, 담낭암을 예방할 수 있을지도 모르는 것입니다. 물론 당질제한식의 암 예방효과에 대한 역학적인 연구에 의한 에비던스는 없습니다.

하지만, 당질제한식의 암 예방효과를 기대할 수 있는 연구는 그 밖에도 있습니다. 먼저, HDL 콜레스테롤과 발암에 대한 연구입니다.

2010년 JACCJournals of the American College of Cardiology에 발표된 연구는, 미국의 타프츠 대학 분자심장학 연구소의 카라스Richard H. Karas 의사 등에 의해 다음과 같이 기술하였습니다.[8]

[HDL 콜레스테롤이 높은 사람은 심질환 위험이 1/2에서 1/3이 될 뿐만 아니라, 발암 위험도 대폭 낮춰진다]

이 연구는 HDL 콜레스테롤 수치와 발암 위험의 관련을 종합적으로 해석한 최초의 연구로서, 증례수 145,743을 평균 5년간 추적하여 보고된 발암건수만 8,185건이라는 대규모 연구이며, RCT 논문의 메타해석이며 신뢰도가 높은 것입니다. 연구 결과, 'HDL 콜레스테롤 수치가 10mg 높아질 때마다 발암 위험이 36% 낮아진다. 이것은 HDL 콜레스테롤 수치나 연령, BMI, 당뇨병 유무, 성별, 흡연 상황 등 다른 위험인자와는 독립된 것'이라고 하였습니다.

타카오 병원의 데이터는 당질제한식을 실천하면 대부분의 사람이 HDL 콜레스테롤 수치가 상승하였고, 이 연구로 인해 당질제한식을 하면 HDL 콜레스테롤 수치의 증가로 인한 발암 예방효과가 기대되는 셈이 됩니다.

아울러, 당질제한식의 발암 예방효과는 동물실험에서는 입증되었습니다.

임팩트 팩터 8.234로 세계적으로 평가가 높은 암 전문지 [cancer

research] 2011년 7월호에 '마우스 실험에서 저탄수화물 고단백식이 종양 발육을 억제하고 발암을 예방했다'고 결론내린 논문이 게재되었습니다.[9] 논문의 요점을 정리하면 다음과 같습니다.

· 암세포는 포도당에 의존하므로 마우스의 종양 성장률에 대한 저탄수화물식과 서양식의 효과를 비교했다.
· 저탄수화물 고단백식이 고탄수화물 저단백식에 비해 마우스의 체내에서 마우스와 사람의 암 성장을 모두 느리게 하는 것을 발견했다(저탄수화물 고단백식은 탄수화물 15.6%, 단백질 58.2%, 지방 26.2%).
· 저탄수화물식 먹이를 먹은 마우스는 보다 낮은 혈당치, 인슐린 수치, 요산치를 나타냈다. 아울러 항종양 효과가 관찰되었다.
· 유전적으로 매우 유방암에 걸리기 쉬운 마우스의 종양 출현율은 서양식의 경우 1년간 50% 정도였으나 저탄수화물식을 하면 종양은 검출되지 않았다. 이러한 차이는 서양식 마우스에서만 보였던 체중증가와 관련이 있다.
· 서양식의 경우 암 관련 사망보다 정상적인 생존기간을 보인 마우스는 단 한 마리였는데 저탄수화물식의 경우에는 50% 이상이 정상적인 생존기간을 넘겼다.

요컨대, 이 실험은 저탄수화물 고단백식이 마우스의 암세포 증식을 늦추고 유방암 발병을 예방한 것이 됩니다.

동물실험이므로 인간에게 그대로 적용할 수는 없지만 매력적인 결과를 시사하는 연구라고 생각됩니다.

˙˙암세포는 케톤체를 활용할 수 없다

　암세포는 포도당밖에 에너지원으로 쓸 수 없다는 것은 알려진 사실입니다.

　암세포의 미토콘드리아에는 효소가 모자라기 때문에 TCA 사이클이 없고 케톤체나 지방산을 에너지원으로 삼을 수 없습니다.

　효소의 부족이란 구체적으로 β OHBDHβ Hydroxybutyrate dehydrogenase 와 SCOTsuccinyl-CoA : 3-ketoacid CoA transferase라는 효소가 한쪽 또는 양쪽에 부족하다는 의미입니다. 그렇기 때문에 암세포는 포도당만 에너지원으로 사용하는 것입니다. 많은 암세포는 대량의 포도당을 이용합니다. 포도당밖에 에너지원으로 쓸 수 없는 대신에 암세포의 대부분은 항상 세포 표면에 위치하는 GLUT-1 등의 당수송체를 획득하여 혈당을 이용할 수 있도록 되어 있습니다. GLUT-1 등의 당수송체에 의해 혈당을 대량으로 수용하며, 정상세포보다도 대량의 포도당을 소비하는 것입니다.

　당질제한식을 실천할 경우, 통상적인 식사보다도 혈당 상승이 적어지고, 그만큼 암세포에 에너지 공급을 억제한다고 생각할 수 있는데, 적혈구로 인해 최소한의 혈당은 유지되므로 에너지 공급을 줄인다는 측면에서 암세포 억제 효과는 한정적이라고 생각됩니다.

　그래도 식사로 대량의 당질을 섭취하는 경우와 비교하면 상대적으로 암세포의 에너지 획득을 어렵게 할 수 있으므로 어느 정도는 암세포 증식을 늦출 수 있을 것으로 기대됩니다. 대량으로 포도당을 원하는 암세포로서는 당질제한식에 의해 병량兵糧을 빼앗기는 셈이 될 수 있습니다.

또한 당질제한식에 의해 인체의 대사 전체가 안정되므로 면역계를 중심으로 자연치유력이 높아지고, 항암효과가 얻어질 가능성도 있습니다.

아울러, 동물 실험에서는 일정 이상의 레벨로 당질을 제한했을 경우에 기준치보다도 증가하는 케톤체에 대하여 악성종양의 성장을 막는 작용이 있다는 연구도 있습니다.

사람의 경우에도 케톤체의 암세포에 대한 작용에 대해서는 현재 매우 흥미로운 연구가 진행되고 있습니다. 2011년 8월부터 미국 일리노이 대학과 미국 국립 보건원National Institutes of Health : NIH이 공동으로 폐암에 대한 케톤식 요법의 효과에 대한 임상시험을 개시했습니다. 이것은 비소세포 폐암 스테이지4인 환자로 타깃을 좁혀서 방사선과 화학요법을 실시하면서 케톤식의 효과를 확인하는 것입니다. 케톤식은 총 칼로리의 75~80%가 지방이라는 궁극의 당질제한식으로 소아의 난치성 간질에 효과를 발휘하는 치료식입니다만, 성인의 암에도 효과가 증명될지 모릅니다. 2012년 2월부터는 같은 일리노이 대학과 미국 국립 보건원 National Institutes of Health에 의해 췌장암 4기 환자에게도 마찬가지로 케톤식 임상시험이 개시되었습니다.

케톤체는 인체에서 가장 효율이 좋은 에너지원이며, 동물실험에서는 암세포 억제 작용이 확인되었지만, 앞으로 다양한 병에 대해서도 케톤체의 유효한 작용이 확인될 가능성이 있습니다.

ᐧᐧ당질제한식을 먹던 이누이트Innuit에게 구미형歐美型 암은 생기지 않았다

2008년 9월 학술지 란셋Lancet에 이누이트Innuit와 암에 관한 논문이 게재되었습니다.[10]

다음은 그 논문의 요약입니다.

[이누이트는 알래스카, 캐나다 북서부, 그린란드 극지에 살고 있다. 20세기 초까지 이누이트에게는 악성종양이 거의 생기지 않는다고 믿어져 왔으나 평균 수명이 늘어나면서 변화된 패턴을 보여 왔다. 그 변화란 EB바이러스(Epstein-Barr virus)에 의한 비인두(鼻咽頭)와 타액선(唾液腺) 암의 위험 요인이 높고, 백인에게 많은 암(전립선암, 정소암, 조혈계암)의 위험요인이 낮다는 점이다. 유전적 요인, 환경요인 모두 이 패턴에 관여한다.

20세기 후반, 이누이트 사회의 생활양식과 상황에 커다란 변화가 있었다. 흡연, 식사, 성과 생식에 관한 요인 변화가 있었으며, 라이프스타일과 관련된 종양, 특히 폐암, 대장암, 유방암이 크게 증가했다.

이 논문은 이누이트 집단의 암 역학 최신지식을 이누이트 암의 특징을 강조하여 간단하게 요약한 것이다]

아울러, 논문 본문을 이누이트의 식생활 변천과 함께 정리해 보겠습니다.

20세기 초까지는 날고기와 날생선을 주식으로 하는 전통식의 시대였으며 암은 매우 적었습니다. 이 무렵까지 약 4000년에 걸쳐 밀 등의 곡물은 전혀 먹지 않았으며, 당질을 거의 섭취하지 않는 식생활이었습니다.

그 후, 1910년대부터 구미인歐美人과의 교류가 서서히 활발해지면서 EB 바이러스가 외부로부터 유입된 것으로 생각됩니다. 그로 인해 바이러스 감염에 의한 비인두와 타액선 암이 급속하게 증가했습니다.

또한, 이 무렵 무역회사가 캐나다 동부의 극북지대에 진출하여 1920년대에는 북퀘벡 각지에 모피 교역소가 설치되었습니다. 식생활도 서서히 구미화歐美化되었고 '파녹'이라 불리는 무발효 빵이 일상식으로 정착되기 시작합니다.

구미와의 교류가 활발해지고 30~40년이 경과한 1950년대부터는 폐암, 대장암, 유방암과 같은 구미형 암이 늘어났습니다.

이상의 포인트를 정리해 보겠습니다.

① 이누이트가 전통식(슈퍼 당질제한식)을 했던 시대에는 암이 적었다.
② EB바이러스(Epstein-Barr virus)가 유입되어 비인두와 타액선암이 급속하게 늘어났다.
③ 식생활이나 사회 배경이 서구화됨에 따라 구미형 암이 증가했다.

전통적인 식생활을 하던 시대에는 적어도 구미형 암은 거의 없었지만, 밀가루를 상식常食하게 된 후 30~40년이 지나자 구미형 암이 늘어난 것입니다.

다시 말해, 당질을 먹기 시작하면서부터 구미형 암이 늘어난 것입니다.

폐암은 흡연이 가장 큰 원인이겠지만 대장암이나 유방암은 당질을 상식하게 된 것에 원인이 있다고 생각됩니다.

제3장에서 검토한 바와 같이, 2006년 [JAMAThe Journal of the American Medical Association]에 게재된 논문에서 '지방 비율 20%로 강력하게 지방을 제한한 그룹은 대조 그룹에 비해 대장암, 유방암 위험을 낮추지 못했다'고 결론 내렸으며, 적어도 대장암과 유방암에 관해서는 지방 섭취는 발병 위험이 되지 않는다는 것이 증명되었습니다.

이누이트가 당질을 상식常食하게 된 후 대장암과 유방암이 증가한 것과 함께 생각해 보면, 지방이 아닌 당질의 과잉이야말로 구미형 암의 위험이라고 생각됩니다.

이러한 이누이트의 역사를 보면 폐암 이외의 구미형 암에 관해서는 당질제한식으로 인한 예방효과를 기대할 수 있을지도 모르겠습니다.

˙˙당질제한식과 발암에 대한 요약

당질제한식은 통상적인 식사에 비해 상대적으로 고단백 고지방식입니다. 이것과 발암과의 관계를 에비던스 유무로 정리해 보겠습니다.

① 당질제한식으로 발암 위험이 상승한다는 에비던스는 없다.
② 당질제한식으로 발암 위험이 저하된다는 에비던스도 없다.
③ 당질제한식과 통상식 집단의 암 발생을 장기간에 걸쳐서 경과 관찰한 연구는

존재하지 않는다.

이상은 사실입니다.

이어서, 현시점에서 분명해진 당질제한식과 암 관련 사실을 정리해

보겠습니다.

④ 당질제한식으로 발암 위험으로 판명된 고혈당과 고인슐린혈증이 개선된다.

⑤ 당질제한식으로 발암 예방효과가 있다고 확인된 HDL 콜레스테롤이 증가한다.

⑥ 당질제한식을 장기간 지속하여 만일 발암 위험이 상승한다면, ④와 ⑤의 이점

　을 상회하는 어떤 발암 요인이 있어야 하지만 그러한 발암 요인은 현재까지 알

　려진 바 없다.

이상을 고려할 때, 당질제한식은 구미형歐美型 암을 예방하는 효과를

기대할 수 있습니다.

˙˙ 식전/식후 혈당치로 추측할 수 있는 인류의 식생활

사람의 건강을 위한 식사란 무엇인가를 생각할 때, 인체 진화의 역사

를 무시할 수 없습니다. 인체는 어떠한 영양상황을 전제로 진화해 왔는

가라는 사고를 하지 않고는 생명체로서 본래의 기능을 충분히 활용하는

식사를 정의할 수 없을 것입니다.

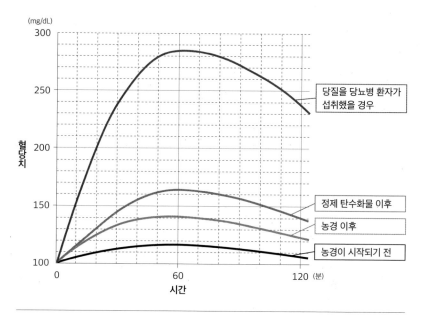

(mg/dL)
300

250

200

150

100

혈당치

0   60   120 (분)
시간

당질을 당뇨병 환자가
섭취했을 경우

정제 탄수화물 이후

농경 이후

농경이 시작되기 전

그림2 인류의 식생활 3단계의 혈당치와 당뇨병

그리고, 혈당치에서 실마리를 찾는다면, 인류의 식생활 역사가 선명하게 보인다고 저는 생각합니다.

혈당치에 끼치는 식생활의 영향을 생각하면 인류의 식생활은 농경 이전, 농경 이후, 정제 탄수화물 이후라는 세 가지 시기로 나눌 수 있습니다(그림2).

인류의 역사는 대략 700만 년이라고 여겨지는데, 대부분이 농경 이전의 시대이며, 식생활의 중심은 수렵과 채집이었습니다. 곡물은 거의 없으며, 나무 열매나 과일 등 당질이 많은 음식도 손에 넣을 기회가 많지 않았을 것이므로, 이 시기에 인체의 혈당치 변동은 거의 없었을 것입니다. 공복 시 혈당치를 가령 알기 쉽게 100mg/dL 전후라고 한다면 식후 혈당치는 고작 110~120mg/dL 정도밖에 오르지 않았을 것입니다. 당연히 인슐린 추가분비는 거의 필요 없었을 것입니다.

이어서 약 1만 년 전에 농경이 시작됩니다. 밀이나 쌀 등의 곡물을 상식常食하게 되고 인류는 수렵민에서 농경민이 되었습니다. 칼로리 기준으로 생각하면 수렵 채집에 비해 농경의 단위면적당 먹일 수 있는 인구는 50~60배나 된다고 하며, 농경으로 인류는 급속하게 인구 증가를 이루었습니다. 하지만 곡물은 당질이 많은 음식이며, 이것을 상식常食하면 식후 혈당치가 수렵 채집 시대보다 오르게 됩니다. 공복 시 혈당치를 100mg/dL이라고 가정하고, 쌀이나 밀을 먹을 때마다 식후 혈당치는 130~140mg/dL 정도까지 상승하게 되었을 것으로 생각됩니다. 혈당치 상승폭이 40mg/dL 정도나 되어 인슐린 추가분비도 대량으로 필요해집니다. 농경 이전에 비해 췌장의 β세포는 매일 10배 이상이나 활동하게 되었을 것으로 생각됩니다.

아울러, 18세기가 되면 구미歐美에서는 밀의 정제기술이 개발됩니다. 일본에서도 거의 같은 시기인 에도 중기에 백미를 먹는 습관이 정착되었습니다. 다시 말해, 구미나 일본에서는 최근 200~300년이 되어서야 정제 탄수화물 섭취가 시작된 것입니다.

정제 탄수화물은 미정제인 것에 비해 혈당치를 더 상승시킵니다. 공복 시 혈당치가 100mg/dL이었다고 해도 식후 혈당치는 160~170mg/dL이나 되며, 상승폭은 60~70mg/dL이 되어, 미정제 시대에 비해 1.5배 정도에 달합니다. 인슐린 추가분비도 더욱 증가하여 10배에서 30배 수준이 되고 그것이 매년 축적되면 췌장의 β세포는 매우 피폐해지기 쉬운 상황이 되고 당뇨병을 초래하기 쉬워집니다.

건강을 유지하려면 체내의 항상성을 유지하는 것이 중요한데 식전식후 혈당치 변동폭으로 생각할 때 항상성은 농경 이전의 약 700만 년간 양호하게 유지되었지만, 농경이 시작된 약 1만 년 전부터 변화폭이 2배가 되었으며, 구미나 일본에서는 200~300년 전부터 정제 탄수화물 섭취가 시작되어 혈당치 변동폭이 더욱 증가하여 3배나 된 것입니다.

인류의 역사가 약 700만 년이라고 하면 약 1만 년 전의 농경으로 혈당치 변동이 커지고, 200~300년 전에는 더욱 변동폭이 커진 것인데, 700만 년이라는 긴 시간에 걸쳐 진화해 온 인체의 기능이 불과 1만 년의 변화에 대응하는 것은 매우 어려울 것으로 생각됩니다. 하물며 200~300년의 변화에는 도저히 대응할 수 없었을 것입니다.

당질이 많은 식생활의 부하, 정제 탄수화물로 인해 그 부하가 더욱 가속됨으로써 오늘날 당뇨병이나 대사증후군을 비롯한 다양한 성인병 증가로 이어진 것이 아닐까요.

저는 그렇게 생각합니다.

·· 농경 이전의 식사내용, 당질이 풍부한 식재료는 행운

인류가 침팬지와 구분되어 탄생한 것은 약 700만 년 전입니다.

농경이 시작되기 전까지 인류의 생업은 수렵 채집이었으며 모든 인류가 당질제한식을 했습니다. 약 1만 년 전에 농경이 시작되었고 주식이 곡물로 변화하여 현재에 이르고 있습니다. 다시 말해, 인류가 곡물을 주식으로 먹은 것은 긴 역사 중 1/700의 기간에 지나지 않습니다. 역사적으로 진화의 과정을 보면 '당질제한식'과 '곡물을 주식으로 먹는 고당질식' 중 어느 쪽이 인류에게 자연스러운 식사인지는 말할 필요도 없을 것입니다.

농경 전 인류의 일상적인 음식은 작은 동물 등의 고기나 내장 또는 골수, 뼈, 어패류, 들풀, 야채, 버섯, 해조, 곤충 등이었을 것으로 생각됩니다.

당질을 먹을 기회는 대부분 들풀이나 야채뿐이었을 것입니다. 농경 이전의 인류가 빈번하게 들풀이나 야채를 먹었다는 것은 인체가 비타민C를 합성할 수 없다는 점으로도 추측 가능합니다. 야채 등에는 비타민 C가 풍부하며, 일상적으로 이것을 섭취했기 때문에 비타민C를 체내에서 합성할 필요가 없었던 것으로 생각할 수 있습니다. 참고로, 타카오 병원에서 환자에게 당질제한식을 지도할 때, 비타민 C를 보급하기 위해서 야채류 섭취는 중요하다고 설명합니다. 동물성 식품으로 충분한 양의 비타민C를 보급하는 것은 매우 어렵기 때문입니다.

농경 이전의 인류에게 당질이 많은 식재료는 행운이었을 것입니다. 다시 말해, 과일이나 견과류, 근채류 등이 당시 인간이 손에 넣을 수 있었던 식품 중에서는 비교적 당질이 많은 것이며, 좀처럼 먹기 힘든 행운의 식재료였을 것입니다.

운 좋게 손에 넣은 과일을 먹고 혈당치가 오르면 인슐린이 분비되어 근육에 수용되며, 남은 혈당은 중성지방으로 변해서 지방조직에 축적됩니다. 과일 등 행운의 음식으로 얻은 당질은 소화 흡수된 후 인슐린에 의해 지방으로 변하고, 다가올 기아에 대비할 유일한 안전망이 되었을 것으로 생각됩니다.

인슐린은 지금은 비만 호르몬이라는 불명예를 안고 있지만, 수렵 채집 시대에는 지방을 축적하는 능력은 매우 중요한 의미를 지니고 있었을 것입니다.

본래 지방을 축적하기 위한 행운의 식재료였던 당질을 농경 개시 후에는 일상적으로 매일 먹게 되었습니다. 더구나 최근 200~300년간은 정제된 탄수화물을 먹게 되었습니다. 현재 선진국에서는 정제된 탄수화물인 밥이나 빵, 면, 그리고 설탕수와 같은 청량음료를 일상적으로 대량 섭취하고 있습니다.

이것이 비만이나 당뇨병 등 다양한 성인병의 원흉이라고 저는 생각합니다.

인류의 몸속 소화 흡수 영양 대사 시스템은 700만 년간 당질제한식 과정을 거쳐 돌연변이를 반복하여 완성된 것이며, 당질제한식에 적합하게 되어 있습니다. 따라서 총 섭취 칼로리의 50~60%가 당질인 현대의 곡물기반 식생활은 인체에게 매우 나쁜 것입니다. 상술한 바와 같이 당질제한식은 인류 본래의 식사, 이른바 인류의 건강식이므로 당뇨병이나 비만을 비롯한 다양한 성인병을 개선할 수 있는 것입니다.

** 인체가 당질의 대량섭취에 적응하지 못한 증거 ① 인 크레틴incretin의 효력

'인체는 일상적인 당질의 대량섭취에 적응하지 못했다', '정제 탄수화물을 일상적으로 섭취하는 현대의 식생활은 인간의 건강에 바람직하지 못하다'라는 저의 의견은 구미歐美의 영양학과 견해를 같이하지만, 어디까지나 가설일 뿐, 과학적인 증명이 있는 것은 아닙니다.

다만, 인체 구조상 이 가설을 뒷받침한다고 할 수 있는 사실이 몇 가지 존재합니다. 그중 하나가 인크레틴incretin의 존재입니다.

아시는 바와 같이 인크레틴은 소장에서 분비되는 호르몬인데, 식후 고혈당일 때만 인슐린 분비를 촉진하고 혈당치가 정상일 때는 분비를 촉진하는 작용이 없기 때문에 저혈당을 일으키지 않는 특징이 있습니다. 당뇨병 혈당조절을 생각하면 실로 안성맞춤인 물질인데, 안타깝게도 DPP-4dipeptidyl peptidase-4라는 효소에 의해 재빠르게 분해되어 혈중 반감기 2분이라는 매우 짧은 시간밖에 존재할 수 없습니다. 2009년부터 일본에서도 당뇨병 치료에 건강보험 적용을 받게 된 DPP-4 억제약은 DPP-4의 작용을 억제하여 인크레틴incretin을 혈액 속에 거의 하루 종일 머물게 하는 작용을 하는 약입니다.

그러면 여기서 궁금해지는 것은 얼핏 보기에 인체에 유익한 성질을 지닌 인크레틴이 왜 혈액 속에서 불과 몇 분 만에 분해되는 구조인가라는 점입니다.

가장 단순하고 자연스러운 추측은 애초에 인류의 진화 과정에서 인크레틴의 작용을 필요로 하던 것은 식후 몇 분뿐이었고, 그 이상 작용을 지속할 필요가 없었을 것이라는 점입니다. 인크레틴은 인슐린 분비촉진 이외에도 작용이 있는데, 필요가 없어지면 소실되는 편이 인체로서는 합리적이었을 것입니다. 실제로 농경이 시작되기 전까지는 일상적인 혈당치 상승은 거의 없이 인크레틴의 인슐린 분비촉진도 들풀, 야채나 야생의 작은 과일 등에 대응하여 몇 분만 작용하면 충분했을 것으로 생각됩니다.

농경이 시작되고 일상적으로 곡물을 섭취함으로써 혈당치가 몇 번이고 상승하는 시대가 되자, 인크레틴의 인슐린 분비촉진 작용은 오래 지속되는 편이 바람직하게 되었습니다. 하지만 700만 년에 걸쳐서 형성된 메커니즘은 갑자기 변하지 않았고 곡물 섭취가 일상적이 된 후에도 DPP-4dipeptidyl peptidase-4는 우직하게도 인크레틴을 즉시 분해하고 있는 것입니다.

인크레틴이 반감기 2분이라는 단시간 동안 분해되어 버린다는 생리학적 사실은 인체 본래의 기능이 당질의 일상적인 대량 섭취를 상정하지 않았다는 방증이라고 생각되는 이유입니다.

인체가 당질의 대량섭취에 적응하지 못한 증거 ② 인슐린은 대체할 수 없다

두 번째 방증으로 생각되는 사실은 인슐린의 백업이 없다는 점입니다.

인체에서 혈당치를 내리는 작용을 하는 것은 유일하게 인슐린뿐입니다. 인슐린이 분비부족에 빠지거나 저항성이 증대되어서 작용부족이 되면 혈당치를 내릴 수 없게 되고 그대로 당뇨병에 걸립니다.

인체의 많은 시스템에서 한 가지 기능에는 여러 개의 경로가 준비되어 있고 어느 하나가 저하되어도 다른 경로로 기능이 보전되도록 되어 있습니다.

예를 들면, 혈당치 강하는 인슐린이 유일한 경로이지만, 혈당치 상승은 여러 경로가 준비되어 있습니다. 글루카곤glucagon이나 에피네프린epinephrine, 부신피질 스테로이드 호르몬 등이 있어서 어느 하나가 저하되어도 혈당치 상승이라는 기능은 다른 경로에 의해 확보되는 구조입니다.

또한 간의 당신생으로 포도당을 만들고 항상 최소한의 혈당치를 확보할 준비도 합니다.

인체에 최소한의 혈당은 불가결합니다. 이미 검토한 바와 같이 적혈구에는 미토콘드리아가 없기 때문에 포도당만이 에너지원이며 만일 혈당이 없어지면 적혈구는 활동할 수 없게 되어 생명유지가 불가능합니다. 따라서, 최소한의 혈당치를 확보하는 것은 사활문제인 것입니다. 최소한의 혈당치를 확보하는 것이 중요하기 때문에 인체에는 혈당치 상승

기능을 위한 여러 개의 경로가 준비되어 있고, 하나의 경로가 저하되어도 생명을 유지할 수 있는 구조를 이루고 있는 것으로 생각됩니다.

하지만, 혈당치를 내리는 반대 기능의 경우에는 인슐린밖에 없으며 백업이 존재하지 않습니다. 현대와 같이 당뇨병이 급증하고 있는 사실로 볼 때, 인슐린 분비를 담당하는 β세포는 그다지 강인하다고는 할 수 없는데 그렇게 약한 β세포에만 의존하는 혈당강하기능 또한 매우 빈약한 것입니다.

왜 혈당강하기능이 이토록 빈약하고, 더구나 백업조차 존재하지 않는가를 생각하면, 그 이유는 혈당강하기능이 애초에 그다지 필요 없었기 때문이 아닐까라는 생각에 도달하게 됩니다.

혈당강하기능을 인슐린에만 의존한다는 사실로부터, 인류의 진화 역사상 혈당유지는 중요하지만 혈당강하는 중요하지 않았었다고 추측할 수 있습니다.

다시 말해, 인체는 당질을 일상적으로 대량섭취하는 생활에 대비한 기능을 가지고 있지 않았다고 생각할 수 있는 것입니다.

•• 인체가 당질의 대량섭취에 적응하지 못한 증거 ③ 글루트4GLUT-4의 역할

인류에게 갖추어져 있는 당수송체인 GLUT는 종류별로 특징이 다릅니다. GLUT-1은 항상 세포표면에 위치하여 상시 혈당을 수용합니다.

GLUT-1은 적혈구, 뇌, 망막, 생식선배상피 세포에 있습니다. 이러한 조직은 포도당을 우선적으로 에너지원으로 쓸 수 있습니다.

한편, 근육이나 지방 세포에 있는 것은 GLUT-4입니다. GLUT-4는 평소에는 세포 내부에 숨어 있다가 인슐린 추가분비가 있을 때에 세포 표면으로 부상합니다. 또한 근육세포의 경우에는 어느 정도 이상의 운동이 있을 때에 표면으로 부상합니다. 다시 말해, 근육이나 지방 세포에서는 평소에는 포도당 수용이 일어나지 않는 것입니다.

농경 이전의 시대에는 현대와는 달리 GLUT-4가 부상하는 일은 별로 없었을 것입니다. 당질이 많은 나무열매나 과일 등을 먹을 기회는 매우 드물고 어쩌다 그런 음식을 먹었을 때에만 인슐린 추가분비가 일어나서 GLUT-4가 부상했을 것으로 생각됩니다. 그럴 때, 근육 세포는 포도당을 수용하여 에너지로 이용한 후 글리코겐을 축적합니다. 축적한 글리코겐은 급격한 운동을 필요로 하는 긴급 시를 위하여 준비한 것이겠죠.

또한 과일이 여무는 계절 등에는 한 번에 대량의 당질을 섭취할 기회도 있었겠지만 그럴 때 섭취한 당질의 대부분은 중성지방으로 변하여 지방세포로 축적되었을 것입니다. 농경 이전의 인류에게 인슐린 추가분비와 GLUT-4의 역할로서 중요했던 것은 오히려 이 부분이었을 것이라고 생각됩니다. 농경이 시작되기 전까지 체지방은 기아에 대비하는 유일한 안전망이었습니다.

인류가 생존에 유리했던 것은 중성지방을 축적하는 능력이 발달했었기 때문입니다. 현재 유일하게 생존하고 있는 우리 호모 사피엔스Homo sapiens를 포함하여 지금까지 7속 32종의 인류가 존재했었다고 인류학자는 말합니다. 다른 인류에 비하여 현생인류는 체지방을 보다 효율적으로 축적할 수 있었기 때문에 살아남을 수 있었다는 것이 인류학적 관점입니다.

인슐린 추가분비로 GLUT-4가 부상하는 시스템은 현대의 당질이 풍부한 식생활로 볼 때는 매우 불합리해 보이지만, 당질이 많은 음식을 먹을 기회가 적었던 수렵채집 시대에는 필요할 때만 가동하는 합리적인 구조였던 것입니다.

아울러, GLUT-4는 포도당에 대한 친화성이 높다는 특징도 있습니다.

뇌나 적혈구 등에 있는 GLUT-1은 인슐린과 상관없이 항상 세포 표면에 위치합니다. 그렇기 때문에 뇌 등은 포도당을 우선적으로 사용할 수 있지만, 포도당과의 친화성으로 비교하면 GLUT-1보다도 GLUT-4가 높고, 혈당치가 높아졌을 때에는 뇌나 적혈구 등의 GLUT-1보다도 근육세포 등의 GLUT-4가 먼저 포도당과 결합합니다. 이로 인해 혈당치가 재빠르게 내려가는 것입니다.

GLUT-4의 포도당 친화성이 높다는 의미를 생각해 보면, 긴급 혈당강하장치로서 작용하는 것으로 생각됩니다. 24시간 작동하는 GLUT-1보다도 효력이 강하다는 것은, GLUT-4의 존재가 긴급 시를 위한 것이며, 좀처럼 일어나지 않는 위험한 상태에 대비한 것이 아닐까라고 생각되기 때문입니다.

바꾸어 말하면, 인체에게 고혈당 상태는 좀처럼 일어나지 않는 긴급 상태이며 긴급 장치가 작동해야 할 정도로 위험하다는 것입니다.

이러한 인슐린과 GLUT-4의 구조 또한 인체가 당질을 가끔씩밖에 섭취하지 않는다는 전제로 기능한다는 방증이라고 할 수 있습니다.

·· 인체가 당질의 대량섭취에 적응하지 못한 증거 ④ 과당과 중성지방

과일의 당질은 과당을 주성분으로 하는데 과당은 인체가 섭취하면 중성지방으로 변하기 쉽다는 특징을 가지고 있습니다.

과당은 섭취되면 GLUT-5에 의해 흡수됩니다. 또한 과당은 간에서 지방 합성에 관여하는 효소를 활성화시켜서 중성지방으로 변하기 매우 쉽습니다.

현대에서 과당은 비만을 촉진하기 쉬운 물질이자 당뇨병을 비롯한 성인병에 요주의 음식이지만 농경 이전의 시대에는 중성지방으로 변하기 쉬운 성질은 생존을 유리하게 하는 조건이었을 것입니다.

수렵 채집 식생활은 기아가 최대의 적이었을 것이고, 과일의 당질인 과당이 인슐린에 의존하지 않고 중성지방으로 바뀌는 기능은 기아에 대비한다는 측면에서 매우 중요한 이점이었을 것으로 생각됩니다.

인슐린과 GLUT-4도 또한 중성지방 축적을 목적으로 한 시스템이라고 생각되는데, 중성지방을 축적함으로써 현생 인류는 다른 인류들보다도 생존에 유리한 조건을 갖추었습니다. 일찍이 존재했던 인류 중에서 현생인류만 생존할 수 있었던 이유는 지방 축적기능이 뛰어났기 때문입니다. 특히, 여성의 유방과 둔부 지방은 생존에 매우 큰 역할을 해왔을 것으로 생각되며, 보통 체형인 여성의 경우, 축적된 체지방이 있으면 엄마와 아이 모두 물의 보급만으로 약 2개월간 생존할 수 있습니다.

과당을 신속하게 중성지방으로 바꾸는 시스템을 갖추었다는 것은 현생인류가 당질이 적은 식생활에 대응해 왔다는 증거 중 하나라고 생각됩니다.

당질이 적은 식사야말로 인류에게 자연스러운 것

당질제한식은 현대에 와서는 특이한 식사로 취급받고 있지만, 인류 역사를 시야에 둔다면 오히려 인체 기능에 있어서 무리가 없고 자연스러운 식사라고 저는 생각합니다.

무리 없는 식사를 섭취하여 당뇨병을 비롯한 성인병에 긍정적인 효과를 발휘한다는 것은 당연한 결과가 아닐까요.

다시 한번 현대의 식생활을 되돌아보고, 건강에 도움이 되는 식사란 무엇인가, 진지하게 반성할 시기가 왔다는 생각을 떨쳐버릴 수 없습니다.

[참고문헌]

1) Ott A, Stolk RP, van Harskamp F, et al: Diabetes mellitus and the risk of dementia: The Rotterdam Study. Neurology. 53: 1937-1942, 1999.

2) Bowker SL, Majumdar SR, Veugelers P, et al: Increased cancer-related mortality for

patients with type 2 diabetes who use sulfonylureas or insulin. Diabetes Care. 29: 254-258, 2006.

3) Otani T. Iwasaki M. Sasazuki S, et al: Plasma C-peptide, insulin-like growth factor-I. insulin-like growth factor binding proteins and risk of colorectal cancer in a nested case-control study: the Japan public health center-based prospective study. Int J Cancer, 120: 2007-2012. 2007.

4) Kabat GC, Kim M, Caan BJ. et al: Repeated measures of serum glucose and insulin in relation to postmenopausal breast cancer. Int J Cancer, 125: 2704-2710, 2009.

5) Gapstur SM, Gann PH, Lowe W. et al: Abnormal glucose metabolism and pancreatic cancer mortality. JAMA, 283: 2552-2558, 2000.

6) Jee SH, Ohrr H, Sull JW, et al: Fasting serum glucose level and cancer risk in Korean men and women. JAMA, 293: 194-202, 2005.

7) World Cancer Research Fund and American Institute for Cancer Research Food, Nutrition, Physical Activity, and the Prevention of Cancer: A Global Perspective, The second expert report, 2007.

8) Jafri H. Alsheikh-Ali AA, Karas RH: Baseline and on-treatment high-density lipoprotein cholesterol and the risk of cancer in randomized controlled trials of lipid-altering therapy. J Am Coll Cardiol, 55: 2846-2854, 2010.

9) Ho VW, Leung K, Hsu A, et al: A low carbohydrate, high protein diet slows tumor growth and prevents cancer initiation. Cancer Res, 71: 4484-4493, 2011.

10) Friborg JT, Melbye M: Cancer patterns in Inuit populations. Lancet Oncol, 9:892-900, 2008.

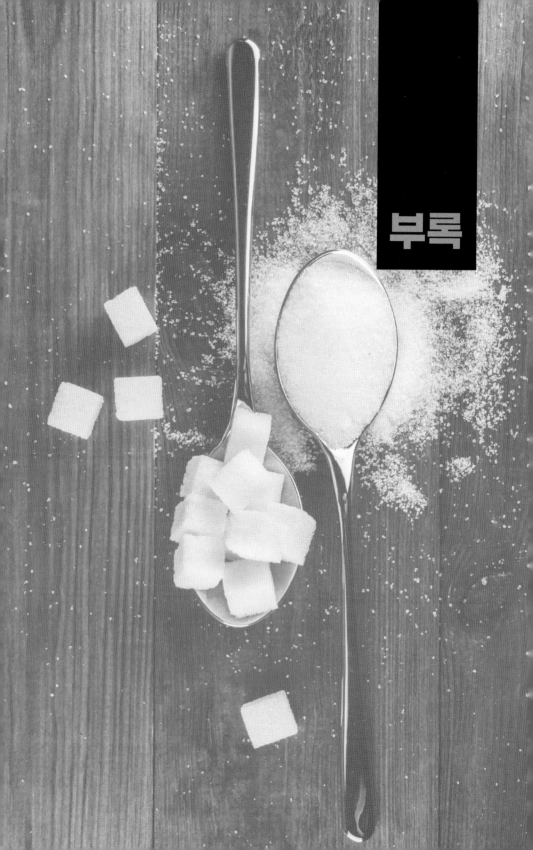

부록

먹어도 좋은 식품, 피해야 할 식품

	당질이 적어서 안심하고 먹을 수 있는 식품
육류	소고기, 돼지고기, 닭고기, 양고기, 기타 육류 가공품(햄, 소세지, 베이컨, 콘비프)
어패류	어류, 조개류, 오징어, 새우, 게, 문어, 기름에 절인 통조림
유제품	치즈, 생크림, 버터
난류	계란, 메추리알
콩류	대두, 무조정 두유, 대두제품(두부, 유부, 낫또, 유바(두부껍질))
야채류	큰 산파, 오이, 죽순, 파슬리, 아스파라거스, 잔솔잎, 청경채, 피망, 말라바 시금치, 겨우살이, 땅두릅, 푸른 고추, 브로콜리, 줄기콩, 차조기, 토마토, 시금치, 오크라, 방울토마토, 파드득나물, 춘국, 대파, 콩나물, 토란줄기, 가지, 몰로헤이야, 미나리, 양배추, 순무, 샐러리, 부추, 실파, 컬리플라워, 고비, 고사리, 양상추, 무, 배추
종실류	호박씨, 깨, 호두, 잣
버섯류	팽이버섯, 목이버섯, 표고버섯, 느타리버섯, 송이버섯, 새송이버섯, 잎새버섯
해조류	대황, 김, 미역, 우무, 녹미채(톳)
조미료	소금, 식초, 된장, 라칸트S, 간장, 마요네즈, 향신료
기호음료	위스키, 보드카, 소주, 당질제로 발포주, 커피(설탕 없음), 진토닉, 럼주, 브랜디, 당질제로 청주, 홍차(설탕 없음), 녹차, 보리차, 당질제로 청량음료
곡류	
근채류/전분	곤약, 시라타키(실곤약)
과일류	아보카도
과자류	

당질이 비교적 적어서 양을 조절하면 먹어도 되는 식품	당질이 많아서 피해야 할 식품
	조미된 통조림
어묵류	다시마 조림, 조미된 통조림
우유, 요구르트(무가당 타입)	우유, 요구르트(가당 타입)
대두, 콩가루	소두, 조정두유, 강낭콩
당근, 우엉, 양파	호박, 옥수수, 당근주스, 쇠기나물, 백합근, 잠두콩, 연근, 감초 무침 등 단맛으로 조미한 무침 종류

> **<유지류에 대하여>**
> 당질제한식을 할 때 올리브유, 들깨기름, 적당량의 참기름은 먹어도 좋습니다.
> 리놀레산이 들어 있는 식물성 기름의 과잉섭취는 알레르기나 심근경색, 뇌경
> 색 등의 원인이므로 줄이고, 마가린, 쇼트닝은 피합시다

아몬드, 피스타치오, 캐슈넛, 해바라기씨, 땅콩, 마카다미아넛	은행, 땅콩버터, 밤
	해조류 조림
다시마	해조류 조림
콩소메, 과립풍 조미료	감된장, 불고기 소스, 칠리소스, 설탕, 토마토 케첩, 카레 가루, 양념간장, 폰즈, 오이스터 소스, 스튜 가루, 면쯔유, 미린, 돈까스 소스, 벌꿀
레드와인	매실주, 백주, 청주, 발포주, 화이트와인, 맥주
	쌀(밥, 죽, 떡), 메밀국수, 콘플레이크, 밀가루, 밀가루제품(빵, 면, 피자, 만두피 등)
	고구마, 참마, 갈분, 토란, 감자, 녹두국수, 옥수수 전분, 녹말가루
제철과일	바나나, 잼류, 100% 과즙 주스류, 건과류(건포도, 프룬 등), 통조림류(시럽 등)
	설탕이 들어간 과자(양과자, 화과자, 젤리, 아이스크림 등), 스낵과자 (감자칩 등), 쌀과자(전병 등), 청량음료, 스포츠 드링크류

식품별 당질량 리스트

흔히 식탁에 오르는 식품의 한끼당(=가식 상용량) 당질량과 열량(칼로리) 리스트입니다. 이와 함께 100g당 당질량을 게재하였습니다. 당질제한식을 위한 식재료 선택에 꼭 활용하시기 바랍니다.

식품명	상용량 (g)	칼로리 (kcal)	당질량	기준	100g당 당질량
쌀/현미					
현미	170	600	121.2	전기밥솥용 컵 1	71.3
정백미	170	609	131.1	전기밥솥용 컵 1	77.1
배아정미	170	607	126.7	전기밥솥용 컵 1	74.5
현미밥	150	248	51.3	1 공기	34.2
정백미밥	150	252	55.2	1 공기	36.8
배아미밥	150	251	53.4	1 공기	35.6
죽(정백미)	220	156	34.3	1 공기	15.6
미음(정백미)	220	79	17.2	1 공기	7.8
중탕(정백미)	200	42	9.4	1 공기	4.7
현미죽	220	154	32.1	1 공기	14.6
찹쌀떡	50	117	25.2	1개	50.3
팥찰밥	120	228	48.4	1 공기	40.3
키리탄보(가래떡 꼬치)	90	189	41.2	1 자루	45.8
미펀(중국의 쌀면)	70	264	55.3	1인분	79
빵, 면					
식빵	60	158	26.6	1 장	44.4
프랑스빵	30	84	16.4	1 조각	54.8
호밀빵	30	79	14.1	두께 1cm 1장	47.1
포도빵	60	161	29.3	1개	48.9
롤빵	30	95	14	1개	46.6
크로와상	30	134	12.6	1개	42.1
잉글리시 머핀	60	137	23.8	1개	39.6
난	80	210	36.5	1개	45.6
우동	250	263	52	1 다발	20.8
소면	50	178	35.1	1 다발	70.2
중화면(생)	130	365	69.7	1 다발	53.6

식품명	상용량 (g)	칼로리 (kcal)	당질량	기준	100g당 당질량
중화면(삶은 것)	170	337	62.1	1 다발	36.5
메밀국수	170	224	40.8	1 다발	24.0
마카로니	10	38	7.1	샐러드 1식분	71.2
스파게티	80	303	57	1인분	71.2
생 파스타	130	321	59	1인분	45.4
가루/가루제품					
만두피	6	17	3.3	1장	54.8
슈마이 껍질	3	9	1.7	1장	56.7
콘플레이크	25	95	20.3	1인분	81.2
메밀가루	50	181	32.7		65.3
밀가루(박력분)	9	33	6.6	큰수저 1	73.3
강력분	15	55	10.4		69.0
쌀가루	15	56	12.2		81.3
생밀기울	7	11	1.8		25.7
밀기울	5	19	2.7		53.2
빵가루(건조)	3	11	1.8		59.4
정백미가루	3	11	2.3		77.9
찹쌀가루	8	33	7.2		79.5
찐 찹쌀가루	12	45	9.6		79.7
근채류/전분류					
돼지감자	50	18	6.4		12.8
곤약	50	3	0.1	오뎅 1식분	0.1
고구마	60	84	18.2	1/3~1/4개	30.3
토란	50	29	5.4	중간 1개 약 60g	10.8
감자	60	46	9.8	1/2개	16.3
프라이드 포테이토	50	119	14.7		29.3
참마	50	33	6.5	1/3개	12.9
야마토이모(참마의 일종)	50	62	12.3		24.6
지넨조(참마의 일종)	50	61	12.4		24.7
갈분	20	69	17.1		85.6
녹말가루(감자 전분)	3	10	2.4	작은 수저 1 = 3g	81.6
옥수수 녹말	2	7	1.7	작은 수저 1 = 2g	86.3
쿠즈키리(칡가루로 만든 과자)	15	53	13.0	1식분	86.8
녹두 국수	10	36	8.3	1식분	83.4

식품명	상용량 (g)	칼로리 (kcal)	당질량	기준	100g당 당질량
콩/대두제품					
소두(건조)	10	34	4.1		40.9
강낭콩(건조)	10	33	3.9		38.5
완두콩(삶은 것)	30	44	5.3		17.5
잠두콩(건조)	20	70	9.3		46.6
대두(건조)	10	42	1.2	38개	11.6
흑대두(건조)	10	41	1.5		14.8
대두(삶은 것)	50	88	0.9		1.8
찐 대두(황색)	20	41	1.0		5.0
콩가루(탈피 대두)	5	23	0.7	큰수저 1 =5g	14.2
키멘 두부(무명을 깐 틀로 만든)	135	97	1.6	1/2모	1.2
모코시 두부(망으로 걸러낸)	135	76	2.3	1/2모	1.7
야끼 두부	50	44	0.3	1/3~1/5모	0.5
아츠아게 (두부튀김)	135	203	0.3	대1개	0.2
유부	30	123	0.0	1장	0.0
간모도키(유부의 일종)	95	217	0.2	1개	0.2
타카노 두부	20	107	0.3	1개	1.7
이토히끼 낫또	50	100	2.7	1팩	5.4
히키와리 낫또	50	97	2.3	1팩	4.6
오카라(생) - 콩에서 두유를 짠 찌꺼기	40	44	0.9	1인분	2.3
오카라 (건조)	10	42	0.9		8.7
무조정 두유	210	97	6.1	한 병	2.9
유바(두부껍질)	30	69	1.0		3.3
말린 유바	5	27	0.2	국물 1인분	4.2
템페(인도네시아 요리, 발효된 콩을 뭉친 것)	20	40	1.0	1/5장	5.2
견실류					
아몬드(건조)	50	294	5.4	35알	10.8
아몬드(구운 것, 조미한 것)	50	303	5.2	35알	10.4
아몬드(가공, 무염)	50	304	4.9		9.7
캐슈넛 (구운 것, 조미한 것)	30	173	6.0	20알	20.0
호박 (조미한 것)	50	287	2.4		4.7
은행(생)	15	26	5.0	10알	33.2
은행(삶은 것)	10	17	3.3		33.4
밤(생)	20	33	6.5	1개	32.7

식품명	상용량 (g)	칼로리 (kcal)	당질량	기준	100g당 당질량
호두	6	40	0.3	1개	4.2
코코넛 밀크	50	75	1.3	1/4 C	2.6
참깨(건조)	3	17	0.2	작은수저 1	7.6
참깨(가공)	3	18	0.2	작은수저 1	5.9
피스타치오(가공, 조미)	40	246	4.7	40알	11.7
해바라기씨(구워서 조미)	40	244	4.1		10.3
헤이즐넛(구워서 조미)	40	274	2.6		6.5
마카다미아넛(가공, 조미)	50	360	3.0		6.0
잣(가공)	40	276	0.5		1.2
낙화생(땅콩)(가공)	40	234	5.0	30알	12.4
버터피넛	40	237	4.5	40알	11.3
피넛버터	17	109	2.4	큰수저 1	14.4
야채류					
큰 산파	5	2	0.1	고명 1인분	2.3
명일엽(신선초)	10	3	0.1	1 줄기	1.1
그린 아스파라거스	30	7	0.6	굵은 1가닥	2.1
화이트 아스파라거스(통조림)	15	3	0.4	1가닥	2.6
강낭콩	50	12	1.4	무침 1식분	2.7
땅두릅	20	4	0.6	국물 1인분	2.9
청대콩	50	68	1.9	1식분	3.8
청대 완두	20	7	0.9	곁들임	4.5
스냅 완두	50	22	3.7	곁들임	7.4
청완두(생)	50	47	3.8		7.6
녹미채(톳)	60	10	0.5	1식분	0.9
오크라(아욱과의 일년초)	20	6	0.3	2가닥	1.6
순무잎	80	16	0.8	3포기	1.0
순무 뿌리	50	10	1.6	작은 1개	3.1
양호박	50	46	8.6	5cm각 1개	17.1
갓	35	9	0.4	1포기 = 35g	1.0
컬리플라워	80	22	1.8	샐러드 1식분	2.3
박고지	3	8	1.1		38.0
양배추	50	12	1.7	중간 1장	3.4

이 책이 현대 사회의 불청객 당뇨를 극복하는 데에 중대한 실마리가 되기를 희망합니다!

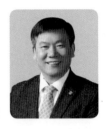

권선복
영상고등학교 운영위원장
도서출판 행복에너지 대표

2020년 기준 당뇨 질환자로 분류되는 인구는 350만 명이 넘는다고 알려져 있습니다. 30세 이상을 대상으로 한 당뇨 발병률은 국민 7명 중 1명이 당뇨와 마주하고 있는 것으로 보아도 무방한 수준입니다.

당뇨병은 혈액 속의 당 수치가 과도하게 높아지는 증상으로 완치가 어려우며 꾸준한 관리를 요구하는 만성 난치성 질환입니다. 특히 당뇨 환자에게 중요한 것은 식이요법인데, 당뇨와 영양학에 대한 의학적 지식이 발전하면서 당뇨 환자를 위한 식이요법 역시 꾸준히 발전하고 있는 추세입니다.

이 책 『당뇨병 치료를 위한 당질제한식 퍼펙트 가이드』는 일본당질제한의료추진협회 이사장이자 재단법인 고웅병원 이사장으로 활동 중인 의사 에베 코지 저자가 말하는 당뇨병 환자를 위한 당질 제한 식이요법의 모든 것입니다. 먼저 이 책을 번역한 다이트 한방병원 방민우 원장님과 다이트 한방병원 양방센터 이혜영 원장님에게 경의를 전합니다.

일본에서는 오랫동안 당뇨 환자를 위한 식이요법으로 탄수화물을 중심으로 하여 저지방, 저칼로리 식단을 구성하는 방법이 권장되어 왔습니다. 하지만 에베 코지 저자는 이 책을 통하여 '건강에 좋은 저 칼로리 식단'이 구시대의 영양학적 관점임을 지적하는 한편, '혈당 수치를 올리는 건 오로지 당질(탄수화물)뿐이다'라는 이론을 받아들여 고단백질과 양질의 지방을 기반으로 하여 당분과 탄수화물을 최대한 낮추는 당질 제한식이 당뇨 환자에 대한 가장 효과적인 식이요법임을 강조합니다.

여기에 더해 이를 뒷받침하는 증거로서 고당질 식사와 식후 고혈당의 연관성, 식후 고혈당이 당뇨에 미치는 즉각적 영향, 당질 제한식의 위험성에 대한 주장의 반박 등을 의학적으로 입증된 에비던스(Evidence)에 입각하여 제시합니다. 또한 이 책은 에베 코지 저자가 당뇨 임상관리에서 시행했던 당질 제한식의 실제 과정과 과정 중에 일어날 수 있는 환자의 신체적, 정신적 반응 및 그에 대한 대응법을 꼼꼼하게 기술하고 있는 것 역시 특징입니다.

이 책 『당뇨병 치료를 위한 당질제한식 퍼펙트 가이드』는 다이트 한방병원 방민우, 이혜영 원장의 세밀한 검토를 통해 한국에서 당뇨 환자에 대한 당질 제한식을 실천하고자 하는 사람들에게도 매우 유용한 가이드가 되어 줄 것임을 믿어 의심치 않으며 독자들에게 기운 찬 행복에너지 긍정의 힘으로 선한 영향력과 함께 보내 드리겠습니다.

'행복에너지'의 해피 대한민국 프로젝트!
〈모교 책 보내기 운동〉

대한민국의 뿌리, 대한민국의 미래 **청소년·청년**들에게 **책**을 보내주세요.

많은 학교의 도서관이 가난해지고 있습니다. 그만큼 많은 학생들의 마음 또한 가난해지고 있습니다. 학교 도서관에는 색이 바래고 찢어진 책들이 나뒹굽니다. 더럽고 먼지만 앉은 책을 과연 누가 읽고 싶어 할까요? 게임과 스마트폰에 중독된 초·중고생들. 입시의 문턱 앞에서 문제집에만 매달리는 고등학생들. 험난한 취업 준비에 책 읽을 시간조차 없는 대학생들. 아무런 꿈도 없이 정해진 길을 따라서만 가는 젊은이들이 과연 대한민국을 이끌 수 있을까요?

한 권의 책은 한 사람의 인생을 바꾸는 힘을 가지고 있습니다. 한 사람의 인생이 바뀌면 한 나라의 국운이 바뀝니다. **저희 행복에너지에서는 베스트셀러와 각종 기관에서 우수도서로 선정된 도서를 중심으로 〈모교 책 보내기 운동〉을 펼치고 있습니다.** 대한민국의 미래, 젊은이들에게 좋은 책을 보내주십시오. 독자 여러분의 자랑스러운 모교에 보내진 한 권의 책은 더 크게 성장할 대한민국의 발판이 될 것입니다.

도서출판 행복에너지를 성원해주시는 독자 여러분의 많은 관심과 참여 부탁드리겠습니다.

도서출판 **행복에너지** 임직원 일동

당질 조절 프로젝트

방민우 지음 | 값 17,000원

이 책『당질 조절 프로젝트-케토제닉 다이어트』는 꼭 필요한 에너
지원을 적정하게 섭취하면서 불필요한 당질만을 조절하여 우리 몸
의 균형과 조화를 회복시키는 데에 주안점을 두고 있다. 즉 적은 양
의 탄수화물 섭취와 지방 분해를 통한 케톤체 공급으로 몸에 필요
한 당을 충분히 확보할 수 있는 신체 밸런스를 되찾는 것을 골자로
하여 실생활에 적용 가능한 신세대의 다이어트 법을 제공하고 있는
책이다.

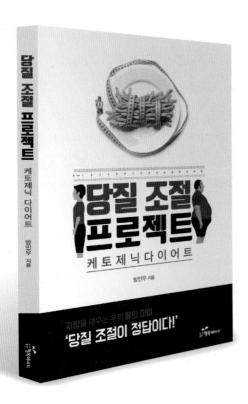

당질량 핸드북

방민우 지음 | 값 13,000원

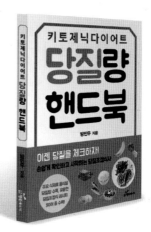

이 책 『당질량 핸드북』은 수많은 다이어트법 중에서도 최근 주목받고 있는 '키토제닉 다이어트'에 기반한 저당질 식이요법을 돕는 가이드북으로서 전작 『당질 조절 프로젝트』의 후속작 개념의 책이다. 실제 저당질 식단을 실천하려는 사람들을 위한 기본 개념, 우리가 먹는 주요 식재료와 음식에 포함된 당질량 수치, 저당질로 맛있는 음식을 즐길 수 있는 요리 레시피 등을 풍성하게 소개하여 당질 조절 다이어트를 실천하는 데에 실질적 도움을 준다.

2주 만에 살 빼는 법칙

고바야시 히로유키 지음 | 방민우·송승현 번역
값 17,000원

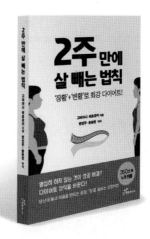

진정한 다이어트를 위해서는 자신의 몸, 특히 몸과 마음의 건강 전체를 총괄하는 '장'을 이해하고 돌보는 것이 최우선이 되어야 한다는 것이 이 책이 제시하는 '2주 만에 살 빼는 법칙'이다. 특히 이 책은 자신의 몸을 이해하고 돌보는 방법으로 최신 의학 이론에 기반한 '장활'과 '변활'을 제시하며, '장 트러블' 해결을 통해 체중 감량을 포함한 다양한 문제를 해결할 수 있도록 돕는다.

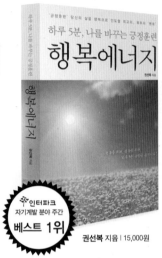
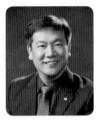